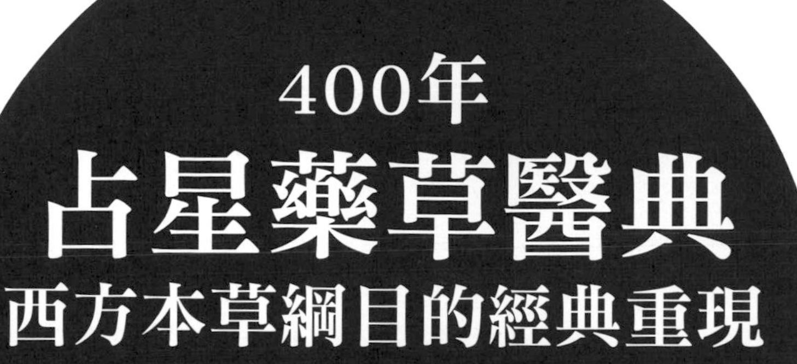

400年

占星藥草醫典

西方本草綱目的經典重現

尼可拉斯・寇佩珀（Nicholas Culpeper）／著
林柏宏／譯

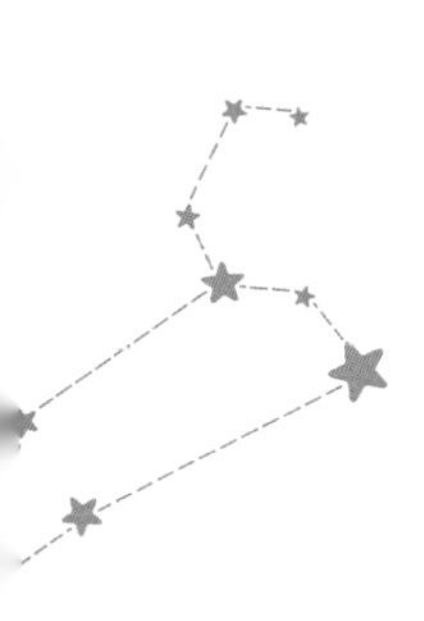

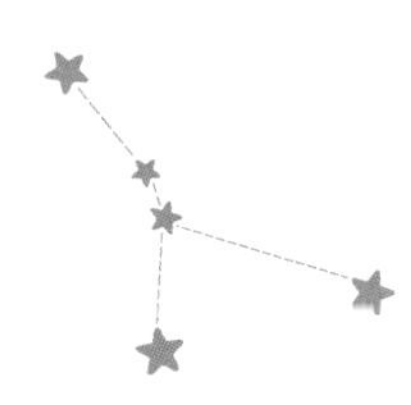

Culpeper’s English Physicran, and Complete Herbal

Mystery.46

400年占星藥草醫典
西方本草綱目的經典重現

原著書名　Culpeper's English Physicran, and Complete Herbal
原書作者　尼可拉斯．寇佩珀（Nicholas Culpeper）
譯　　者　林柏宏
書封設計　林淑慧
特約美編　李緹瀅
特約編輯　王舒儀
主　　編　劉信宏
總 編 輯　林許文二

出　　版　柿子文化事業有限公司
地　　址　11677臺北市羅斯福路五段158號2樓
業務專線　（02）89314903#15
讀者專線　（02）89314903#9
傳　　真　（02）29319207
郵撥帳號　19822651柿子文化事業有限公司
投稿信箱　editor@persimmonbooks.com.tw
服務信箱　service@persimmonbooks.com.tw

業務行政　鄭淑娟、陳顯中

初版一刷　2023年06月
定　　價　新臺幣560元
I S B N　978-626-7198-45-2

網路搜尋（60秒看新世界）
～柿子在秋天火紅 文化在書中成熟～

國家圖書館出版品預行編目(CIP)資料

400年占星藥草醫典：西方本草綱目的經典重現 /尼可拉斯．寇佩珀（Nicholas Culpeper）著；林柏宏譯. -- 一版. -- 臺北市:
柿子文化, 2023.06
面；　公分. -- (Mystery ; 46)
譯自:Culpeper's English Physicran, and Complete Herbal

ISBN 978-626-7198-45-2(平裝)

1.CST:藥用植物 2.CST:植物性生藥

418.52　　112004690

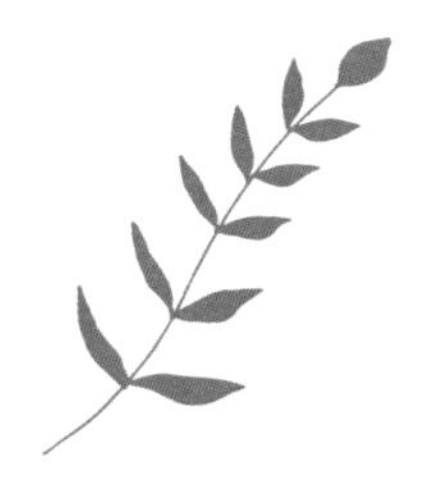

我總是發現
病症會隨著星星不同的運動而變化。
人們認為，藉著這樣交互影響，
就足以教人明辨疾病成因，
然後找出藥草、植物等發揮藥效的原因。

導　讀

《400年占星藥草醫典》與《400年占星藥草千方》是成書於近四百年前的跨領域著作——占星學和藥草學兩大學科的結合，為十七世紀大學者尼可拉斯．寇佩珀一生的研究成果和代表作。當時正處「榮光女王」伊莉莎白一世時代，大致是英倫學者匯集的初期，不久後出現正式的皇家學院，像是仍然篤信占星學和煉金術的牛頓即為其中的院士。

尼可拉斯．寇佩珀是一位道地的占星師，他和占星史上著名的占星師威廉．李利（William Lilly）合作發表過一些預測。當然，尼可拉斯．寇佩珀最負盛名的是，身為當時的權威植物學家和醫藥學家，他以豐富的學識寫下廣為流傳的全民藥典，影響了當代，也引領後世，在藥草界奠定了不可動搖的地位。至今仍然是最完整記載藥草及其特性和療效用途的文獻，現代研究西方傳統藥草學或自然醫學者，都需要拜讀這部經典。

遠於兩千多年前，西方「醫學之父」希波克拉底即有名言：「缺乏占星學知識的醫生，沒有資格自稱為醫生。」這開啟了醫學和占星學結合的觀念，只是一直沒有形成完整和具體的系統。倒是淵源久遠的「四體液學說」以及古希臘哲人提出的「人體三種靈氣論」，流傳和盛行在醫學界中。這些理論經由古羅馬的醫學家和思想家蓋倫（威名遠及後來阿拉伯世界的「醫聖」）發揚光大，將四體液說進展為「氣質論」，將人體靈氣結合生理構造和解剖學，並認為生命之源是以類似「氣」的形態活動。

直至尼可拉斯．寇佩珀，不僅集前人之大成，也突破傳統而創新，將蓋倫的醫學體系和占星學巧妙地融合，所有植物都分別對應明確的行星統轄，行星和星座掌管的人體部位更細節化，甚至連疾病也有占星上的屬性。

如此，終於完成最初希波克拉底的醫學理想，也樹立了植物學、藥草學和醫學的里程碑。對占星界來說，也是在他之後，藥草學奠立了完整而直接的占星學配置。此部近代歐洲最詳細的醫學占星術原理和實踐文本，於是被視為占星史上的經典著作。

如果只瀏覽目錄，或許找不著占星學的成分，實則已融入於細項當中：

《400年占星藥草醫典》的主要內容是第一單元《認識藥草》，羅列了三百多種藥草並詳盡解說，幾乎就是完整的藥典。從藥草植物名稱的說明開始，在「形貌」中詳細描述構造和特徵，確保讀者能正確辨識。重視植物生長環境的時空作用，「生長地」詳載植物的產地和生態，和對藥性作用的影響。「生長期」描述成長周期和應用時的採摘時節。「藥性及主司星辰」這個項目是要點所在，完整介紹藥草的藥理和屬性，述及滋補和療效，就連香氣也沒有遺漏。最重要的是，每種植物的占星歸屬配置，並詳及摘採、製作和施用時如何配合星象的方法。

第二單元《藥方的製作》統合說明，如何從植物轉變成為藥草製品的方法。在〈單方藥草及其汁液採集、乾燥與保存〉這章中，以植物的部位歸類，花朵、根莖、葉片分別有不同的方法。接著進入〈複方藥劑的製作與保存〉一章，由於真正實際應用的藥劑都不會是純粹的單方，所以這章節便從各種藥劑的形態和分類（蒸餾液、湯劑、糖漿、藥油、軟膏、藥錠等等）來歸納製作和應用方式。如此便完整的統合了藥草學基本知識，這部分的內容比例不是很多，但仔細研讀後，會學到非常豐富的知識和概念。

《400年占星藥草千方》著重於原理，第一單元《人體本能與藥物治療》是最重要的體系設定，講述人體本能和部位所歸屬的行星，疾病也有不同屬性而配置給行星。於是能與《400年占星藥草醫典》的藥草行星屬性相對應，幾個環節結合成為一個體系，並且據以應用。〈占星醫療與人體本能〉論述各種〈本能〉和〈司轄〉與行星的對應。最後，繼續以「藥品配置」統合醫療應用法，也就是如何判別疾病，再選取不同的藥物來治療。主要理論是：根據患病處找到該人體部位統轄行星的對應藥草，而疾病屬性則求以對立的行星加以抗衡，附帶述及其他使用原則。〈藥物的療效〉則列舉各種類別草藥的適用疾病或症狀。

第二單元《單方藥劑》其實是更細的講究藥草理論，在前面占星和療法學理講述完後的進一步闡發。分以〈根部〉、〈樹皮〉、〈花朵〉、〈果實〉，〈種子〉、〈動物〉、〈礦物〉等章節，各自以學理將單品植物分類歸於更細的「種類」，「寒熱屬性」項目則以「寒」、「熱」、「濕」、「燥」四種屬性加上等級，將歸屬的植物藥草羅列其中。「身體部位的適用性」就不同部位列出適用藥草。「醫療作用」項目是以藥性作用方法：「收束」、「緩和」、「分解」、「袪風」、「利尿」、「抗毒」等分類羅列藥草。

接下來的第三單元《複方及其他各類藥劑》述及更詳細的複方藥品，有〈酊劑〉、〈精油〉、〈藥酒〉、〈藥丸〉、〈藥錠〉、〈蠟布〉、〈藥膏〉

等等，分章敘述各種藥品特性以及應用「功效」。

最後是第四單元《蓋倫的醫療法要點》醫學上的一般應用，內容其實是理論的統合，使用的原則方針和注意事項。〈關於藥物的屬性〉理論性地闡述「平性」和「寒性」、「熱性」、「濕性」、「燥性」各級藥物的不同用途與效果。〈關於藥物的適用症狀與身體部位〉則講述該怎麼根據行星配置和藥草屬性選取藥物。〈關於藥物的應用效果與作用〉論及藥物「收束」、「緩和」、「分解」、「祛風」等不同的作用方式應如何使用。〈最後的補充建議〉則是根據各部位不同疾病的屬性論斷藥物療法。

至此即能明瞭，兩冊書中看起來頗似有重複的部分，其實是理論與應用層面相互呼應。《400年占星藥草醫典》是最基礎與後端知識，《400年占星藥草千方》是理論運作和前端應用，兩冊可視為兩門知識，相互分工又缺一不可，融為完整的體系。個人建議也可以倒著章節順序來閱讀，尤其適合在初步瀏覽時，對於了解全貌重點和加深興趣會有幫助。之後重新閱讀的深刻學習，則按照前人既定的順序來閱讀。

對於學習科目，以歷史上重要著作打底是很重要的，本書的出版也有助於完成占星傳承的歷史拼圖，由此了解到占星學的博大精深，見證占星理論的應用和思想的融入各領域。

從其中細節也能有更深理解，例如書中的重要原理都是和占星理論結合在一起的，藥性相關的章節也揭露較不為人知的占星發展環節——「寒」、「熱」、「濕」、「燥」四種性質的綜合應用，占星的四元素（星座的四象屬性或三方宮）在古典時代就是四種屬性的再組合，原來這套觀念早就深入許多領域，並形成連貫。

這部著作本身就是藥典，有如西洋版的《本草綱目》，而主要玄學理論是占星，有如中醫以五行為根據。然而，卻又不只是藥典，經過作者加以理論化和系統化，西方傳統醫學和藥草學統合為一個體系脈絡。由此，也能體悟人類思維的演變，一窺人類歷史上醫藥進展的某個進程，明瞭傳統和現代的轉折在於觀念演進而不是截然劃分的。

玄學和科學之間的分際也是一樣，在作者的時代雖然仍是模糊的，但當時的大學者都身懷占星絕技，縱使現今被視為科學領域內的學者也不例外，作者和牛頓便都是典型的範例。如同這部著作對於藥草信息的記載，歷經數百年的時間驗證而仍熠熠生輝，並為當今許多知識的基礎。書中的許多內容或觀念，並不牴觸現代藥物學發展，而是成為轉折依據和關鍵。

如果你想了解更多關於藥草或自然療法知識，甚至尋求學習和應用，都是這些領域的重要資源。對植物、藥草及其各式用途感興趣的人來說，像是精油、芳療領域，甚至研究藥草塔羅，這都是重要的參考書。占星學研究者、喜愛泛藥草領域和沉浸身心靈領域的大眾，都應該來讀這套書。

星宿老師Farris Lin林樂卿

占星協會會長

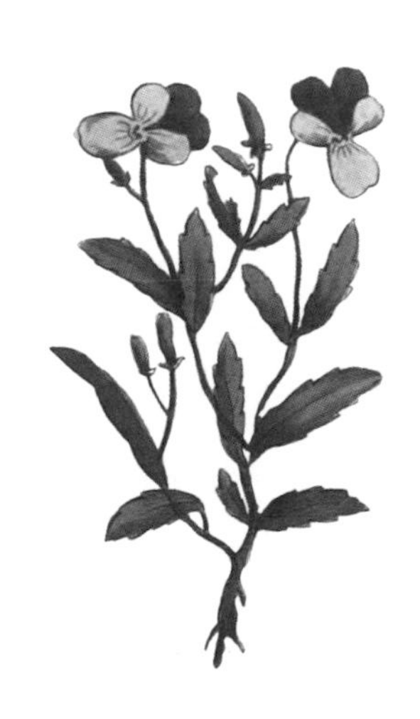

推薦序

藥草學習者們一定聽過寇佩珀說過的「缺乏占星理解的醫療，就像無油之燈」這句話，但對於藥草與占星的結合，許多人仍不得其門而入。看到《400年占星藥草醫典》與《400年占星藥草千方》中譯本出版，令我雀躍不已。我想這套書將會為古典占星醫學吸引來更多學習者，尤其是手上能夠有這一本十七世紀的原典，是很幸運的事。這套書的上冊《400年占星藥草醫典》收錄寇佩珀所收集的各種藥草用法、行星屬性、藥方製作，下冊《400年占星藥草千方》記載各種醫療概念、藥劑複方應用，交織兩冊書之中的臨床處理實例，都是實踐藥草療癒者的參考素材。

但私以為《400年占星藥草醫典》與《400年占星藥草千方》這兩冊最精華之處，在上冊最後一頁，短短一段文字描述占星醫學的七個要點，提點占星術者如何連結占星與藥草。即作為療癒工作者，必須理解個案的出生命盤，容易生什麼病，可以利用上升星座主星的特質來補強身體，並理解個案症狀的行星屬性，病灶在什麼器官，是由哪個行星主宰，該行星落在個案的哪個宮位。也就是說，星盤給予療癒者一個個案體質的藍圖，作為推敲配方的出發點。

例如，個案主訴發炎熱如火星，那麼以冷靜的月亮或金星藥草予以降溫消炎；又或者病灶在消化道，是因命盤中月亮在六宮使然（六宮代表導致健康受損的因素），易因情緒緊張胃痛，此時運用反感醫學（anti-pathetic medicine）概念，選相對的行星屬性藥草；緊張胃寒，就用熱性的太陽、火星藥草（香料類）暖腸胃，反向操作恢復平衡。

讀到這裡，讀者或已聯想到這與中醫「調體質」概念相近。確實，在十七世紀之前，理性主義與現代實證醫學尚未興起時，西洋醫學哲學其實與國人熟悉的中醫非常近似。寇佩珀主張包括採收、用藥，甚至治病擇時都應參考星辰相位，這些也與中醫衡量經絡運行、子午流注，以紫微斗數推命看健康或疾病有異曲同工之妙。

占星醫療的精神，最終回到全人醫學觀——「As above, so below.」天象與人體有所對應。藥草師治療的不是病，是人，是個案身體在失衡時呈現的狀態。療癒者工作目標在於幫助個案恢復平衡，星盤則是協助療癒者找到使力點的工具。

本套書中記載的是十七世紀的寇佩珀顛覆當時醫界，把被壟斷的專業內容重新以白話文撰寫的豐富醫學知識，讓身體有病痛的一般人也能自己摸索開出配方。相信有志獻身於藥草療癒工作者的大家，也能透過此書更上一層樓。

女巫阿娥
芳香療法與香藥草生活保健作家

我第一次接觸這套書，其實是在二十二年前，但直到今天，它仍舊是重要的案頭參考書，甚至改變了我個人對療癒的觀點。對身處芳香療法領域的人而言，寇佩珀的大名如雷貫耳，絕對是重量級的存在，中譯本能在初版三百七十多年後成功問世，不僅是意外的驚喜，也符合作者的原始動機：知識不應該被少數人獨佔把持。

如果你對寇佩珀感興趣，卻礙於語言門檻，之前遲遲無法接觸原典，千萬不要放棄閱讀中譯本的機會。事實上，十七世紀的人們也有著一樣的煩惱，過去一切醫療典籍全用拉丁文撰寫，必須受過高等教育才看得懂，而以白話英文寫成的這套書（《400年占星藥草醫典》與《400年占星藥草千方》）完全打破了壟斷局面。

這是以普羅大眾為對象的自救指南，通俗易懂，好似作者本人對著你說話。寇佩珀深信「每個人都是自己最好的治療師」，他放棄艱深術語，用詼諧、諷刺的筆風，系統化介紹天然藥劑，甚至完整描述製作方法與流程，甚至連用法和劑量，都鉅細靡遺。由於曝光太多業界機密，其他醫師和藥劑師簡直氣到跳腳。

為何寧願槓上公會，也堅持寫這本書呢？他是小蝦米對抗大鯨魚的革命家，徹頭徹尾的反權威人士，是充滿反叛精神的先驅，總之非常Rock。他最討厭巨獸般的組織規條，也不贊同有什麼不破的理論。後世用「權威」或「經典」來形容這本書，其實反而過譽了作者初衷。

雖然說話尖酸得罪一堆人，他卻為貧困平民開設門診，只賺微薄藥錢，甚至不收分文。這套書呈現了大量臨床醫案的經驗累積，對植物也有深入且全面的實際觀察。

寇佩珀主張「一方土養一方人」，一塊土地自然會長出最能治療當地居民的花草，與其仰賴昂貴的進口神藥，還不如認識自己腳邊的本土植物，為此他走訪英國各地，從農人和耆老那裡，收集和藥草有關的鄉野習俗，將民間智慧保留下來。這些看似混亂的大量資訊，最後被拿來對應占星術，整理成一套完整的治療體系。

寇佩珀說過：「缺乏占星理解的醫療，就像無油之燈。」而他也承認，占星模型可以幫助我們記憶藥草特質，並且系統化的認識人體和大自然如何運作與互動。在他眼中，占星並非古老迷信，而是理性主義的象徵。

寇佩珀只活了短短三十七歲，卻塑造出現代自然療法的整體風貌。不曉得這位菸酒不離手、大膽浪漫的熱血青年，在仰頭觀察星空、低頭觀察花草之時，是否曾經預見自己的著作，居然會在三百七十多年後，還持續在影響後代的我們呢？

許怡蘭Gina Hsu

華人芳療圈知名講師及作家

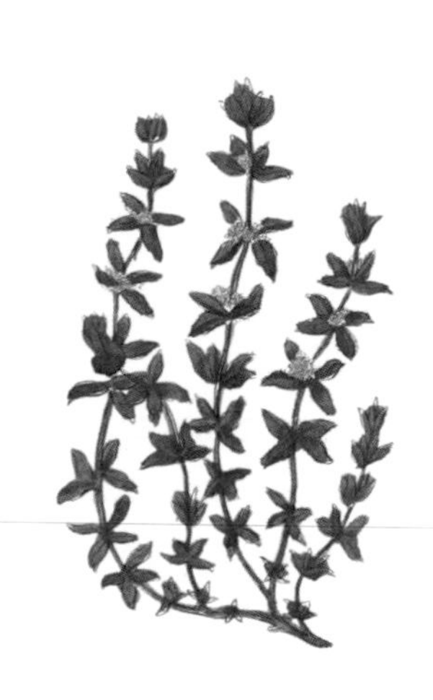

原版序

尼可拉斯·寇佩珀致讀者的信

許多談論藥草特性的作者，皆完全未解釋為什麼該將某藥草用於人體的某一部位，也沒有指出它為何能治癒該疾病。老實說，我自己本身病弱，也因此我理所當然能夠了解，健康是塵世間所有福祉中最為寶貴的，未曾生病的人確實難以體會。

有此認知後，再加上我認為所有藥物都是由藥草的根部、花朵、種子等製成的，這樣的想法使我開始先著手研究單方草本的性質，而其中大部分我以前就已識得其外觀了。

確實，我能讀到的所有書籍都令人不甚滿意，或者可說是毫無認同之感。他們的話語不能令我信服，也無法因為他們所說的而去相信某件事，真希望每個人能同理我心，努力為他們所說或做的每件事找出合理的說法。他們說理性使人有別於野獸，如果是這樣，請問他們為何不自己做理性評判，而只是引用前輩學者的話？這些作者中，也許有些人知道自己引述的原因，也許有些人並不明白，但那對我們來說代表什麼？我們自己知道嗎？

我一開始寫這本書的時候，為了滿足自己的求知欲，便從我曾擁有或可能得到的論述文獻中，找尋最好或最受認可的來索求解答，以汲取凡俗常見之藥草、植株和樹木等植物的療效知識。

這樣做之後，我開始研究起它們背後的原因。

我很清楚這整個世界，及其中的每件事物都是由對立元素組成的，而它們能恰如其分地處於協調的狀態，即顯示了至高上帝的智慧和力量。我也很清楚，這受造的一切雖然由矛盾構成，卻是一個整體，人類是其縮影；我知道人在疾病和健康方面發生的各種作用是自然產生的（儘管上帝可能還有其他神祕的旨意），來自於小宇宙（The Microcosm）的種種變化影響；而且我也清楚，病因是這樣，治療方式也必須如此。因此，懂得草藥施用之道者，也必須以占星學者的眼光抬頭仰望星星。

我總是發現病症會隨著星星不同的運動而變化。人們認為，藉著這樣交互影響，就足以教人明辨疾病成因，然後找出藥草、植物等發揮藥效的原因。但是，在我所讀的東西裡幾乎找不到這樣的作者，反而盡說些「雞蛋裡充滿肉」

之類的胡謅矛盾之語；這實在很令人不快，更別說有任何用處。我向兩位親愛夥伴——理性與實證，尋求建議，並造訪天生自然的萬物之母，在她的建議以及勤奮之力的幫助下，我終於達成了自己所希望的——誠實，而今生早已與我形同陌路者向我提出了忠告，要我將研究成果向世界發表，這我已經做到了。

但是你或許要問，既然有這麼多赫赫有名和學識淵博的人已經為這主題進行著述，遠比我做的還要多，究竟還有什麼需要我寫呢？

對於這個問題，我的回答是，無論是傑拉德（Gerrard）還是帕金森（Parkinson），或者任何曾經寫過類似著作的人，都沒有為他們寫的內容給出嚴明的緣由解釋，除了在傳統的學院中訓練醫科新手，教他們像學舌鸚鵡般因襲前人外，就別無其他了：書的作者這樣說，因此就是真的。

如果所有的作者所說皆為真，那為什麼他們會彼此矛盾呢？

在我的書中，如果你用理性的眼光來看待它，那麼你將看到被寫下來的一切都有其原因，進而可以讀到醫學的基礎和依據。你可以了解自己在做什麼，以及為什麼要這樣做；我是這種做法的創始者，（就我所知）在這世上以前從未有人如此做過。

我現在只寫兩件事，然後就可為此序言作結：

第一，本書帶來的好處和利益。

第二，本書的使用說明。

從第一點來說，此書可提供的好處利益不少，或可說一個聰明的讀者能從中受惠良多；關於其優點的所有細節，若要我全數列出的話，恐將使我這封信和我的書一樣厚重。在此，我僅列舉一些主要重點：

1. 在本書中可以看到造物令人讚嘆的和諧，從星辰對藥草植物和人體的影響可見，造物的一部分是如何為另一部分服務，而一切都能為人類所使用，在這受造的一切中彰顯了上帝無限的力量和智慧；《聖經》將為他們驗證，〈羅馬書〉第一章第二十節有言：「自從造天地以來，神的永能和神性是明明可知的，雖是眼不能見，但藉著所造之物就可以曉得，叫人無可推諉。」或者詩人勸誨之言更好：「因為神未曾稍逝於你的念想，一草一葉皆遍印其形象。」
的確如此，上帝已將祂的形象鐫印在每個生物上，因此虐待生物是巨大罪孽，但如果我們細思每一種藥草的優點和作用中都有造物的和諧，那麼還會有多少上帝的智慧和卓越對我們顯示呢？
2. 據此，你便可知道亞當在純潔無罪

時所擁有的知識是怎樣無窮無盡，他每觀察一生物，就能夠根據其性質為其命名。知道了這一點，也許就明白自己已多麼墮落，但你也能因此更加謙卑，因為你對此是如此愚昧無知。

3. 如果你想從正確的起點開始，那這裡就是你從事醫療研究的正確入門之法，因為你可從本書獲得所有醫術的原理。我之前已在一些占星術講義中寫過這些知識，我審讀後印製了《占星疾病論》（*Astrological Judgment Of Diseases*），其中講述什麼行星會導致哪種疾病，以及如何找出致病成因來自什麼星辰；在本書中，你會知道藉由什麼行星的交感作用或反感作用來治病。從這裡導向我最後要說明的，即本書的正確使用方法。

第二，本書的正確使用方法。

在此讓我以幾句話表明前提，這本書所列藥草、植物等都在與其行星和諧對應的狀態。因此——

1. 首先，考慮什麼行星導致了這種疾病。你可以在我前述的《占星疾病論》書中找到參考依據。
2. 再者，考慮是身體哪一部位受此疾病困擾，以及病痛是發生於肉體、血液、骨骼，還是心室中。
3. 考慮身體的患病部位是由哪顆行星主管的。我的著作《占星疾病論》也能提供此資訊。
4. 知道了引起疾病的行星，你就可以用與之對立相沖的行星所主司的藥草來對抗疾病；就像水星藥草可治木星造成的疾病，反之亦然；發光星體（The Luminaries）所致疾病可由土星藥草來醫治，反之亦然；金星藥草則可治火星引起的疾病，反之亦然。
5. 有時可以透過交感作用來治癒疾病，如此每顆星體都可治癒自己相關的疾病。例如，太陽和月亮用它們的藥草治療眼疾，正如土星之於脾臟，木星之於肝臟，火星之於膽囊和黃膽汁疾病，以及金星之於生殖器官疾病。

尼古拉斯・寇佩珀

1653年9月5日，於自宅

斯皮塔佛德區著名的紅獅子旅店旁

致愛妻

愛麗絲·寇佩珀夫人

親親吾愛：

我向全世界發表的作品（儘管遭到一些無知的醫師忌妒）已獲得認同讚譽，所以妳可放心繼續出版我留下的任何東西，尤其是這本傑作，可確保我的朋友和同胞能因此受益，就像我的《倫敦藥方》（*London Dispensatory*），以及那無與倫比之書《天空徵象》（*Semiotica Uranica Enlarged*）擴充版和《英國醫療》（*English Physician*），所帶給他們的一樣。

這些是至高的祕寶，多年來我一直將之保守在自己的心中，然後我通過不斷的實踐習得這些，並藉此在世上維持不墜的聲譽，我深信世人會因為妳向他們提供這些知識而敬重妳。儘管我的生命和研究工作即將告一段落，但今後我的名望將延續且日增，現在我必須對所有陽光下的事物道別了。

永別了，我親愛的妻子和孩子；別了，我深愛的藝術和科學；別了，所有世俗的榮耀；再會，讀者們。

尼古拉斯·寇佩珀

寇佩珀簡介

人民的藥草師

本書作者尼古拉斯・寇佩珀為牧師尼古拉斯・寇佩珀（Nicholas Culpeper）之子，男爵托馬斯・寇佩珀爵士（Sir Thomas Culpeper, Bart）之孫。他曾經於劍橋大學求學，不久之後就成為藥劑師的學徒。他將自己所有閒暇時間都投入醫學和占星學研究上，後來精通此道，並在斯皮塔佛德區的紅獅子旅店——以前據說是伊斯靈頓（Slington）和斯特普尼（Stepney）之間的中途歇腳客棧（如下圖所示）旁開業。他在此行醫經驗頗豐，許多人向他尋求建議，他會免費為窮人診治。

占星術醫生歷來備受推崇，我們的作者似乎特地鑽研過的那些早期著名醫師，希波克拉底（Hippocrates）、蓋倫（Galen）和阿維森納（Avicen）都認為，如果對占星術一無所知，將會誤人性命。事實上，帕拉塞爾蘇斯（Paracelsus）的做法更進一步，他宣稱，醫師的天職即是治癒病人，應細查星相，在最正確的時刻採集植物等等。

寇佩珀有撰述與譯著數本，其中最為世人稱道者即其《藥草大全》（即《400年占星藥草醫典》與《400年占星藥草千方》），「以占星醫療論述本國（英國）民俗藥草，包含完整的醫療理論或實作方法，從而幫助人保持身體健康，或在生病時為自己診治，由於僅討論英國才有的藥草，所以最適合英國人體質。」

這位名醫聖手於1654年在其位於斯皮塔佛德區的家中去世，而本書將其巧藝與偉業繼續流傳於後世。

*　*　*

「寇佩珀，此君穿梭林野、翻山越嶺，以求療癒健身之草藥，無疑值得後人感佩。」

——約翰遜博士（Dr. Johnson）

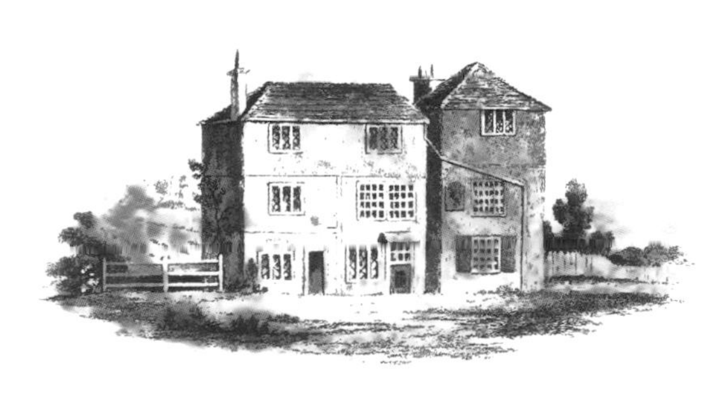

Contents…

Part1 認識藥草

Part2 藥方的製作

藥草速查表

藥草名	頁數
1～2 劃	
一枝黃花	123
一般榿木	031
十字草	092
3 劃	
三葉酢漿草	226
三種山蘿蔔	220
下痢草	115
千里光	198
千屈菜	150
土木香	105
土馬騣	154
大天使草	036
大星芹	158
大株的圓葉酸模	208
大麥	042
大黃	206
大蒜	119
小丑之林	085
小白菊	109
小百金花	076
小米草	107
小花糖芥	237
小蚤車前草	114
小麥	249
山毛櫸	050
山芥	201
山柳菊屬植物	129
山楂	130
4 劃	
五月鈴蘭	054
五葉地錦	251
公雞頭	085
天芥菜	240
巴天酸模	207
巴克角車前草	063
心型三葉草	241
月桂	044
毛地黃	118
毛茛	093
毛蕊花	169

藥草名	頁數
毛氈苔	205
毛薊	236
水生龍牙草	028
水田芥	092
水楊梅	040
水蒜芥	218
水蠟樹	195
牛蒡	066
牛膝草	136
5 劃	
冬青	140
冬香薄荷 & 夏香薄荷	218
布魯克萊姆草	060
甘松	228
甘草	149
白百合	149
白屈菜	073
白虎耳草	219
白珠樹	125
白蠟木	040
矢車草	144
石蠶屬植物	122
石鹼草	225
6 劃	
地艾	152
地松	188
地榆	064
地錢	150
多足蕨	191
百里香	238
百脈根	052
羊角芹	052
羽衣草	145
艾蒿	168
西洋蓍草	255
7 劃	
快樂鼠尾草	083
李子	190
杜松木	142
沙皮檜	219
牡丹 & 芍藥	184

藥草名	頁數
豆子	045
車前草	189
車前葉山慈姑	088
防風草	179
8 劃	
亞麻草	114
亞歷山大草	030
刺景天	231
刺檗	042
委陵菜	081
屈曲花	091
林生玄參	111
治疝草	211
法國山靛 & 狗山靛	161
法國豆	045
狗舌草	139
玫瑰	202
芝麻菜	201
芥菜	170
花土當歸	179
花園濱藜	034
花楸樹	224
芸香	210
芹葉車前草	062
虎耳草茴芹	220
金雀花 & 列當科植物	061
金絲桃	242
金盞花	158
長生草	139
長春薯	159
青蒿	227
9 劃	
便士草	164
匍匐冰草	100
匍匐筋骨草	063
指尖草	172
星薊	229
柳樹	250
毒芹	130
毒麥	097
洋甘菊	069

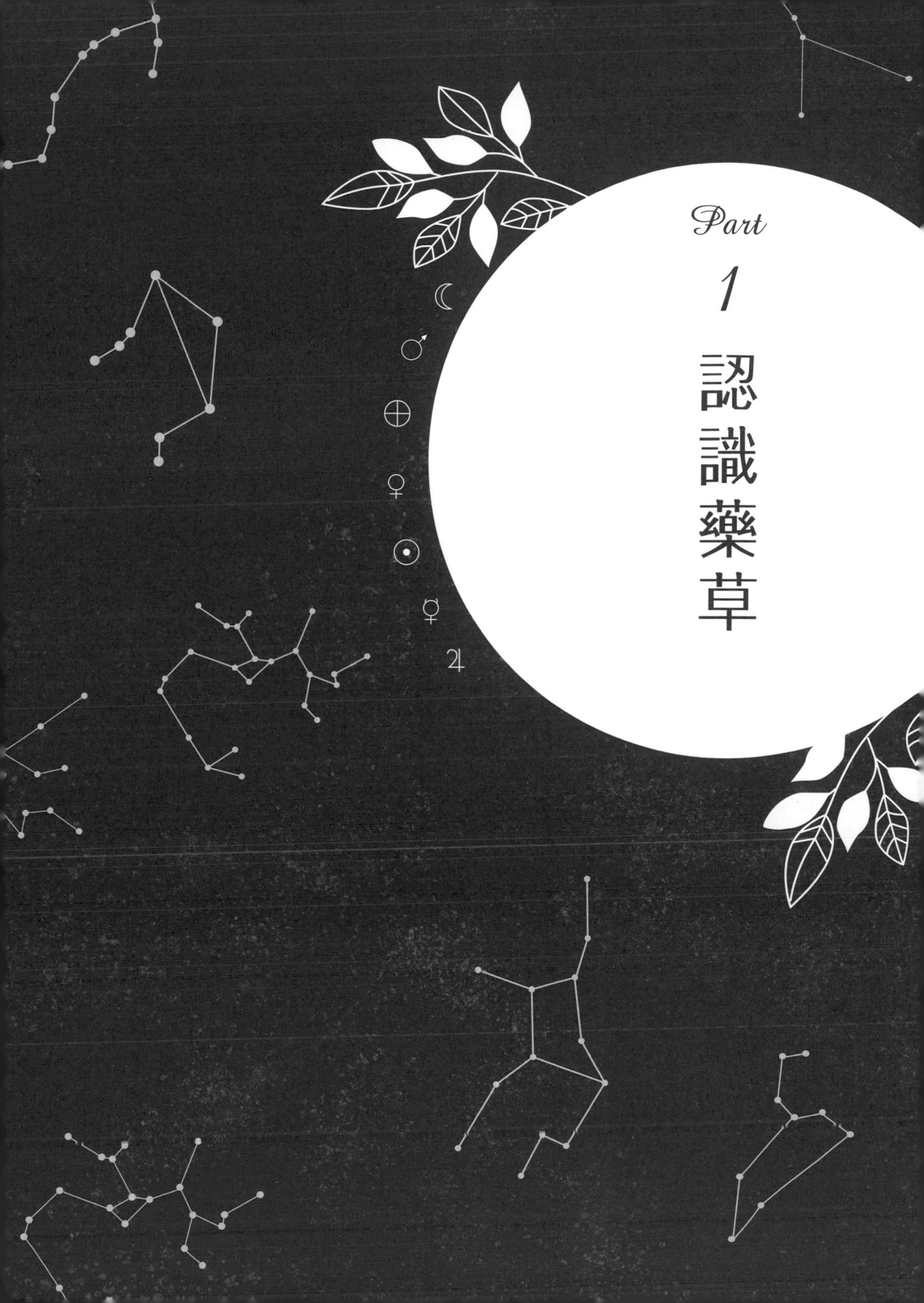

Part 1 認識藥草

苦甜藤 （參見274頁）
Amara Dulcis

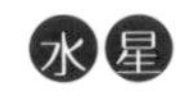

有鑑於藥草的名稱在英國的各郡縣多有差異，在某一縣市的尋常俗稱對於另一縣市的人們卻全然陌生，我將盡力記下我對每種藥草所知的名稱。請諸位見諒，列在最前面的是我自己最熟知的名稱。

除了苦甜藤這名字，也有人叫它苦甜茄（Bitter Sweet），另外有昏睡木（Woody Night Shade）及膿炎草（Felon Wort）這樣的名字。

形貌 有木質莖，高度甚至可達成年男子身長，有時甚至更高。冬天來臨時，樹葉便脫落，到了春天又從同一枝莖中吐芽長出；樹枝上包著帶有白色的樹皮，中間有一條瓤髓；主莖分枝成許多帶有觸鬚的細枝，能像葡萄藤一樣，抓住它們依傍的東西。

此植物生有許多葉子，葉子生長的方式雜亂無序，無固定一致的次序；葉子頗長但不狹窄，葉面寬大，末端為尖角，其中有不少葉柄的終端還長出兩片小葉，有些只有一片，有些則無。葉子呈淡綠色；花為紫色或是正藍色，類似紫羅蘭，且為許多花朵團聚成簇。果實初始為綠色，成熟時變得鮮紅；若入口品嚐，會發現吃起來就像在薩塞克斯郡被我們稱為苦甘茄的野蘋果，也是一開始感覺甜，稍後就冒苦味。

生長地 在英格蘭幾乎隨處可見，在潮溼陰暗處長得特別好。

生長期 若氣溫正常，接近三月底時，葉子就會抽芽；七月開花，種子在不久後成熟，通常隔月就會熟。

藥性及主司星辰 歸屬於水星，而且如果能在水星有影響力的時機正確摘採，就會是水星所司的重要藥草。可用以祛除牲畜與人身上的咒術，對消除各式各樣突發疾病尤其靈驗。醫治頭昏暈眩最受稱道的療法之一，就是將藥草繞著頸部綁起來；這就是為何特拉古斯（Tragus）會說，德意志地區的人經常將這種藥草掛在牲口的脖子上，因為他們擔憂會有惡靈附身作祟。

鄉下人一般身上都會帶著苦甜藤果實，將之搗碎後，塗抹於手指化膿發炎處，可迅速治好手指上惱人的惡疾。

以上向你說明了此藥草的外用功效，接下來談談內服的效用。請留意，它屬於水星藥草，正如同所有的水星植物一樣，其組成十分細緻，所以可取四百五十公克莖幹及樹葉混和物，搗碎枝幹部分（這應該不難，它不如橡樹那樣堅硬）再放進鍋中，加入一・七公升的白酒，蓋上鍋蓋，緊閉密封；泡在酒中以小火熬煮十二小時，然後將湯汁過濾，就可以得到打通肝臟、脾臟梗塞的絕佳藥湯，能解決呼吸不順、跌打瘀傷，以及身體任何部位的瘀血，對於黃疸與水腫都有療效，且可潔淨剛分娩不久的女性。它不像某些藥效猛烈的草藥，每天早晨飲用一百四十毫升的藥草汁，可以和緩地排毒。

萬靈丹 （參見274頁）
All Heal

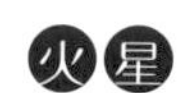

此植物又被稱為海克力士的萬靈丹（Hercules's All Heal）、海克力士的癒傷草（Hercules's Woundwort），因為人們認為海克力士在向人馬奇戎（Chiron）學習醫術時識得此藥草。

形貌 根部粗且長，飽含汁液，嚐起來偏辣，舌頭有刺痛感，葉子相當大片而寬，有如梣樹的葉子一般呈羽狀舒展開來，不過萬靈丹的葉子有些毛，每片大葉由五到六組在葉柄上對生的羽狀複葉構成，近主枝的低處葉子較寬，到了末端處的葉子細窄。成對的葉子中，一片接近葉柄處的顏色比另一片深，呈現微黃的鮮豔翠綠色，放進嘴裡嚼，吃起來有些苦。

這些葉子的中間有主幹直立而起，綠色，軀幹厚圓，粗壯，高度達一百五十至一百八十公分，分成許多節，上頭有些葉子；靠近頂端冒出黃色的繖狀花序，花謝之後可見帶白色、短而扁的黃色種子，嚐起來也有苦味。

生長地 描述完藥草從底部至頂端的樣貌後，請讓我說明一下，還有其他植物也叫這名字，但是這些植物在英國很罕見，所以我只介紹此藥草，它在許多不同地方的花園中都找得到。

生長期 雖然傑拉德說這種植物的花期從五月初開始，直到十二月底，但只要是在自家花園種過這種植物的人都知道，花期最晚不超過夏季末尾，在那不久後便會開始散布種子。

藥性及主司星辰 此藥草由火星主導，辛辣且躁熱；各種火星施加在人體上的病症，它都能藉由交感作用來治癒，原理如同蝰蛇的體質會吸引毒素，而磁石會吸引鐵一般。它能殺死害蟲，紓解痛風、抽筋與痙攣，可利尿且緩解各種關節疼痛。

它能治療各種寒性的頭部不適症狀，以及暈眩、癲癇、慵懶嗜睡、脹氣腹絞痛、肝臟與脾臟梗塞、腎臟與膀胱結石等病症。

這種草藥可使排經順暢，排除死胎；在治療肌腱痠疼、皮膚發癢、牙痛方面特別有效，治療有毒生物及犬類咬傷也有很好的好效果，而且能相當和緩地清瀉膽汁。

紫朱草 （參見274頁）
Alkanet

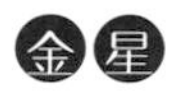

除了這個較常見的名字外，它也被稱做西班牙牛舌草（Spanish

Bugloss），而藥劑師稱它做染色朱草（Enchusa）。

形貌 這種藥草有許多種類，在英國已知僅有一種被廣泛種植，其根部粗大，帶點紅色，長著細長葉子，有著牛舌草的綠色，在地面上生長茂密。莖稈盤旋而上生長，葉子十分茂密，數量比前述葉子少，且更細狹，又柔又細；花朵小且中空，偏紅色。

生長地 生長在肯特郡的羅切斯特一帶，在西南英格蘭地區許多地方也有，在德文郡與康瓦爾郡都可見。

生長期 在七月及八月初開花，種子不久後就成熟，不過根部在植物抽高長成莖之前的生命力很旺盛，就像胡蘿蔔與防風草一樣。

藥性及主司星辰 屬金星支配的藥草，且確實是金星最珍愛的植物之一——儘管並不容易得到。藉由對火星的反感作用（Antipathy），可治療長期潰瘍、發炎、一般燒傷與麥角中毒（St. Anthony's Fire）；為了達成這些功效，最佳方式是製成藥膏。

如果將紫朱草釀醋——像釀玫瑰醋一樣，可用來治療皮膚瘢塊與痲瘋疹；如果在施用祕術時使用此藥草，可召喚已死去的孩童。

可治療黃疸、脾臟、腎臟中的結石。

希臘醫學家迪奧科里斯（Dioscorides）說過，它可治有毒生物咬傷，口服或塗在傷口皆有效；他還進一步說，要是有人剛剛才吃下這種草，如果向毒蛇之口吐口水，蛇會立即死去。

此藥草能遏止腹中翻攪，殺死蛔蟲，緩解孕婦陣痛。

以酒將它熬成湯汁，喝下可使背部強壯，舒緩身體該處疼痛。

對瘀傷與摔傷也有幫助，而且在驅除小水痘與痲疹方面，強而有效不輸任何其他的藥。以它製成的藥膏治療剛剛造成的戳刺碰傷相當有效。

蝰蛇之舌 （參見274頁）

Adder's Tongue

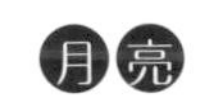

又稱做瓶爾小草（Serpent`s Tongue）。

形貌 這種藥草只有一葉，長在離地一根手指高的莖稈上，扁平鮮綠；寬度類似澤瀉水草，但數量較少，也沒有中肋。在內側從總柄基部向上生出一根（有時兩三根）纖細的莖梗，此莖梗上端稍微大些，有些黃綠色的溝紋，與蝰蛇的舌頭相似（不過這可以用來救人，而那蛇之舌卻是恐怖的）。其根部終年持續存活。

生長地 生長在潮溼原野與類似地區。

生長期 五月或四月可見，稍稍受熱就會枯死。

藥性及主司星辰 是月亮與巨蟹座管轄的藥草；因此任何由月亮或巨蟹座主司的身

體部位若遭受土星的負面影響，使得穩定的機能受損，此藥草便可以交感作用來療癒，而之後所提到土星主司的任何身體部位產生之疾病，它都可以藉由反感作用進行對治。

就其熱度而言算是溫和的，但乾燥程度達到第二級。將它的葉子榨汁，搭配馬尾草的蒸餾液喝下，對胸部、腸道或其他身體部位的各種傷有極佳療效，飽受噁心反胃、嘔吐或口鼻出血或其他類似問題所苦的人用此藥也可收奇效。

上述草葉榨汁後混和橡樹芽的蒸餾液，對於處於經期或白帶分泌物過多的女人相當有幫助。

可治眼睛痠澀。

將葉子在一般油、Omphacine（一種橄欖油）或未成熟的橄欖裡淬泡或滾煮，在太陽下置放約四天，或者將綠葉放進上述的油中充分地滾煮過，就可得到絕佳的綠色油膏，不僅對於新傷口的療效好，對難以根除的長期潰瘍也有效，若是能加進一點優質的清澈松脂溶入更好。此藥草也能抑制各種傷口疼痛引起的發炎並退火。

龍牙草 （參見274頁）

Agrimony

木星

形貌 莖稈上有許多種長長的葉子（有些寬，有些小），葉緣全都有鋸齒狀缺刻，綠色葉面，葉底偏灰，而且帶著小絨毛。在葉子之間通常只有一根粗圓、帶毛的褐色莖幹長出，長到六十或九十公分，其表面到處長著葉子。在它頂端生出許多小黃花，一朵疊著一朵，形成尖穗狀；接著是粗糙的種子露頭，往下懸垂著，它們會勾住、沾黏上衣物或任何摩擦過它們的東西。莖節為黑色，有點木頭質感，多年生，每年春天發芽；儘管矮小，氣味卻相當宜人。

生長地 生長在河濱之地，靠近草叢樹籬的附近。

生長期 七、八月開花，種子在不久後便成熟。

藥性及主司星辰 為木星及巨蟹座所司的藥草，可加強此星與該星座轄下的身體部位，並藉由交感作用驅除這些部位的疾患，而只要是木星、巨蟹座、射手座或雙魚座所掌的身體部位，受到土星、火星與水星影響產生疾病，此藥草都可利用反感作用加以驅除，因此對治痛風肯定很好——無論是以精油或藥膏形式外用塗抹，或者製成乾藥糖劑、糖漿或調和後的藥草汁後服用；作法請見本書後段部分。

此藥草有排毒清淤和止斷傷血之功，無明顯放熱，可溫和地乾燥癒合。

可打通、清理肝臟，治療黃疸，且對胃腸很有幫助，可治所有內傷、瘀傷、外傷及其他瘟熱不適。

搭配酒煎熬此藥草後喝下，可應付蛇蟲

叮咬，對尿液混濁、排尿困難或血尿的人也有幫助。

此藥草也治腸絞痛、解決胸悶問題，並可止咳。在發作前煎服熱飲一帖，一開始可止住咳嗽，喝幾次後可根除間日熱或四日熱等發瘧熱疾症。

其葉子與種子配酒一起喝下可止血痢；搗碎後以陳年豬油外敷貼抹，可治多年瘡、腫瘤與痼舊潰瘍，還可吸除卡在皮肉裡的木棘、釘刺或其他類似的碎片。

能加固脫臼肢體；搗碎後塗抹，或以藥汁滴入，可治腐臭與膿腫耳疾。

其蒸餾液無論內服或外用都能達到上述功效，但是效力弱得多。

無論肝臟受熱還是受寒不適，以此藥草治療最受推薦。肝臟造血，血液滋養肉體，而龍牙草可補強肝臟。

我忍不住想告訴讀者每種藥草可治某些疾病的背後原理，但讀者你若願意好好讀我對苦艾的說明（見252頁），將會在該處讀到原理，往後處理每一種藥草時都想想這原理，百利無一害，你會發現這在整本書都適用。

水生龍牙草 Water Agrimony

木星

在某些郡縣，它被稱為水麻（Water Hemp）、野麻（Bastard Hemp）、野生龍牙草（Bastard Agrimony）、澤蘭（Eupatorium），或者護肝草（Hepatorium），因為它能強化肝功能。

形貌 根部能延續生長很長一段時間，形成許多細長的線狀。莖部會長高到約六十公分，有時可能更高，呈暗紫色。有許多枝枒，彼此隔著一定距離生長著，一芽從莖部一側長出，另一芽就會從另一邊長。葉子帶穗，邊緣有明顯缺刻。花朵長在枝芽頂端，為褐黃色，帶有黑色斑點，其中央內部有類似雛菊花朵中所含物質，若以兩指摩娑，聞起來像松香或香柏燃燒的氣味。種子為長形，很容易勾上它們碰觸到的任何毛料製品。

生長地 性不喜熱，因此在英國南部較少發現此藥草，相較之下在英國北部倒是比較常見。在池塘、水溝與流水旁的溼冷土地可以找到它；有時在水域當中也可發現。

生長期 此藥草皆在七、八月開花，其種子緊接著就成熟了。

藥性及主司星辰 如同另一種龍牙草，它也是木星植物，屬於巨蟹座。可治療與中斷、清除胸部積陳的凝重體液，所以我認為它幾乎勝過所有藥草。可治惡病體質或身體惡化傾向，治水腫與黃疸。

外用塗抹可打通肝臟阻礙，緩和脾臟硬化。可化除體內膿腫。治三日熱極為有效。利尿且使月經順暢排出。

可殺死蛔蟲，將導致發癢與疥癬的體內

酸液清除；燃燒此草所產生的煙可用以驅散飛蠅、蜂蟲等等。

它也可大大地強化肺部，鄉間地區在牲畜咳喘或呼吸急促時，會餵食此藥草。

連錢草 （參見274頁）
Alehoof

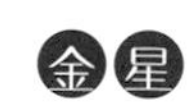

好幾個郡縣給了它不同的名字，長得像它這樣大的各種藥草中，只有它有這麼多名稱：積雪草（Cat's Foot）、金錢薄荷（Ground Ivy）、行地少女（Gill Go By Ground）、匐地少女（Gill Creep By Ground），以及連錢草（Alehoof）。

形貌 這種藥草很有名，它躺臥、蔓延與爬行在地面，在柔軟莖條糾結處的邊緣吐發根鬚，在每一節生著兩片圓形葉子，皺皺的帶點毛，而且葉緣不均勻地出現圓形凹孔；在莖節處也類似，靠近枝芽終端還有葉子，然後長出長管狀中空花朵，為藍紫色花，在下垂的唇瓣上有小白點。根部較小，帶有鬚線。

生長地 常見於樹籬下、水溝邊、屋宇下或有遮蔭的小路上，以及其他荒地，幾乎全英格蘭到處可見。

生長期 花開得有點早，持續好一段時間才凋謝；葉子長綠直到冬天——除非是酷寒冬季，有時過冬還不掉葉。

藥性及主司星辰 金星植物，因此藉由交感作用治療金星所導致的疾病，以反感作用治療火星引發的病症，除非霜寒嚴重，不然一整年都看得到此藥草。味道強烈，會迅速嚐到苦味，因此使人感覺燥熱。無論是單獨使用此草，或是與其他類似藥草一起滾煮後服用，都是對付各種內傷、肺部潰瘡或其他部位問題的特別良藥。喝下後，很快地就能舒緩各種絞痛，平撫胃部、脾臟或肚子的脹氣與暴躁體液。

可打通肝膽阻塞，有助於治療黃疸，可打通脾臟阻塞，有助於治療抑鬱；可排除體內毒液、毒劑以及疫癘；促使排尿與女子經血增加。

以酒煎服後靜待一陣子，可以緩解坐骨神經痛或臀部痛風，對手部、膝蓋與足部痛風也有效。

如果在煎藥時加入一點蜂蜜與燒過的明礬，在喉嚨或嘴巴痠痛時，用來漱口效果最好，用來清洗私密處的潰瘍與痠痛處也很好。

它可以很快地治療剛造成的傷口，只要搗碎包敷在上面就行。其藥草汁與一點蜂蜜和銅綠滾煮後，可以很有效清除瘻管、潰瘍，並阻止腫瘤與潰瘍的擴散侵蝕；能止癢、治療疥癬、傷疤凸痕與身體任何部分的其他傷痕。

白屈菜、田野雛菊與金錢薄荷三者的湯汁濾過之後，溶入一點點糖，滴進眼睛，是治療眼睛痛、紅腫與淚液過度分泌的最好良方，對於針眼、眼睛血絲、眼翳模糊視線也有療效，對人與動物都有用。將藥汁滴入耳朵，對耳鳴、聽力受損有幫助。

剛製好的藥飲先裝入大桶較好，過了一夜會變澄清，比較適合隔天早上喝；即使因為搬移或其他原因而再度變混濁，也會在幾個小時內清澈。

亞歷山大草 （參見274頁）
Alexander

木星

它被稱為野歐芹（Wild Parsley）和黑野菜（Black Pot Herb）；其種子就是一般在藥店就買得到的馬其頓歐芹籽（Macedonian Parsley Seed）。

形貌 通常種植在歐洲各地花園中，眾所周知，毋需進一步描述。

生長期 在六月與七月開花；種子在八月成熟。

藥性及主司星辰 木星植物，所以對體質良善，因為它能溫潤受寒的胃部，打通肝臟與脾臟堵塞；也利於暢通月經、排出胎盤、刺激放屁、利尿，可治淋病；使用其種子也可達到上述功效。

葉子或種子和酒一起滾煮，或者搗碎後和酒一起飲下，是對治毒蛇咬傷的有效方法。

在知道了亞歷山大草煮湯的妙用後，就不會只是傻傻地喝這道湯品，而是知道自己為什麼該喝。

黑榿木
The Black Alder Tree

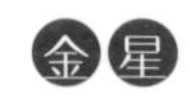

形貌 通常長得並不高大茂盛，但大多會持續長成如灌木樹籬一般，或是長成展開枝枒的樹木，樹身木材為白色，中軸（或稱中心）為深紅色；外面樹皮偏黑色，且帶著白點；裡面接近木材的樹皮為黃色，若放入口中嚼一嚼，吐出的唾液會呈現橙黃色。其葉子類似一般榿木，也像在薩塞克斯郡稱為Dog Wood的山茱萸樹（Dogberry Tree），但顏色更深，也沒那麼長。

花是白色的，在莖節處和葉子一起出現，會變成圓形小漿果，先是綠色，然後轉紅，而徹底成熟時會變成黑色，並且分成兩部分，其中包含兩個小小的圓形扁平種子。根部不深入地下，而是在土地較上層中擴展。

生長地 這種樹或者灌木可在荷恩賽的聖約翰伍德區和漢普斯特德荒野公園的樹林中找到；此外，在位於埃塞克斯郡的巴寇姆中一處名為Old Park的野地裡，靠近小溪兩側有一座樹林，也可以找到這種樹。

生長期 五月開花，果實在九月成熟。

藥性及主司星辰 屬於金星樹木，且可能在巨蟹座之下。內部的黃色樹皮可將膽汁、痰液與導致水腫的體液向下清瀉排出，並通過聚合收束的作用再次強化體內部位。

如果將此樹皮與龍牙草、苦艾、菟絲子、啤酒花和一些茴香一起煮，每天早上服用適當劑量，搭配野芹菜、苣蕒菜與菊苣根一起吃，一段時間後，能有效治療黃疸、水腫，以及身體的惡性體質，特別是如果之前已服用了一些合適的排毒藥物，可以促使大量排便。能為肝臟與脾臟排毒並將之強化，為它們排除惡性體液與硬化現象。

要注意的是，乾燥的樹皮才有效，新鮮綠樹皮吃進體內會引發強烈嘔吐、肚子痛與胃腸絞痛；不過若煎煮過後放置兩三天，直到湯汁從黃色轉為黑色，副作用就減弱，還能補強胃部，使人食欲大增。相反地，外面的樹皮有收束身體的效果，可治腹瀉與出血，但也必須是乾樹皮，這樣子效果較好。內層樹皮放入醋中一起滾煮，所得藥汁證實能除蝨子、止癢，且在短時間內使疥癬乾燥消失。刷洗牙齒的效果特別好，可洗去疼痛，穩固鬆動的牙齒，將牙清理乾淨並保持健全。葉子適合拿來餵母牛，可使牠們產奶增加。

若是在春天使用上述提過的藥草，每種取一小撮，加入一撮接骨木芽，全部一起焚燒後放入四・五公升的新釀啤酒中滾煮，煮半小時後再添入十三・五公升啤酒，然後讓它們彼此發生作用，之後每天早晨喝一點，每次差不多二百八十毫升；這是很棒的春天清毒劑，可化解掉冬季遺留的黏液體質，藉此讓身體保持健康，同時化解掉接下來夏季暑熱容易翻攪起來的惡性體液。請視此藥如珠玉一般寶貴。

一般榿木
The Common Alder Tree

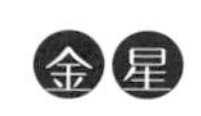

形貌 會長到合宜的高度，若環境適宜的話，就會大大延展。鄉下人一般都熟悉這種植物，我想沒必要多說，這不是新鮮事。

生長地與生長期 喜歡生長在潮溼樹林中與有水的地方；在四或五月開花，九月時產出成熟種子。

藥性及主司星辰 是金星主司的樹木，而且屬於某種水象星座，我認為是雙魚座；因此其葉子的煎煮湯汁或蒸餾液很適合用來治療燙傷與發炎——不管有無傷口，可擦拭難受的部位，尤其是胸部發炎發燙，那是俗語說的瘧熱。

若是無法取得葉子（在冬天，幾乎不可能會有），可取樹皮用相同方式處理。

榿木的葉子與樹皮可解熱，使身體乾爽癒合。

新鮮葉子放在紅腫處，可消腫並遏止發炎。走路走到腳起水泡時，將葉子墊在赤腳之下，可使之清涼暢快。

若是在晨露尚存時就收集到剛才所提的葉子，可將葉子帶進有跳蚤的房間，跳蚤會集聚到葉子上，快速地將它們倒出去，便可擺脫掉那些擾人休憩的麻煩傢伙了。

歐白芷 （參見274頁）
Angelica

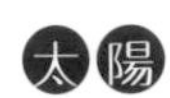

這麼有名且各處花園裡都看得到的植物，我想就不必再描述了；不過它的妙用值得好好稱讚。

在異教信仰盛行的未開化時代，凡是發現任何療效優異的藥草，人們都會將它獻給自己的神，例如月桂樹獻給太陽神阿波羅，橡樹獻給主神朱彼特，葡萄藤獻給酒神巴克斯，楊樹獻給海克力士等等。

偶像崇拜者承襲此習俗，如主教們將聖母薊獻給聖母瑪利亞，將聖約翰草獻給聖約翰，而另一種藥草獻給聖彼得等等。我們這些醫生卻得像猴子模仿人般地沿用相同的名字稱呼藥草（雖說猴子沒有我們一半聰明），民眾褻瀆地將三色堇（Phansies）或寬心草（Hearts-Ease）稱為三位一體聖草，只因為它帶有三種顏色；還有某種藥膏因為含有十二種成分，就被名為使徒膏……

唉，這樣的愚蠢真叫人難過，也為他們的褻瀆之舉感到悲哀，願上帝在他們的餘生多賜與智慧，他們真的已經夠笨了。喔，為何異教徒與不虔信者崇拜偶像，而我們跟著使用褻瀆的稱呼？他們必定讀了許多古舊蒙塵的著作，以至於自身的神性盡失；除了浮囂派❶教徒以外，我從未在什麼人群中聽過這樣的褻瀆言語。

異教徒是不好的，而我們更糟；崇拜偶像者因為某些藥草有療效就將尊崇象徵的名字冠在它們頭上，毫不顧慮其外貌搭配是否客觀；所以有些人稱這種藥草為聖靈草（Holy Ghost），有些人則稱之為Angelica（意為天使），因為它有天使般的救人功德，這名字沿用至今，各民族只要其方言發音相近，也都採用這名字了。

藥性及主司星辰 是位於獅子宮的太陽藥草；趁太陽在獅子宮時，採集此藥草，月亮就會表現其良性的一面；應在它自己所屬的時辰或在木星的時辰採集，要趁太陽有斜角時；在採集其他行星藥草時也要做類似的觀察，這樣你可能就剛好取得創造奇效的好藥。

針對土星引發的傳染性疾病，這是很好

---

❶ 浮囂派（the Ranters）為十七世紀英國共和制時代的一群激進改革教徒，狂熱地排斥一切教會、牧師與宗教儀式，否認原罪，主張組織化的宗教是一種壓迫窮苦人民的設計。

❷ dram，質量單位。在古羅馬劑量單位中的打蘭，約等於3.41公克。

的預防藥劑，能守護且平緩心臟、血液與精神而避免中毒。

其根部磨粉，每次服用半打蘭❷的量，配合優質的糖蜜加入飛廉草泡水來喝，飲下後讓病患趟在床上流汗，可治瘟疫及所有的傳染性疾病；若沒有糖蜜，單單搭配飛廉草或歐白芷泡水喝也行。

它的根與莖以糖漬處理後，在斷食期間食用，在易發生感染時期是預防良藥，而在其他時候，可溫暖並平撫寒冷的胃部。將其根部泡在醋中，在斷食期間偶爾服用一點這種醋，並嗅聞那根部，也可達到相同效果。

將其根部泡在酒中，以玻璃瓶蒸餾所得的蒸餾液，遠比其葉子所製成的藥汁更有效益；這種蒸餾液每次喝兩三匙，可平緩風寒導致的痛苦不適，身體也會快活起來。

若一開始先吃一些根部磨成的粉，可治胸膜炎，以及其他胸部與肺部疾病如咳嗽、肺結核與呼吸急促；莖部製成的糖漿也有相同療效。

此藥草可治療腹絞痛、淋病與尿滯留，引起女性經血排放，排除胎盤，打通肝臟與脾臟阻塞，並快速平緩與分解掉所有脹氣現象與體內腫脹。

瘧熱病患或許有可能在發作前盜汗，若發作前喝下此草煎煮的藥汁，喝兩三次後可根除瘧熱。

可幫助消化，是治飲食過度的藥方。

將其藥草汁或蒸餾滴入眼睛或耳朵，可治視力及聽力退化。藥草汁注入蛀牙，可解疼痛。

根部磨成粉，混入一點瀝青製成膏藥糊，貼在瘋狗或其他毒物咬傷處，療效奇佳。

以藥汁或蒸餾液滴入或沾溼塞進潰爛壞死的傷口，或者（在前兩者都做不到時）以其根部磨成的粉敷上，可清潔傷部，使肉生長出來覆蓋住裸露的骨頭，讓傷口迅速癒合；蒸餾液塗在有痛風或坐骨神經痛的地方，可大大緩解疼痛。

野生歐白芷的藥效不如人工栽植的，但取來做上述各用途仍是安全可行的。

野莧 （參見274頁）
Amaranthus

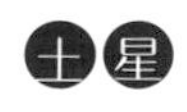

除了它的俗名，現在的花店喜歡稱它為天鵝絨花（Velvet Flower、Flower Velure Floramor）。

形貌 是一種園藝植物，種植的人都很了解，它長高的莖部有一腕尺高，帶有條紋，接近根部處偏紅色，表面十分平滑，朝上端分岔成小枝，枝枒間是又長又寬、帶有淡紅的綠葉，葉面光滑；它的花並不是一般的花朵形狀，而呈現一簇一簇的樣子，看起來非常漂亮，但沒有香氣，為淡紅色，搗碎後流出的汁液有相同顏色，收集後這美麗的顏色仍會保留一段時間；種子則黑得發亮。

生長期 從八月開花之後，一直持續到降霜才凋謝。

藥性及主司星辰 由土星支配，而且在調和金星失控的行動與情感面相上，表現相當優異，而對應火星的症狀應該也很好。其花朵烘乾磨粉後，可用以讓女性的月經及其他紅色物質停止流出。

起初古人是藉由藥草的外形來認識其功用好處。現在寫書的人往往以此嘲笑古人，但我卻在心中疑惑，若我們不觀察藥草的特徵，它們的好處一開始要如何為人所知？現代人可讀古人著述而認識藥草，古人卻沒有參考資料可用，只能著手親嚐。

無論男性女性，鼻子或傷口出血，這植物的花都可止住血流。

還有一種野莧的花是白色的，可使女性停止產生白色分泌物，讓男性停止遺精，是醫治性病的強效藥，尤其是治療梅毒。

銀蓮花 *Anemone*

火星

也稱風之花（Wind Flower），因為據說只在風吹的時候開花，我是引述老普林尼（Pliny The Elder）的意見，如果不是這樣，就該怪他。種子（如果有的話）也會隨風飛走。

生長地與生長期 通常喜歡探究新奇事物者會在花園中種植此物，春季時開花。至於外形的描述我就省略了，種植者都很熟悉。

藥性及主司星辰 由火星支配，應該是毛茛的一種。葉子滾煮過後所得的煎藥汁會是效力很強的催經劑。

用此煎藥汁來沐浴，可治痲瘋。

將葉子搗搥後流出的汁液可拿來嗅聞，可有效地滌清頭腦；根部放進口中嚼一嚼也有相同效果，因為能引發大量唾液，讓許多水質的與黏質的體液流出，藉此治療懨懨無神的症狀。上述程序都做過後，讓病患盡情說話閒聊，藥房中的所有藥丸對腦子的滌清效果都不如嘴中含此溫熱藥草糊。

製成藥膏，塗在眼皮上，可治眼睛發炎，由此顯然可知，每一性質強者會吸引與它相似而較弱者。同樣的藥膏用來醫治有腐蝕力的惡性爛瘡也極好。

花園濱藜 （參見274頁） *Garden Arrach*

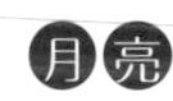

是為了居家用途而種的植物。

形貌 每個家庭主婦都知道的植物，再描述只是多費力氣。

生長期 從六月到八月底是它的開花與播種期。

藥性及主司星辰 由月亮主司；其性質涼冷又潮溼有如月亮。

食用後使人身體綿軟放鬆，並強化排泄功能。

治療喉嚨腫脹的效果好，無論是搗碎後敷於喉部，或是煮過再塗於喉部，差別不大，我最推薦的方式是滾煮此藥草後外敷。

此外，煎藥湯是治黃疸的良藥。

菊葉香藜 金星
Arrach, Wild And Stinking

具有野生的刺鼻味道，又稱濱藜，也有人叫它Vulvaria❸，這名字來自它對治效果最強的身體部位；也稱臭味益母草（Stinking Motherwort）。

形貌 葉子很小，近圓形，但略帶一點點尖端，沒有凹痕或缺刻，為暗沉粉白色，生長在散布於地面的細長莖和分枝上，生長的小花有葉子伴隨，也有像其他植物一樣延續生命的小種子，每年萎死，之後又因自己的種子撒播而長出來。聞起來像腐爛魚肉，甚至更臭。

生長地 常生長在糞堆上。

生長期 在六月及七月開花，種子在那之後很快成熟。

藥性及主司星辰 藉著嗅聞其氣味，菊葉香藜被用來治療婦女的疼痛不適、子宮嚴重絞痛；不過若是內服的話，天底下治療婦科症狀的藥方沒有比它更好的了。如果我能有滔滔言詞，必會大大推薦此藥草。

這是金星主司的藥草，位於天蠍座之下；幾乎在每個糞堆上都可以看到它。足見上帝的美好造物皆無償賜予人類，祂給的靈藥樸素而不華貴，讓人可輕易尋見。

我推薦此藥草做為醫治子宮病症的基礎用藥，這是一種可迅速安全治療子宮相關疾病的藥，如孕婦陣痛、子宮異位或脫垂；能讓過熱的子宮冷卻。讓我告訴諸位，我所言不虛，子宮發熱是難產的最主要原因之一。

可清除子宮穢物，使它強壯許多；若是月經停止，它可刺激月經來潮，如果經血量過大，則能止住。此藥草也可治女性不孕。

妳或許不期待子宮狀態能有好轉，但此藥草是能影響子宮的，所以妳若是想要孩子，若愛惜健康，希望身體舒適，以糖（或者蜂蜜——若妳著重在清理子宮）與此藥草製成糖漿，時時帶在身邊；願富有的人能為他們貧窮的鄰人備好這種糖漿，並像我無償分享自己的學問一般，將這糖漿贈出，否則在上帝來施行仲裁時，看看他們要如何答覆。

---

❸ 字源與英文的vulva（女陰）一詞有關。

大天使草 （參見287頁） 金 星
Archangel

為了幫自己的醫術錦上添花，醫師們給這種藥草取名為大天使草，鄉野之人則粗鄙地稱之為死蕁麻（Dead Nettle）；迷信與愚俗究竟哪一種討人喜歡，留待明智的讀者自己決定。對於如此有名的藥草，關於它那些名字的解釋，英國人的好奇心多於敬慎心，對其名稱的興趣不輸其外貌描述，我也就不避諱地先用這個簡稱：朱紅大天使草（Red Archangel），同樣地這也被稱為蜂蕁麻（Bee Nettle）。

形貌 它有許多四稜的莖稈，帶點毛，在莖節處長出兩片暗綠色葉子，葉緣有缺刻，在莖梗上彼此兩兩相對，直到莖的最低處，但往頂端則沒有任何葉子。葉子偏圓形，有尖端，長有絨毛且有些皺。在較高關節處、葉子長得較厚的地方，有各種開口很大的淺紅色花朵；花落後長出內有三或四顆種子的果莢。根部很小，成細纖維狀，每年都會枯死；整株植物氣味強烈，但不臭。

白色的大天使草長著許多不同的四稜莖，沒直直向上的，而是往下彎，莖關節上長著兩片葉子，葉片比另一種大天使草的大，也較尖，環繞邊緣有缺刻，也比較綠，更像蕁麻葉，但是無臭而長著絨毛。在莖節處和葉子一起長出的是更大朵、開口也更大的白花，在莖稈上處處有果莢，但就像另一種大天使草一樣，其旁沒有簇生的葉子相伴，果莢裡有偏圓形的黑色種子。

根部是白色的，有許多根鬚，但並不是向下生長，而是躺伏於土地最上層中，可延續許多年持續增長；氣味比前一種更淡。

黃色大天使草的莖與葉就像白色大天使草；但其莖稈更直且向上長，關節處長出的葉子更朝四面八方去，葉子比前者長，而花朵更大，開口也更大，多數是黃色，有些比較淡。根部就像白色大天使草一樣，只是往下爬行得更淺。

生長地 幾乎到處都生長（當然不可能在馬路中央），黃色大天使草在森林溼地中最常見，有時候長在排水溝，在英國各鄉間可見。

生長期 花期從初春開始，會持續一整個夏天。

藥性及主司星辰 大天使草比有臭味的蕁麻稍微乾熱些，在抑制脾臟硬化方面的效果比後者更好，作法是以酒煎藥製成膏藥糊，熱敷於脾臟位置，或者與海綿一起煎煮也行。

白色大天使草的花朵糖漬保存後可用來遏止白帶分泌，紅色大天使草的花則可抑制經血。

此藥草可使人心情愉快，驅逐憂鬱，提振精神，只要搥搗後敷在頸背上，可有效地治療四日熱，讓口鼻出血停止。一樣將這種藥草搗碎，並加些鹽、醋和豬油，貼在硬瘤或腫脹處上，或者俗稱國王之惡（King's Evil）的淋巴腺結核瘤上，確實有助於溶解或分解它們。

以同樣的方式外敷使用，可以減輕疼痛，緩解痛風、坐骨神經痛以及其他關節和筋骨的疼痛。治療新的傷口和痼舊潰瘍也非常有效，也可抑制其抽搐、刺痛和擴散。

它會抽吸出碎片與諸如此類刺進肉體的東西，且對治瘀傷和灼傷非常有效。不過最推薦的是，用黃色大天使草來溶解腫瘤，並以之治療髒臭腐爛的長期惡瘡與潰瘍——儘管它們常常發展成蛀空狀態。主要用於治療女性，畢竟它屬於金星藥草。

蓼草 （參見274頁）
Arssmart

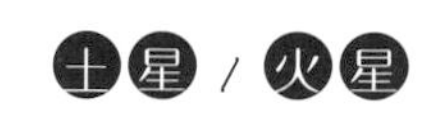

性熱的蓼草又稱水蓼（Water Pepper）或辣蓼（Culrage）。性溫的蓼草有人稱之為桃子草（Peach Wort），因其葉狀似桃樹葉；也名為烏面馬（Plumbago）。

形貌（溫和品種） 在莖稈的紅色大關節處有葉面寬闊的葉子；上面帶有半圓形、略黑的斑，葉子通常偏藍色或白色，並帶有類似顏色的種子。根很長，上面有許多細鬚，每年枯死。它沒有強烈味道（不像另一種蓼草，其味道來得快又咬舌），但是像酢漿草一樣酸，不然便有些乾燥，或者沒有味道。

生長地 生長在潮溼的地方，像溝渠之類的地方。特點是，夏季大部分時間都是乾燥的。

生長期 六月開花，種子在八月成熟。

藥性及主司星辰 由於這兩者都有多樣優點，它們的主司星辰也是如此。性熱而咬舌的那種受到了火星支配，而另一種則受土星影響，土星在葉子上造成的鉛色斑點便顯示出這點。

它具有冷卻和乾燥的特性，對於治療人或牲畜身上的爛瘡、殺死蠕蟲和清潔腐爛處非常有效。

其汁液滴入或以其他方式塗抹患部，可消解一切風寒、腫脹，並將挨打、摔傷和其他方式造成的烏青瘀血溶解掉。

取其根部一塊或一些種子來搗碎，放到牙痛的地方，可以消除疼痛。

將葉子搗碎並鋪在化膿的關節上，可消除症狀。其汁液滴進耳朵，可殺死耳朵裡的蟲子。

如果將性熱的蓼草遍撒在房中，很快就能殺死所有跳蚤。

在夏天最熱的時候，把性涼的蓼草汁液倒入馬匹或其他牲畜的瘡口，就會驅走蒼蠅。一小撮性熱而有刺激性的蓼草放在馬鞍下，就算馬匹之前已經頗為疲倦，也能使牠跑得更為賣力。

溫和的蓼草可在所有膿皰病和發炎症開始時就用於治療，並能治癒新傷口。

兩種蓼草具有相反的性質，但所有其他的作者都將兩者的優點搞混，就像男人將所有的菜都混入一鍋炒一樣。性熱的蓼草長得沒有溫和的蓼草高，但是有許多葉子和桃樹葉的顏色一樣，很少或完全沒斑點。在其他方面，它就像前者一樣，但容易辨識，只要你高興，可將它的葉子擺上舌頭咬碎，因為性熱的會使你的舌頭感覺刺痛，而性寒的則不會。如果同時看到這兩種草，你就可以輕鬆地區分它們，因溫和的蓼草葉子較寬。

歐細辛 *Asarabacca*

火星

形貌 外表像長青樹種一樣，葉子經冬常綠，且在春季時分還會吐新芽。從根部分多頭冒出，然後自不同的芽長出平滑的葉子，每片葉有自己的葉梗，葉子比紫羅蘭葉大而圓，也比較厚，葉面為發亮的深綠色，葉底為淡淡的黃綠色，葉緣幾乎無缺刻。

在葉子之間會長出小小的中空圓形果莢，為褐綠色，長在約二・五公分的短短細莖上，從邊緣裂分成五片，這就是這種草的花，聞起來有點甜，一旦成熟後，裡面就含有擠在角落、粗糙的小種子，很像葡萄果核或果乾。

根部小而發白，在地面下朝著各種方向擴張，逐漸長成為許多不同的芽頭。但不像其他一些爬藤草一樣在地下亂竄或爬行。

氣味有些甜，類似甘松（Nardus），但乾燥時比溼綠色時聞起來更甜，且味道清爽，不會令人不舒服。

生長地 常種植於花園中。

生長期 整個冬天葉子常保鮮綠，但春天時仍會吐新葉，伴隨新葉而來的是會產生種子的花序或花朵，大約仲夏或再稍晚時會產生成熟的種子。

藥性及主司星辰 是火星支配的植物，因此和自然體質是有衝突的。喝下其汁液，不僅催吐，且可助瀉排毒，並在解尿時將膽汁與黏液都排除掉，如果再加上一些甘松，混和山羊奶乳清或蜂蜜水，效力會更強，但比起排除膽汁，它清除黏液效果更加明顯，因此，對緩解臀部和其他部位的疼痛有很大幫助。

用乳清煮沸，可以有效地治療肝臟和脾臟阻塞，因此對水腫和黃疸有益。

泡酒後喝下，有助於醫治那些頑固難除的體液所導致的持續發熱。

在太陽下曝曬而製成的油，再加上一些鴉片酊，（在背脊上塗抹後）會逼出汗水，從而驅散瘧熱，抑制顫抖發作。

不耐久煮，會因此失去藥性，也不能捶打過久，因為細粉末會引起嘔吐與排尿，較粗的粉末才可收瀉下排毒之效。

一般的用法是，將五到七片葉子的汁液倒入少量飲料中引起嘔吐；根部也有相同的作用——儘管它們的效力並不那麼強。它們用來對付蛇咬傷非常有效，因此可做為密特里達提解毒劑和威尼斯解毒膏的成分。

將葉子與根部放入鹼液中滾煮，然後在還溫熱時以此湯汁洗頭，受風寒的頭腦可得舒緩，有助增進記憶。

我希望一知半解者不要取用其葉子。根部的清毒作用較溫和，可能有益於治療身上疾病如毒瘤、長期爛瘡或瘻管；可將根部磨粉後取一打蘭，放入一百四十毫升白葡萄酒中，在早上服用。

事實上，我就跟世上所有人一樣，極不喜歡導瀉與催吐的藥物，因為它們會削弱體質，除非有緊急需要，否則不建議使用它們。

如果醫生是人體本質的僕人，那麼他的職責就是盡可能地使他服侍的這位主人強壯起來，而極力避免削弱他。

蘆筍 *Asparagus & Prickly Asparagus*

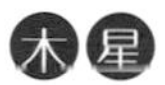

形貌（蘆筍） 起初冒出土是白色和綠色鱗狀頭部，初生不久時非常脆，容易折斷，然後向上長成一根相當長而細的綠色莖稈，這種莖稈像騎馬杖一樣大，底部最粗，或大或小，因為根部還在生長；上面有許多長著綠葉的不同枝枒，其葉子比茴香葉短小。

在枝節間長出淡黃色小花，這些花會變成圓形的漿果，最初是綠色的，成熟時為漂亮的紅色，樣貌像飾品珠子或珊瑚，其中含有異常堅硬的黑色種子。

根部從海綿狀頭部發散出許多長而粗的環形鬚根，從土地吸收大量養分，因此而大量增長。

生長地（多刺蘆筍） 這種蘆筍通常生長在花園中，其中有一些野生的長在格洛斯特郡的艾普頓原野，在那裡窮人們採集新生嫩芽，出售價格比倫敦這裡種在園子的蘆筍還便宜。

生長期（多刺蘆筍） 儘管它們在冬天時會被移入室內，但它們多數在接近年末時才開花、產生漿果，或者根本就不開花結果。

藥性及主司星辰 兩種蘆筍的主司星辰皆為木星。將嫩芽或樹枝在普通的肉湯中煮沸，飲用之後可解除腹部悶滯，帶來解放感。

有滯尿症狀者，將它們放入白葡萄酒中煮沸，可利尿，對淋病或排尿困難有療效；可使礫石和結石從腎臟中排出，並減輕背部近腰處的疼痛。

放進白酒或醋中滾煮，得到的藥汁可幫助動脈擴張的人，或醫治臀部痛風或坐骨神經痛的患者。

以酒煎煮根部得到的藥湯可幫助視線澄清，含在口中可減輕牙疼。

人工栽種的蘆筍得到的養分比野生的多，但是對上述疾病的療效是一樣的。

將根部以白酒燉煮，用來洗浴背部

與肚子，或者躺、跪、坐在湯汁裡洗澡，這麼做已知可有效治療腎臟與膀胱疼痛，以及子宮疼痛和腹絞痛，一般說來只要是下半身的疼痛皆可治療，對於筋肉僵直麻木也一樣有效，可治抽筋或抽搐，也可治坐骨神經痛。

白蠟木 *Ash Tree*

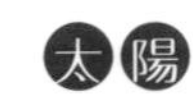

這已是大家都知道的植物，再多描述只是浪費時間，因此我只著重講解它的好處。

藥性及主司星辰 是由太陽主司的植物。帶著葉子的頂端柔嫩，以之內服，另外留些外敷，對於毒蛇、蝰蛇及其他有毒生物的咬傷特別有效。

每天早晨進食前，服用少量其蒸餾液，用於治療水腫或為太肥胖的人減重是很好的藥物。

葉子與白葡萄酒一同煎煮後，可擊碎結石，將之排出並治癒黃疸。

將白蠟樹皮的灰製成鹼液，用來洗頭，可治好頭部的痲瘋瘡、疥癬與燙傷。

果莢內的果核一般稱為白蠟子（Ashen Keys），可治體側的肋部刺痛、脹氣痛，並透過刺激排尿而使結石消失。

以上所有這些說法我都認同，除了第一點我個人有所保留，即白蠟樹的末梢和樹葉對付蛇類和毒蛇的咬傷是很好的。我想這說法來自傑拉德或老普林尼，他們兩人都認為蝰蛇和白蠟木之間強烈互斥，如果蝰蛇被白蠟葉子包圍，牠會寧可穿過烈火，也不肯通過樹葉；但這正好與事實相反，我親眼所見，可以做證。其餘的都是類似優點，只不過在冬天沒葉子可摘時，可以用樹皮代替它們，依舊安全。在白蠟子成熟時將它們收集起來，可以輕鬆保存一整年。

水楊梅 *Avens*

（參見274頁）

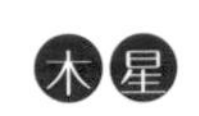

又稱海甘藍木（Colewort）。

形貌 一般的水楊梅有許多長而粗糙的深綠色翼狀葉子，從根部向上長，每一葉都由多片葉子構成，它們位於中肋的兩側，最大的三片葉子長在末端，葉子邊緣像是被剝去或有缺刻；其他的是小葉片，有時兩片，有時四片，附在三大葉下面中肋的兩側。在葉子之間竄升出許多不同的莖，粗糙帶有毛，約六十公分高，在每個莖節處都分出枝枒長出葉子，沒有下方的葉子長，但在邊緣處幾乎都有一樣程度的剪切，有的分成三部分，有的分成更多部分。

在樹枝的頂部有淡黃色小花，由五瓣組成，有如五葉草之類的花，但是很大，中間有一小小的綠色蘂草，當花落時，草會長成圓形，由許多長型、帶綠色的紫色種子（很像穀物）組成，可黏在衣服上。根由許多帶褐色的細絲或纖維組成，聞起來有點像丁香，尤其是那些生長在較高、較熱、較乾燥土地上，且在流通而清新的空氣中生長的種類。

生長地在樹籬旁許多地方和田野小路旁恣意生長。然而，喜歡在陰暗而非陽光充足的地方生長。

生長期大部分在五月或六月開花，而種子在七月最成熟。

藥性及主司星辰由木星主司，為這有益健康的藥草帶來希望。透過其香甜味道和溫潤的性質，對醫治胸腔或胸廓疾病、兩肋疼痛和刺癢有幫助，並可從腹部和胃中排出粗劣原始的體液。

如果將根與莖（無論是新綠的還是乾燥的）在酒中煮沸後飲用，能溶解因摔傷或瘀傷而產生的體內淤積血塊，會吐出幾口血；如果用它們清洗身子或沐浴，對各種的內外傷都有療效。

飲用熬煮的湯劑可舒緩心臟，固強胃部和受寒的腦部，因此，在春季時服用也可有效地打通肝臟梗阻，並有助於緩解脹氣絞痛。

它也可以幫助那些有出血症狀、器官破裂或疝氣的人。

用來洗臉，可消除臉上的斑點。

新鮮根部榨出汁，或將乾燥的根部磨粉，兩者的效果與煎煮的藥湯一樣。將春天的根部泡在酒中，可增添清香的滋味與口感，每天早晨在進食前喝它，可以舒緩心臟，是預防疫癘及其他毒害的良藥。

可治消化不良，溫暖胃部，打通肝臟與脾臟阻塞。

此藥使用上很安全，無須請藥師開藥方，很適合家家戶戶儲藏備用。

香蜂草
Balm

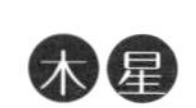

大家都知道這種藥草，幾乎每座花園裡都有，我就不必多描述了，不過它的好處多多，說明不能省略。

藥性及主司星辰是木星藥草，所有的作用都是加強體質。以它的汁液和糖製成糖漿（在《400年占星藥草千方》中你會學到如何製作），放在家中備用，可讓虛弱的腸胃與病衰的身體避免生病。

乾燥後存放家中，與其他簡易的單一藥草製劑在混和蜂蜜後製成乾藥糖劑，依據所對治病症而變化，《400年占星藥草千方》將教你如何判斷。

阿拉伯醫生將其優點捧上天——儘管希臘人認為這不值得一提。賽拉菲歐（Seraphio）說，它能使心靈歡愉，重振心臟活力，使昏厥和暈倒者復甦——尤其是那些嗜睡的人，並且將憂鬱症或黑膽汁引起的所有造成煩惱的憂思從心靈中驅散；阿維森納也證實了這一點。

它能極有效地幫助消化，打通大腦梗

阻，淨化大腦的效力非常好（阿維森納如此說），可驅除心臟和動脈血氣中的憂鬱病灶——儘管無法在身體的其他部位發揮此功效。

迪奧科里斯說，以其葉子泡酒，喝下酒，葉子用來外敷，可治蠍子螫傷和瘋狗咬傷；他還推薦婦女坐在其湯劑中沐浴，以促進經血順暢。

用它洗牙痛部位效果好，對那些有血痢的人有益。

葉子搭配少量的硝石喝下，可治蘑菇食用過量狀況，有助於緩解腹部疼痛。

製成乾藥糖劑後對呼吸不順有幫助。

與鹽一起使用，可以清除筋肉或咽喉中的囊腫、結核或硬塊。

它能清潔爛瘡，減輕痛風的痛苦。對肝臟和脾臟也有好處。

用雞蛋及此藥草嫩芽的汁液製成的奶蛋糊或熱補濃湯，加入一些糖和玫瑰水，對分娩時未完全排空胎盤的婦女以及因妊娠痛昏厥的婦女很有好處。

將這種藥草搗碎後浸入少許酒和油中煮沸，然後趁熱放在皮膚局部膿液積聚處，會使其成熟並破裂。

刺檗
Barberry

火星

就連七歲大的男孩或女孩都熟知這種灌木，因此無須贅述。

藥性及主司星辰 屬於火星植物，多用來清泄膽汁。

刺蘗內皮與白葡萄酒同煮，每天早晨喝一百四十毫升，是清除膽汁體液的絕妙方法，可免膽汁引起的疾病如疥癬、瘙癢、膿皰、癬菌病、黃疸、皮膚局部膿液積聚之類的疾病。

它對瘧熱發燒、燒燙傷、血熱、肝火、出血症狀療效極佳；漿果和樹皮的效果一樣好，且讓人感覺更溫潤舒服。

藉由增強火星影響下的吸收力，可使人的腸胃容易攝取飲食。由此樹和水製成的鹼液洗過的頭髮會變黃，黃色即是火星本身的顏色。

此灌木的果實和外皮，金雀花與石楠花，或刺金雀花，都可藉交感作用為身體清除膽汁，就像桃樹的花朵、葉子和樹皮藉由反感作用做到的一樣，因為它們由火星主導，而桃樹是在金星之下。

大麥
Barley

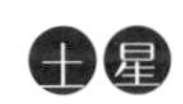

由於此作物長久以來的實用性，所有人對它都非常了解，因此完全不需要描述，其中好幾種在英國每年種植，旺盛生長。

藥性及主司星辰 是有名的土星植物。若是認真地觀察它的交感和反感作用所能造成的療癒效果，那麼你就可以很容易理解，為什麼大麥麵包對憂鬱的人如此不健康。

大麥的所有部位和成分（麥芽除外）比小麥更寒涼，並且帶有一點滌清的功效。所有大麥製成的藥劑——如大麥水和其他製物，都會給苦於胃部發燒、灼燙、燥熱的人帶來滋養。

以大麥的粗或細磨粉混和醋與蜂蜜滾煮，加入一點無花果乾，可製成膏藥，外敷可溶解所有膿皰，減緩發炎。

與金花草、洋甘菊的花朵一起煮，加入亞麻籽、葫蘆巴與芸香磨成的粉，用來熱敷，可平息體側、胃部疼痛，並緩和脾臟脹氣。

大麥和小蚤車前草磨粉在水中煮沸後，加入蜂蜜和百合油製成糊劑來熱敷，可治耳朵下、喉嚨與脖子等部位的腫脹。

用焦油製成膏藥糊，並將極酸的醋倒入其中一起拌勻，趁熱貼上，有助於治療痲瘋疹。

與石榴皮和桃金孃一起在紅酒中煮沸，可停止腹瀉或其他腹部不適排泄。

與醋和榲桲煮沸製藥，可減輕痛風的痛苦。

大麥粉、白鹽、蜂蜜和醋混合在一起，確定可以迅速地止癢。

五月底從新綠的大麥中蒸餾取得藥汁，此藥對那些體液逸流到眼睛裡的人有益，滴入他們的眼睛可減輕疼痛；以白麵包浸泡在此藥汁中，包紮在眼睛上也有一樣效果。

植栽羅勒 （參見287頁）
Garden Bazil

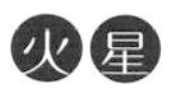

又稱甜羅勒（Sweet Bazil）。

形貌 普通羅勒中較大株的通常以一根直立的莖往上長，朝四面八方分枝，每個莖節有兩片葉子，稍寬且呈圓形，但有尖端，淡綠而鮮翠；邊緣處有些鋸齒，並散發出強烈的清新氣味。花小而白，立於分枝頂端，在接縫處有兩片小葉子，在有些部分是綠色，其他部分為棕色，之後會產生黑色的種子。根在冬季臨近時死亡，因此每年須重新播種。

生長地 生長在園子中。

生長期 播種時機須晚一些，在夏季開花，是相當嬌弱的植物。

藥性及主司星辰 這是一種眾說紛紜的草藥，各家彼此攻訐（像律師一樣），互不認同。蓋倫和迪奧科里斯認為此藥草不宜內服；克律西波斯（Chrysippus）用在倫敦魚市常聽到的那種粗鄙髒話挑剔它的缺點；老普林尼和阿拉伯醫師們則為之辯護。至於我呢，目前覺得以下這句話說得很對：「這樣的爭端不必由我們來作結。」

然後我訴諸理性，得到的答案是此為火星藥草，在天蠍座之下，也許因此才稱為王者之藥（Basilicon），如果它具有某種君臨天下的強大效用也就不足為奇了。可用於被有毒生物咬傷之處、被黃蜂或大黃蜂叮咬的地方，它會迅速將毒素吸收，物以類聚。米薩杜（Mizaldus）斷言，將它放置在馬糞中任其腐爛，會滋生有毒惡獸。

法國醫生希拉里烏斯（Hilarius）憑自己的親身體驗證實，指出他的一位友人因為經常嗅聞這種草，大腦中孵育出一隻蠍子。這其中肯定有問題！這種藥草和芸香不會生長在一起，也不會接近彼此；而且我們知道，所有生長的植物中，芸香是任何毒藥的最大剋星。

總之，它可以讓胎兒和胎盤排出。它一方面可以彌補金星影響力的不足，另一方面卻可破壞她所有的作用。關於它我不敢再多寫些什麼了。

月桂
The Bay Tree

太陽

這是眾所周知的藥草，因此不需要描述，所以只介紹其藥效上的優點。

藥性及主司星辰 我只要為我朋友已寫過的東西增補幾句就行，也就是說此藥草為太陽植物，在獅子座支配下，對抗巫術的效力很好，同樣也善於抵禦古老土星會對人體施加的不良影響，這些影響挺多的。

以下是某人的意見，若非米薩杜所言，那便是我記錯了，這說法是，凡有人待在月桂樹附近，則女巫或魔鬼、雷聲或閃電都不會傷害月桂樹所在的此人。

蓋倫說，葉子或樹皮確實可以使不少傷口乾燥癒合，漿果的效果比葉子更好。

樹根的皮味道不那麼尖銳和灼熱，但是較苦，並且具有一定的收斂作用，可以有效地打碎結石，並且打通肝臟、脾臟和其他體內部位中會導致黃疸、水腫等病症的阻塞，效果也很好。

漿果對治所有有毒生物的毒素、黃蜂和蜜蜂的叮刺非常有效。針對瘟疫與其他傳染病也有效，為此可將其做為各種糖蜜的成分；同樣它們也調理婦女月經不順，給分娩時痛苦不堪的婦女服用七份，確實可加速分娩，排出胎盤，因此不要給懷孕尚未超過預產期的婦女服用此藥，以免流產或過早引產。

從腦部到眼睛、肺部或其他部位，它們都能淨除所有傷寒與風溼，療效奇佳。

用蜂蜜製成的乾藥糖劑，確實有助治療結核病、長久咳嗽、呼吸急促和稀薄的黏膜分泌物；也治偏頭痛。可強效排除脹氣，促進排尿，治子宮病症，殺死蠕蟲。葉子也能起到類似作用。

其葉子和漿果的汁液特別適合婦女坐在其中沐浴，尤其是懷孕不舒服或深受妊娠疾病困擾者，也適合停經婦女與有膀胱疾病、脹氣腹痛、滯尿症狀的病患。

將月桂的漿果與孜然籽、牛膝草、牛至草、大戟（Euphorbium）取相同分量，加入蜂蜜一起煎煮，所得藥湯用來洗頭，可有效治療發炎與黏膜分泌，並讓下顎回到原本位置。

用漿果製成的油適合舒緩關節、神經、動脈、胃部、腹部或子宮的寒疾痛苦，且可治療任何部位的麻痺、抽搐、抽筋、疼痛、顫抖和麻木，艱苦旅行帶來的痛苦與疲勞也可消除。

頭部、胃部、背部、腹部或子宮脹氣所導致的各種疼痛不適只要用此藥塗抹該部位就可治療。

耳朵疼痛也可治好，可將幾滴這種油滴入耳朵，或讓漿果煎藥汁的蒸氣經由漏斗注入耳朵。

此油可消除摔傷、瘀青、留在皮膚及筋肉上的斑痕，溶解瘀血。也可使皮膚的刺癢、疥癬與傷痕消失。

豆子 *Beans*

金星

菜園和田間的豆子都廣為人知，為我省去了描述它們的工作。

藥性及主司星辰 金星植物，菜園豆子的花朵蒸餾後，得到的汁液可洗去臉部與皮膚上的斑點與皺紋，粉塵汙垢與小痘痘亦然。綠色豆莢的蒸餾液被認為是對抗結石、利尿的有效藥劑。

豆子磨粉製成膏藥糊可舒緩傷口發炎，及女性乳腺腫脹，抑制泌乳。

豆子和胡蘆巴磨粉後與蜂蜜混合，用以塗抹膿瘡、燙傷、撞傷或毆打造成的瘀青，以及耳朵內核中的膿皰，亦有療效。如果混和了酒，與玫瑰葉、乳香（Frankincense）和蛋白一起塗在眼睛上，對於眼睛腫脹、流眼油或撞傷會有幫助。

如果將豆剝皮分成兩半，然後放在水蛭咬傷滲血的地方，可止血。

豆粉加酒和醋煮沸成糊狀，並加一些油，可用以減輕私處的疼痛和腫脹。用水滾煮豆莢，煮至三分之一化掉，僅餘其三分之二，食之可止腹瀉。

而豆莢燒成灰，拌陳年豬油成藥糊，可以幫助減輕長年疼痛、挫傷與筋骨受傷，還有坐骨神經痛和痛風。上述菜園豆的所有優點，田野中的豆子也都有。

食用豆類非常容易脹氣，但是如果按照荷蘭人的方式，當它們微微煮沸後，再將它們去皮之後燉煮（詳細作法我無法告訴你，因為我這輩子都未曾下廚），它們將會是有益健康的食物。

法國豆（四季豆） *French Beans*

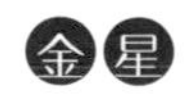

形貌 法國豆，或稱腎豆，起初長出時是一根莖稈，然後分成許多粗稈或細枝，但是它們如此脆弱，以至於若不以棍棒或桿子支撐，它們將倒臥在地，毫無結果的可能。在這些分枝的幾個地方長出葉柄，每枝葉柄上有三片寬而圓、帶尖端的綠色葉子。

往頂部去有許多花朵，類似豌豆花，大部分顏色與果實的顏色相同，也就是說，會是白色、黃色、紅色、黑色或深紫色，但白色是最普遍的；花謝後長出細長扁平豆莢，有些彎曲，偏四稜形，有一條細線順著其背面而下，豆莢中是扁圓的果實，形狀像腎。根頗長，連結著許多細鬚，每年枯死。

與我們共同成長在這片土地上的還有另一類法國豆，稱為猩紅花豆（Scarlet Flower Bean）。

它與另一種豆子一樣，帶著許多分枝向上長，但長得更高，甚至到啤酒花藤支撐竿的長度，它們會纏繞著竿子生長，但轉向與太陽運行方向相反。與另一種豆相同，每枝葉柄上有三片葉子。這些花亦然，但顏色為最鮮豔的猩紅花色。其豆仁比普通的豆子大，成熟和乾燥時會變成灰紫色，再轉變成黑色。根在冬天死亡。

藥性及主司星辰 屬於金星女神，乾燥磨粉後是最好的腎臟補藥，沒有比這更好的滋補藥劑了；搭配白葡萄酒飲用，每次一小勺，可防止結石，或排除腎臟的碎石或結石。

一般的法國豆好消化，使腹部蠕動，激發排尿，可擴張因呼吸急促而僵直壓迫的胸部，促使精子產生，並激發性欲。

由於其鮮亮的美麗顏色，猩紅花豆被設置在插地荊條長成的籬笆旁，爬上籬笆，可產生很好的裝飾效果，如此一來讓人容易辨別，也能讓人從遠處欣賞，但是此植物會將樹籬纏裹在一片猩紅當中而幾乎綑死它們。

聖母的床薦 *Ladies Bed Straw*

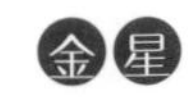

除了上述的一般俗稱外，它還被稱為乳酪凝劑（Cheese Rennet），因為它能表現出與其相同的功效，其他名字有蓬子菜（Gailion），還有一些人稱之為野生迷迭香（Wild Rosemary）。

以許多枝小小的棕褐色直立莖稈向上生長，高度約九十公分或更高。有時會伸出許多不同分枝，到處都是關節，並且每處關節都長著非常細的小葉子，一點也不粗糙。在枝枒頂端生長著許多花簇或長束狀黃花，非常濃密地群集在一起。那許多莖節所長出的葉子以四片為一組，氣味有些濃烈，但並不難聞。種子很小，像罌粟籽一樣呈黑色，大部分都兩兩相連；根帶紅色，連結著許多細鬚，牢牢抓住地面，並有小範圍的蔓延；樹枝略微傾斜向下扎進地面，在其關節處紮根，因此很容易增生。

在英格蘭，還有另一種常見的品種，開著白色的花，而另一種是黃色的。不過這種草的分枝相當脆弱，因此若沒有生長在樹籬或其他物品附近、有所支撐，便會倒臥在地上。葉子比前者大一點，開花量沒有那麼多。而它的根也有細鬚，且是多年生的。

生長地 乾燥或潮溼的原野與牧場中皆可見，也長在樹籬旁。

生長期 多數在五月時開花，種子在七月、八月成熟。

藥性及主司星辰 兩者皆是金星藥草，因此能加強金星主司的體內和體外部位。飲用前一種藥草的水煎劑可以沖刷與擊碎結石，刺激排尿，使體內出血停止，並治癒體內傷口。

搗碎後的草葉與花朵放入鼻孔可止血。將其花朵與草葉放在陽光下曝曬，經過十或十二天後產生變化，泡製成油，也可放入輪軸油或沙拉油中煮過，過濾後融入一些蠟製成油膏，這兩種製藥都可以治療火焰或熱水造成的燒燙傷。上述的藥油與藥膏，以及用花與草葉煎煮的藥湯，很適合讓旅行者與腳伕隨從泡腳，他們的筋骨與關節因為長途跋涉而疲憊僵硬。此湯汁加溫擦抹，然後在關節處塗上藥膏，則有助於治療兒童的乾癬和瘙癢。開白花的藥草還對筋骨、動脈和關節有益，可以在旅行、受寒和痛苦後緩解並補強這些部位。

甜菜 （參見275頁）

Beets

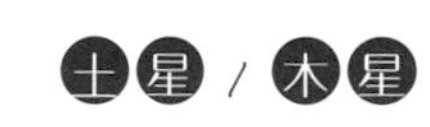

甜菜有兩種較廣為人知，此處我主要介紹這兩種甜菜，也就是白色和紅色甜菜，並說明其優點。

形貌 一般常見的白甜菜在地面有許多大葉子，有些大，呈淡白綠色。莖粗壯結實且有筋脈狀凸起，在其頂部幾乎到最上端都有大量的葉子。花長成長長的一簇，末端較小，花簇頭部往下垂，是小小的花蕾，帶著淺綠的黃色，會生出有角多刺的種子。根頗大，呈堅硬長條狀，當它產生種子後就沒有用途了。

普通的紅色甜菜與白色的沒有什麼不同，只是小一點，葉子和根帶點紅色。葉子的紅色有點差別，有些只有紅色的莖或脈。有些是鮮紅色，有些是深紅色。其根是紅色的，海綿狀的，不常被食用。

藥性及主司星辰 這兩種甜菜的主司星辰截然不同。紅色甜菜在土星支配下，白色則歸在木星下；因此，將它們的優點各自分開來說。

白甜菜可以使腹部放鬆，並且具有滌清、消化與利尿的功效。它的汁液會打通肝臟和脾臟阻塞，對頭痛、頭暈和頭昏眼花都有療效；也能對抗所有有毒生物；塗在太陽穴上，可抑止眼睛發炎。與油一起使用，可治燒燙傷，若再加一點明礬，可治麥角中毒。

它有助於治療皮膚上的各種叮咬、撞傷、水泡和發炎腫痛。將草藥煮沸並放在手腳凍瘡處可加以治療。

如果以水和醋煎煮，用此湯汁沐浴，可

治療頭皮發癢，並清除頭皮屑、感染皮屑和乾癬，對持續潰爛的瘡、潰瘍與頭部、腿部或其他部位的爛瘡非常有益，並且強烈建議用來醫治禿頭和掉髮。

紅色甜菜可以有效停止出血、女子月經和白帶，並可治黃疸。

將根部的汁倒入鼻孔，可為頭部排毒，治療耳鳴和牙痛。

嗅聞此藥汁有助於治口臭，口臭的問題大多都是在鼻子上，像是鼻子上有瘀傷，還有喪失嗅覺也是如此。

翅莖玄參 （參見275頁）
Water Betony

木星

在約克郡稱為主教葉（Bishop's Leaves）。

形貌 首先，它橫切面為四稜形、堅硬的微綠莖稈往上長，有時呈褐色，深綠色葉子的邊緣有缺刻，有點像藥水蘇的葉子，但葉子大得多，大部分葉子從一個莖節長出。花很多，位於莖和分枝的頂部，圓形鼓起，在邊緣綻開，分為兩部分，最上面的像是頭巾，最下面的像是下垂的玫瑰果實，呈暗紅色。花凋謝後，長出許多小圓頭，其末端有小尖點，裡面有小小的褐色種子。根部從其開頭長出厚厚一團的粗細鬚線。

生長地 通常會在英國各地的溝渠、溪流和其他水道邊生長，一般都在這樣的土地上生長，很少見到它出現在遠離水側的地方。

生長期 七月開花，種子在八月成熟。

藥性及主司星辰 是在巨蟹座中的木星所司之藥草，比藥水蘇更常被用來治療胸部的傷口和疼痛，其適用範圍如下：

它是醫治病豬的絕佳方式。

具有清理身體的效果。

葉子搗碎並塗抹於所有發臭的長年潰瘍都有效；尤其是如果將葉子的汁液加一點蜂蜜煮沸，然後將瘡口浸在其中，便可癒合；體內或體外的瘀傷、受傷也可治。葉子的蒸餾液可用於相同目的。

臉或手上有斑點、疤痕或因曬太陽而變色，也可以之洗浴。

老實說，我並不是很喜歡這種藥草的蒸餾水——我指的是冷蒸餾所得的液體；它們或許會保有這種草藥的某些優點（這完全是一件怪事），但是我很肯定，就像一般有樣學樣的粗俗作法一樣，在白鑞製的器具中蒸餾，藥性油和鹽未經燃燒都不會流出來，然後剩下的水和其他物質全部變質，沒有多少功效——全都被這種蒸餾破壞了。

藥水蘇
Wood Betony

木星

形貌 常見的藥水蘇從根部向上長出許多葉子，這些葉子的末端稍寬近似圓弧，在邊緣上有圓形缺刻，立在長長的葉柄上，從諸葉中升起；莖纖小細長且直立，帶有毛，莖節上聚著一些葉子，比下面的小，下方小葉上面有幾個尖的花頭，狀似薰衣草，但大部分較濃密也較短，呈淡紅色或紫色，上部和下部都有白色斑點。托著花朵的果莢中含有種子，種子呈黑色，有些長且形狀不均。根部有許多白色細絲，莖枯萎後，其根部上還留有一些葉子，能活過整個冬天。整株植物偏小。

生長地 常生長在樹林中，喜歡在陰涼的地方。

生長期 七月開花。之後種子迅速成熟，但在五月時最茂盛。

藥性及主司星辰 該藥草歸屬於木星和白羊座。皇帝奧古斯都・凱薩的醫師安東尼斯・穆薩（Antonius Musa）寫了一本關於這種藥草優點的奇特著作。它的優點之一是可以保護人類的肝臟和身體免受流行病的危害，也可避免巫術的侵害；可以幫助那些厭食且無法好好消化肉類的人、胃虛弱的人、打嗝酸臭或持續反胃欲嘔的人，只要習慣頻繁地服用它，無論是新鮮或乾燥的，使用的是草、根還是花，用於湯汁、飲料或食物中，抑或製成蜜餞、糖漿、汁液、乾藥糖劑或粉末的形式，都有療效——只要能依個人的習慣選用，並符合節令和季候的要求。

採取上述任何一種方法，都可以緩解黃疸、癲癇、麻痺癱瘓、抽搐或筋骨萎縮，也可治痛風和有水腫傾向的人、頭痛不斷甚至已經發狂的人。

其粉末混合純蜂蜜同樣可用於各種咳嗽或感冒、喘息症狀或呼吸急促，可淨化肺部薄層黏膜分泌物，那往往是肺結核的成因。

用蜂蜜酒和一點點薄荷油製成湯劑，對那些飽受惡性瘧熱困擾的人有益（無論是每日瘧、間日熱還是四日熱），並能將流進眼中的鮮血和體液抽取出來排掉，使它們不再阻礙視線。

用酒製成湯劑煎服，可殺死腹部蛔蟲，打通脾臟和肝臟阻塞，治療背部和肋部疼痛，對治胃腸絞痛以及脹氣痛。

混合蜂蜜服用可淨化腹部，有助婦女月經順暢，特別適用於那些深受子宮下垂與子宮疼痛困擾的人，並能使婦女分娩輕鬆迅速。

它也有助於打碎、排出膀胱或腎臟中的結石。

含著酒與此煎劑漱口可緩解牙痛。

對於毒蛇叮刺與瘋狗咬傷，以此藥草內服或外用到受傷部位可見效。

在一些醋中摻入少量的藥水蘇粉末與蜂蜜，可為疲憊不堪的旅行者提振精神。

它可使口鼻流血停止，對那些大出血或吐血的人、內臟破裂或疝氣的人有幫助，並可治因跌倒或其他原因而瘀傷的情況。

鮮綠的藥草搗碎或榨出汁液後，塗在頭

部或身體的任何內傷或新創外傷，可迅速治好並癒合；所有被割斷的血管或筋骨也一樣可治，它會把任何斷骨或碎片、棘刺或其他刺入肉體的東西吸出。

對於舊瘡或腐臭的潰瘍——即使它們是瘻管和蛀空的，它同樣是有功效的；有些人還建議做此治療時撒些鹽，再加一點豬油敷上，它可以治瘟疫瘡傷和其他癤瘡膿腫。

趁煎藥湯還熱時，讓其煙氣經由漏斗被吸入耳朵內，可減輕耳朵的痛苦，消滅蠕蟲並治癒其化膿瘡口；以藥汁滴入也一樣有效。

藥水蘇的根不好吃且會使胃部不舒服，而其葉子和花朵因其甜美和辛辣的味道，入菜與調製藥物都極適合。

這些是專業醫師安東尼斯・穆薩歸類在藥水蘇諸多功效中的其中一些（能在皇帝奧古斯都・凱薩身旁效力的不會是愚蠢的傢伙）。

毫無疑問，它是一種非常珍貴的藥草，而且極適合儲藏在家中備用，可製成糖漿、醃漬物、藥油、藥膏和糊劑。其花朵通常是醃漬處理。

山毛櫸
The Beech Tree

土星

在談這種樹時，你必須了解，我指的是綠色、產堅果的櫸木，這與另一較矮小粗糙的品種不同，那種較小的櫸木在薩塞克斯郡稱為小山毛櫸（The Smaller Beech），而在埃塞克斯郡它叫做犄角櫟（Horn Beam）。

我想，描述它就不必了，這已經是英國人熟知的植物了。

生長地 生長於叢林中，混雜在橡樹和其他樹木間，也生長在公園、森林和獵場中，用以餵養鹿。在其他地方則是種來養豬。

生長期 大部分在四月底或五月初開花，果實在九月成熟。

藥性及主司星辰 土星植物，因此在以下運用中表現出其特性和本質。

山毛櫸樹的葉子有清涼與收束效力，因此可以塗抹在發熱腫脹處將其消解；其堅果用來餵養牲畜可補充許多營養。在蛀蝕的山毛櫸空洞中發現的水，若用來擦洗，可以治癒人和牲畜的任何感染脫皮或流膿的膿皰。

在一年中的合適時節，可以將葉子煮成泥狀，或製成藥膏。

越橘
Bilberries

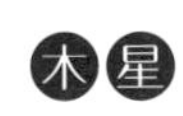

又稱山桑子或覆盆子。

形貌 關於這種植物，我只談兩種在英格蘭較常見的，也就是黑果越橘與紅果越橘。

首先談黑果越橘。沿著地面爬行的小叢灌木，很少超過四十五公分高，綠色樹枝上有著許多小綠葉，但並不總是彼此靠在一起，且邊緣有些缺刻。

在葉子的底端露出小小、中空的淡藍色花朵，花瓣邊緣末尾為五個尖角，花瓣中間有微紅的線，之後會變成圓形小漿果，大小與顏色和杜松的漿果相仿，但帶點紫色，且有偏甜的強烈味道；它們的汁液會將食用和處理它們的人手部和嘴唇染成紫紅色——尤其當是它們被弄碎時。

根在地下傾斜延展生長，朝四面八方蔓延。這植物在冬天時會掉葉子。

紅果越橘像前者一樣向上長起，有雜亂的硬葉，類似黃楊木的葉子，呈綠色和圓形尖頭，立在幾根樹枝頂端，而不是從側面長出。

與前者一樣，成熟時，會長出圓形、帶紅色的多汁漿果，味道濃郁。其根也與前者一樣，在土地中爬行蔓延，但這種越橘整個冬季都不落葉。

生長地 第一種越橘長在森林、荒地等荒蕪貧脊之地；紅果越橘生長在英國北部，例如蘭開夏郡、約克郡等地。

生長期 在三月和四月開花，而黑色的果實在七月和八月成熟。

藥性及主司星辰 屬於木星管轄範疇。遺憾的是，它們在醫療使用上未得到應有的重視。

黑果越橘有助於治療瘧熱發燒，可以冷卻肝臟和胃部發熱。它們確實多少能收束腹部，使嘔吐和噁心感停止；用漿果汁製成的糖漿，或果肉加糖製成果醬，也可收上述功效，另外還可治長年咳嗽、肺部潰瘍或該部位的其他疾病。

紅果越橘草葉的收束力更強，無論是內服還是外用，都有助於使婦女月經停止，抑制吐血或任何其他形式的出血與體液外流。

對葉蘭 *Bifoil*

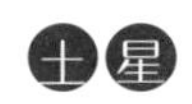

形貌 這種小型藥草，從略帶甜味的根部向下吐出許多長條的根鬚，一枝圓形的綠色莖稈向上長，裸露在地面上二・五公分的高度，隨著年齡增長，從中間再長五到七・五公分；從中間也會向上長出花朵，只有兩片寬闊的車前草狀葉子（但顏色較白）位於莖的中間，彼此相對，其基底環繞著莖。

生長地 在英國的叢林、小樹林和許多地方都十分常見。

還有另外一種生長在溼地和沼澤中，與前者有些不同，它是一種較小的植物，且較綠，有時有三片葉子。花的穗狀花序比前者少，其根部確實在地下蔓延或爬行。

許多人經常將它們用於治療新舊傷口，使裂口閉合復原。很可能是土星植物。

樺木 The Birch Tree

金星

形貌 這種樹長得很高很直，長著許多樹枝，細長的樹枝向下彎曲，老樹被變色乾裂的樹皮所覆蓋，而年輕的樹偏褐黃許多。第一次吐出的葉子是皺的，然後變得像山毛櫸的葉子，但是更小，更綠，並在邊緣周圍有缺刻。它帶有短小的葇荑花序，有點像榛果樹的花，這種花序長期停留在樹枝上，直到成熟才掉落，種子隨它們落地。

生長期 通常生長在樹林中。

藥性及主司星辰 屬於金星樹種。嫩葉的汁液或蒸餾液，或用螺旋鑽旋入後，收集從樹上流出的汁液然後進行蒸餾，一連喝上幾天，可以打碎腎臟和膀胱結石，用以洗漱疼痛的口腔也很好。

百脈根 Bird's Foot

（參見275頁）

土星

形貌 這種小藥草生長高度不超過一手掌張開的寬距，在地面散布著許多分枝，上面有許多翼狀小葉。花生長在樹枝上，許多淡黃色的小花簇擁在一起，之後變成相連的豆莢，很像小鳥的爪子，其英文名稱便是由此而來。

還有另一種百脈根，它的所有部分都與前者類似，但稍大一點。花朵有淡淡的白色和紅色，豆莢很明顯，有著和前者一樣的接縫，但是稍稍彎曲些。根部的根鬚中帶有許多小小白色的結或內核。

生長地 生長在荒地上，以及英國許多開闊而未開墾的地方。

生長期 在夏天結束時開花並播種。

藥性及主司星辰 在土星的掌控之人，具有乾燥、黏合的性質，因此非常適合用做療傷飲料，也可以出於相同目的而外敷使用。

根據經驗，發現第二種百脈根將其煎煮服用的話，可打碎背部或腎臟的結石，並且將它們排出到體外；內服並外敷在該部位，可有效地治療撕裂傷。

無論哪一種百脈根，應用在結石上的作用都最好，就像它的藥膏和藥糊用來敷傷口一樣，因此，為了治療結石，你可以鹽醃它製作藥方。我所翻譯的《倫敦藥方》中可以找到作法。

羊角芹 Bishop`s Weed

（參見275頁）

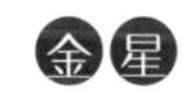

除了一般俗稱主教草之外，其希臘文名字Ammi與Ammois也很常見。

形貌 長成直直圓柱狀的莖，有時長得比一個人還高，但高度通常在九十到一百二十公分，有許多長而小、葉面有些寬的葉片，在某些部分有切角，在邊緣上有缺刻，彼此對生，呈深綠色，上面有雜色的樹枝，在頂端有白色的小繖形花序，會轉變成比歐芹種子大一點的圓形小種子，散發著強烈刺辣的香氣和味道。根是白色絲狀；每年死亡後，通常又在原本播種處長出來。

生長地 生長在英格蘭和威爾斯的許多地方，例如格林海斯和格雷夫森德之間。

藥性及主司星辰 熱度和燥氣達三級，味道苦澀，而且略酸。能激起人們的欲望，我想是因為它是由金星主司的關係。它能消解體液，刺激排尿和女性月經，化解脹氣，和葡萄酒一起飲用的話，可減輕腹部翻攪疼痛，並治蛇咬。

為了抑制芫菁（Cantharides）的毒性對尿道發揮作用，使用此藥草為原料製成的藥方相當有效。

將其與蜂蜜混合，塗在毆傷瘀血的烏青痕跡上，可將它們消除。飲用或外敷，可使酡紅臉色減弱，顏色變淺。

用松香或葡萄乾燻的煙，可以用來清潔子宮。

拳參 （參見275頁）
Bistort

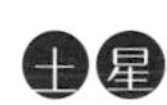

被稱為蛇草（Snakeweed）、英蛇根（English Serpentary）、龍草（Dragon Wort）。

形貌 根部粗而短，多疙瘩，外層略帶黑色，內層偏紅色，略帶彎曲或彼此纏繞，味道苦澀。從根部垂下許多黑色根鬚，每年也從根部冒出來許多葉子，立在長長的莖上，稍寬而長，像酸模的葉子，末端有點尖，但是葉面上側是藍綠色，而葉子下側為灰白帶點紫色，有許多葉脈，從葉子之間冒出許多細長的莖稈，高六十公分，幾乎裸露，沒有葉子，或者只有很少的細狹葉子，帶有一簇淡淡的花朵。花謝後，那裡就留著小種子，很像酢漿草的種子，但比較大。在英國還有其他種類的拳參，但沒那麼高，其根、莖與葉子都較小（尤其是葉子）。根外側微黑，內裡略帶白色。與前一種一樣，有苦澀味。

生長地 生長在山腳下陰暗潮溼的樹林中，但主要在花園中被好生養著。窄葉的拳參生長在北部，在蘭開夏郡、約克郡和坎伯蘭郡。

生長期 在五月底左右開花，而種子大約在七月初成熟。

藥性及主司星辰 屬於土星，能行寒涼與乾燥作用；葉子和根都有強大的能力來抵抗所有毒藥。根部磨粉喝下可以驅除瘟疫、天花、痲疹、紫斑症或任何其他傳染病的毒素，通過出汗將其排除。

根部磨粉，以酒煎煮成湯劑後喝下，可止住各種內出血、嘔血與任何出血——無論是男性或女性，也能停止嘔吐。

非常適用於治療撕裂傷、脹裂或跌倒造成的所有挫傷，可溶解凝結的血塊，減輕隨之而來的痛苦；也可治黃疸。

用葉子和根蒸餾得到的汁液是神奇的藥方，可用以清洗任何有毒生物叮刺咬傷的地方，還有之前所說的所有功效，且非常適合洗任何化膿瘡口或潰瘍。

根部與酒煎煮成湯，喝下可防止生育孩子時流產或死胎。

葉子還能殺死兒童的蛔蟲，對容易流失水分的孩子有很大助益；如果將車前草的汁液添加到其中並用來外敷，則對淋病或遺精的治療有很大幫助。

將根部磨粉後取少量溶於上述藥汁，並先以一些燙紅的鋼鐵塊置入其中淬火後再服用，也是相當推薦的滋補藥方，可整補體質並將有害的過強體液清除。

葉子、種子或根部製成湯劑、飲料或乳液都非常好，無論是內傷、外傷或瘡皆可治療。製成粉末撒在血管的任何割傷或傷口上，可止住失控的大量出血。

根部在水中煮成湯劑，加入一些石榴果皮和花朵後，注入子宮中，可使月經異常大出血停止。

取其根加上香根蓍草（Pelitory Of Spain）和燒過的明礬各少量，打成小塊並與蜂蜜混合成糊狀，將其一小塊放入蛀空牙齒中，若無蛀空的牙就置入牙齒之間，可以阻止黏質分泌物流淌到它們上——那會引起牙痛，這也有助於清理頭部，並排空發臭積水。

如果用其蒸餾液洗鼻子或其他任何部位的瘡或潰瘍，之後再將根磨成粉塗抹在上面，療效非常好。

葉子、根或種子搗碎的汁液或它們煮成的湯劑，能有效穩固牙齦，消除下顎、喉嚨扁桃腺或口腔中的發燙和發炎症狀；但針對上述目的還是根部最有效。

五月鈴蘭
May Lily

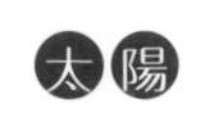

又稱為假鈴蘭（False Lily of the Valley）、單葉草（One Blade）。

形貌 這種小植物的葉子永遠不會多於一片，只有當它的莖往上長時，莖稈上才會再長一朵，很少再多。葉子呈藍綠色，底部寬闊，尾帶尖端，並且像車前草一樣有許多筋肋或葉脈。在莖的頂部生長著許多星星狀小花，聞起來有些甜，成熟之後便是紅色小漿果。根部小，和燈心草差不多大小，躺在土地中的上層蔓延，朝不同方向伸展。

生長地 在英國的許多地方都有，生長在潮溼、陰暗、草叢繁茂的樹林中。

生長期 大約在五月開花，漿果在六月成熟，然後迅速枯萎，直到第二年又從相同的地方冒出來。

藥性及主司星辰 太陽藥草，因此對身體很友善。根部磨粉後取一半或至多一打蘭，搭配少量酒和醋一起飲用，很快便會使人出汗，被認為是對感染瘟疫、身上生瘡者的最佳療法，因為能驅除毒素，保護心臟與精氣免受傷害。

它也被認為是優良的療傷草藥，因此可與其他草藥一起使用，製成醫治新舊傷口都必不可少的藥膏，對於神經受損特別有效。

懸鉤子
The Bramble

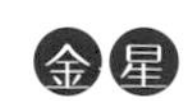

又稱黑莓叢（Black Berry Bush）。相當有名，不須再描述。其優點如下：

藥性及主司星辰 是金星在白羊座的植物。有人問金星怎麼會如此刺眼？答案是因為她位在火星的居處。

它的芽、葉和樹枝都還嫩綠時，用來醫治口腔和喉嚨中的潰瘍、爛瘡以及扁桃腺炎效果很好，同樣可以治療其他剛造成的傷口和瘡。但是未成熟的花朵和果實有很強的收束力，因此可用於中止血痢與腹瀉，也是治吐血的合適藥物。

無論是根部直接煮或磨粉後煮成的湯劑都可使腎部❹和腎臟中的碎石和結頭破裂並排出。

葉子和其荊棘，不管是嫩綠或乾燥的，都可做成優質乳液，用於口腔或私密部位的瘡。

它們和乾樹枝煎成藥湯能有效地收斂腹部，有利於減少婦女月經流出。花產生的漿果是對付最毒蛇類的有力藥物。飲用和外敷一樣好，有助於改善臀部爛瘡和痔瘡；其漿果汁與桑椹汁混合，收斂的效果更好，並治療所有部位的潰爛和腐蝕性瘺瘡和潰瘍。

其枝、葉和花朵或水果的蒸餾液非常美味，而且對於身體、頭部、眼睛和其他部位的發燒失調很有效，用於上述目的也非常好。

葉子在鹼液中煮沸，並用其洗頭，可止癢和治癒化膿的瘡，並使頭髮烏黑。葉子磨的粉末撒在癰瘡和化膿潰瘍上，對於治癒它們非常有益。為了達到上述目的，可將懸鉤子製作成濃縮液（有些人取葉子，有些人取漿果），其功效可常保一整年。

藜
Blites

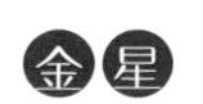

形貌 有兩個常見品種，白色和紅色的。白色種的葉子有點像甜菜，但是更小、更圓，帶有偏白的綠色，每片都長在一枝細長的莖上；莖稈向上長至六十或九十公分高，上面長有葉子；花在頂部長成長卵形花簇或花團，其中包含圓形小種子。根上滿是細絲或鬚段。

❹ 腎部，reins，指涵蓋腎臟的後腰區域。

紅色的藜各方面都像白色的藜，但其葉子和簇狀的頭部起初是極艷的紅色，而後變得更接近紫色。

還有其他種類的藜，它們與前兩種不同，但數量很少，野生的每個部位都只是比前者小。

生長地 生長在花園中，在英國許多地方都有野生的。

生長期 在八月和九月播種。

藥性及主司星辰 它們全都有冷卻、乾燥和收束的效力，可以抑制男人或女人（尤其是經血）的血液流通；這也抑制了女性月經過多而溢流的狀況，而白色的藜可使女性白帶停止。這是一個極好的祕方，怎麼使用都不可能無效。

這些藥草都在金星支配之下。

還有另一種野生藜，長得與其他野生種一樣，但頂端的頭較長而有尖刺，應該是有綠色種子，從濃密叢聚的樣子來看似乎全都是種子。

漁民很喜歡這種野生藜，常用來當魚餌，只要夠機靈，就能在魚咬住時抓住牠們。

琉璃苣&牛舌草 （參見275頁）

Borage And Bugloss 木星

有花園、菜園的人們對此不陌生，因此沒必要再描述了。

除了這兩者之外，我還可增加第三種，這種草不是很普遍，也非眾所周知，因此我提供你它的名稱和描述。

它被稱為Langue Debœuf；但是為什麼當他們用牛舌草稱呼一種藥草，又用Langue Debœuf 叫另一種藥草呢？對我來說這有點問題，其中一個名字在希臘語中表示牛舌，而另一個在法語中也是表示牛舌的詞。

形貌 葉子比牛舌草葉小，但粗糙得多。莖上升約四十五公分高，最常見的是紅色；花簇形成鱗片狀的圓頭，由許多小黃花組成，與蒲公英的花朵沒有什麼不同，而且種子也像蒲公英種子一樣飄飛下來。很容易藉由花的味道認出它，因為非常苦。

生長地 生長在這片土地上許多地方。在倫敦附近，如羅瑟海斯和德普特福德之間，溝渠旁可以找到很多。優點與琉璃苣和牛舌草一樣，只是較熱。

生長期 在六月和七月開花，種子不久就成熟了。

藥性及主司星辰 三種藥草都是木星植物，屬於獅子座，都對身體很溫和，能好好補強體質。葉子和根在對治惡劣致命的腐爛狀況和瘟熱中有很好的效用，可以保護心臟，並有助於抵抗和排出毒藥或其他生物的毒液；種子也有類似功效。種子和葉子有利於增加女性泌乳；葉子、花朵和種子全都可以驅散哀愁和憂鬱；它有助於澄清血液，並減輕發燒時的高熱。將汁液製成糖漿也能普遍達到上述所有目的，並與其他有冷卻、清通和清理功效的藥草搭配，可打開體內阻塞物，治療黃疸病，若與延胡索混合使用，可以冷卻、清潔和調節血液。

有助於止癢，治療癬菌病和膿皰，或其他蔓延性疥癬與瘡。花製成蜜餞或醃漬物，對前述症狀很有用，但主要做為溫和藥劑使用，對長期病弱的人有益，而且因肺癆憔悴者、經常迷醉昏厥或激動抓狂者食用後可得心情舒暢，安撫精神。蒸餾液對上述所有目的同樣有效，並可洗去眼睛的紅腫和發炎。請別使用乾燥的藥草，須用還嫩綠的；可將其灰燼用蜂蜜酒或蜂蜜水煮沸，以之漱口可對抗口腔或喉嚨的炎症和潰瘍；牛舌草的根也是有效的，製成乾藥糖劑來舔，可治咳嗽，凝結濃稠的痰，以及肺部的風溼蒸氣。

藍瓶花 （參見287頁）

Blue Bottle

土星

一名Syanus，因其顏色之故❺；又稱Hurt Sickle，因鐮刀收割莊稼時，碰到它會傷刀鋒；還有名字如矢車菊（Corn Flower）。

形貌 我只描述最普遍、我認為最有用的部分。伏散布在地面上，呈淡綠色，邊緣和西洋山蘿蔔（Corn Scabious）葉子有點像，葉叢中長出了一根莖稈，分岔為枝，被長長的綠色葉子包圍著，葉片很少缺刻，或者根本沒有。

花是藍色的，也是它名字的由來，它由無數個花簇組成，嵌在鱗狀的頭上，與矢車草的花沒有太大差別；其種子光滑、鮮明、光亮，包裹在毛茸茸的殼套中。根每年死亡。

生長地 生長在玉米田中，種在各式各樣的玉米之間（還有豌豆、豆子和稗子）。若你想將它們移植到你的花園中，尤其要趁滿月時，它們的生長將增加兩倍，而且很多時候會改變顏色。

生長期 五月初開花，直到收穫結束。

藥性及主司星辰 由於它們天性寒涼、乾燥且具有收束力，因此它們處於土星支配下。藍瓶花磨成粉末或葉子乾燥後可成功地治療跌倒瘀傷或體內筋脈斷裂，以及口內大出血。

取車前草、馬尾草或大株的康復力紫草泡水後，和此藥草一起服用，是對付蠍子毒素的一種藥物，可以抵抗所有毒液和毒藥。

種子或葉子混入酒中服用，對治瘟疫和所有傳染病非常有效，治療疫熱效果也非常好。

---

❺ 希臘文的cyan有藍色的意思，英文字根cyano-則有深藍綠色之意。

將汁液倒入新的傷口中，可以迅速將開口黏合在一起，而且對治口腔中的所有爛瘡和潰瘍非常有效。
藥草汁滴入眼睛可消除發燙和發炎狀況。這種藥草的蒸餾液有相同性質，可以達到上述功效。

葉薊 （參見275頁）
Brank Ursine

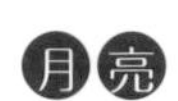

除了俗稱熊蕎麥（Brank Ursine）之外，它也被稱為熊臀毛（Bear's Breach）和莨菪（Acanthus），不過我認為莨菪更合適；因為Acanthus這個希臘詞可以表示任何一種薊。

形貌 此薊在地面上長出許多大而厚實、飽滿光滑的綠葉，葉子中肋粗又多汁，葉子邊緣有深深的裂口；莖稈出現之前，葉子經過很長一段時間都不凋落，然後長出一大稈莖，高九十到一百二十公分，並從莖稈中段往上長出華麗的花朵。在莖的下半部，既沒有樹枝也沒有葉子。
花是張開而有冠的，是白色的，有微褐色的外殼，每瓣之下長著一小片不裂的長瓣。很少在我們國家播種。
它的根是很多的，又大又濃密，外層黑，內層白，充滿涼涼的黏液。如果取其一塊根放在花園中，保護它撐過第一道冬寒，它就能生長並繁盛起來。

生長地 只在英國的花園裡養育，在那裡會長得很好。

生長期 在六月和七月開花。

藥性及主司星辰 是優良的月亮植物；我希望自已能像勤奮的人願意費力將它養在他們的花園中。
葉子煮沸並用於灌腸非常好，可以舒緩腹部，使排泄順暢。其湯劑內服後對血流暢通有好處。
葉子搗碎或者滾煮後更好，製成藥糊外敷非常好用，可以使斷掉的骨頭接結，並補強已經外凸的關節。
喝下葉子或根部煮成的湯劑，並葉子的湯劑來塗抹，對於治療已破裂而流淌膿液的淋巴腺結核是極好的。
由於月亮的影響，它可使鬆弛的筋脈末端恢復活力。
被火燙傷的地方所用的敷料很少有比這更適合的，因為它可以撲滅燥火，並且痊癒不留疤痕。
遇到臟器脹裂脫垂，無論內服或外用於該處，都是很好的補救方法。以類似的方式使用，有助於治療抽筋和痛風。
它對身體發熱高燒非常好，且可以為肺癆虛耗病患回補基礎水分。

瀉根
Briony

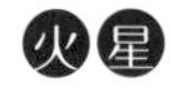

被稱為野藤（Wild Vine）以及木

藤（Wood Vine）或仕女印章（Ladie`s Seal）。有些人稱其白色種為白藤（White Vine），而黑色種為黑藤（Black Vine）。

形貌 一般的白色瀉根爬上樹籬生長，開始時吐出許多蓬亂的長長嫩枝，上面有許多非常粗糙且寬闊的葉子，（大部分）裂成五塊的掌狀，形狀就像藤類的葉子，但較小、粗糙，呈淺白的灰綠色，能蔓延得很遠，用（在葉子的接縫處出現）其小觸鬚在旁邊任何地方蔓延並纏繞在一起。

在幾個莖節處（特別是接近樹枝頂部處），還會長出長莖，上面長著一束偏白色的花簇，每朵由五小瓣組成，像星星一樣張開，之後產生的漿果彼此間不相連，像一串葡萄，起初是綠色，熟透時非常紅，但氣味不佳，嚐起來令人想吐。根長得非常大，有許多麻狀的長線或根鬚從根部長出去，外面是淡淡的白色，裡面是較鮮亮白色，味道酸苦，令人討厭。

生長地 在這片土地的河濱或樹籬下生長；根深埋土裡。

生長期 在七月和八月開花，有些會早一點，有些則晚點。

藥性及主司星辰 是藥性猛烈的火星植物。瀉根的根部非常有力地清理腹部，使胃部不適，肝臟欲燃，因此不宜輕易嘗試。但是經過調整後非常利於治療頭部疾病，如癲癇、眼花、眩暈，它可將壓迫頭部及關節和筋骨的大量黏液和溼黏體液抽掉，因此，它有利於治療體側的麻痺、抽搐、抽筋和刺痛，也治水腫和利尿；它藉由打通脾臟的阻塞物來清除腎部和腎臟的碎石和結石，並消除其硬塊和腫脹。

根放酒中煮成湯劑，每週上床前喝一次，可清潔子宮，並幫助其往上復位，排除死胎；根磨粉取一小撮混和白葡萄酒喝下，有助於月經排出。由根和蜂蜜製成的乾藥糖劑，為胸部清除腐爛痰液的效力極強，並可有效地治療任何長年的咳嗽痼疾，對於那些呼吸急促的人和有對內傷的人有益，有助於排出凝結成塊的血液。

葉子、果實和根部確實可以清除腐臭的舊瘡，對所有腐爛化膿的潰瘍、壞疽和膿皰都有療效，因此其漿果在某些國家被人們稱為膿皰莓（Tetter Berries）。

根部用在清潔皮膚上的所有黑色和藍色斑點、雀斑、瘢、痲瘋疹、瘡疤或其他任何畸形外貌，效果奇佳。

乾燥的根磨成粉或其汁液也可以治癒所有流膿的疥癬皮膚病，尤其是細緻的白色硬化汁液最好。

根的蒸餾水具有相同作用，但效力較弱；根部搗碎貼在任何骨頭折斷的地方，有助於將碎骨拔出，嵌在肉中的碎片和刺也可以吸出；與少量酒混合使用，能破除癤瘡，並有助於醫治關節處的膿性指頭炎。

對於剛才提到的所有這些疾病，從瘡、腫瘤等開始，可將此草藥與少許豬油或其他方便取得的藥膏混合，作為外敷塗抹使用。

至於前述疾病若必須內服來對治，它會非常猛烈地排毒滌清，需要有能力的專業人士來調整它，這不是多數國人做得到的。

布魯克萊姆草 *Brooklime*

火星

又稱水茴草（或稱水綠，Water Pimpernel）。

形貌 這種草生長出匐匍根，這種根在爬行時，它的每一個關節發芽抽絲，長出無數紛雜的綠色莖，圓形且汁葉飽滿，上面有一些細枝，有些寬闊圓形、厚厚的深綠色葉子在其上成對生長。從底部長出較長的莖稈，上面長著許多藍色小花，每朵由五片圓形帶尖端的小瓣組成。

還有另一種，與前者沒有什麼不同，但是更大，且花朵呈淡綠色。

生長地 生長在小範圍靜止水域中，通常一旁有水芹。

生長期 在六月和七月開花，然後在下個月播種。

藥性及主司星辰 這是一種性熱而刺激的火星植物。和水芹通常在飲食中一起使用，搭配其他東西則可以清除血液和身體中所有會損害健康的惡性體液，並有助於治療壞血病。

都能利尿，並有助弄碎結石將其排出。

可使女子月經通暢，並排除死胎。

用奶油和醋一起煎過後，趁熱敷，可治各種形式的腫瘤、腫脹和炎症。

根據疾病不同，藥飲應該用各種不同雜草製成。我將在《400年占星藥草千方》給出簡明的做法原則。

假葉樹 *Butcher's Broom*

火星

形貌 最初從假葉樹的根部吐出的枝芽是短短的，粗而白，有點像初生蘆筍，但比較大，長高到四十五公分，開展成許多樹枝，呈綠色，有些圓弧形起伏皺褶，堅韌而可曲折，在其上有稍稍寬闊且幾乎是圓形的硬葉，帶有刺，末端是尖的，深綠色，大多是兩片長在一個地方，非常靠近。

大約在葉子的中央，在葉背的中肋下側，綻放出一小朵淡淡綠色花朵，由四片小圓尖瓣組成，花梗很短或幾乎沒有，在那兒會產生一顆圓形小漿果，初生為綠色，成熟時為紅色，裡面含有兩到三粒白色的堅硬圓形種子。根為白色，粗壯，頭部很大，從那裡長出許多白色、頗粗而堅韌的細線。

生長地 生長在小灌木林中，在荒原和野地上，通常在冬青灌木叢下或在其附近生長。

生長期 在春天發芽，漿果在九月左右成熟，枝葉經冬常綠。

藥性及主司星辰 火星植物，有強烈的清理和貫通特性。根和酒煮成的湯劑會打通阻塞，利尿，有助於排出碎石和結石，治療淋病和婦女月經問題，還可治黃疸和頭痛。同樣的藥劑加入蜂蜜或糖，可用來洗除胸部痰液，並清除胸腔裡積累的潮溼黏液。

根部煮湯喝下，搭配由漿果和樹葉製成的膏藥外敷，可以有效地接合並鞏固骨折或脫臼的部分。

使用它的常見方法是將其根與歐芹、茴香和根芹菜放進白酒中煮沸，在其中加入同樣數量的草根，然後喝此藥湯。滾煮的根愈多，湯劑藥效會愈強；它不會產生有害副作用，但我希望你有足夠的智慧，只將效力最強的湯劑給最強壯的身體服用。

金雀花&列當科植物 火星
Broom & Broom Rape

花時間寫此藥草的描述是完全沒有必要的，英國所有好主婦幾乎都用它來打掃房屋，因此，這是每個人所熟知的植物。

列當科植物會從很多地方冒出來，從金雀花根部長起（但在田野中更常見，例如樹籬旁和荒野上）。莖稈約有一隻手指或拇指粗，高六十公分以上，上面有一些葉子，頂端有許多花，帶著偏紅的黃色，莖稈和葉子也是如此。

生長地 生長在英國許多地方，一般會破壞它們所生長其上的所有土地。

生長期 在夏季的幾個月裡開花，在冬季之前播種。

藥性及主司星辰 嫩枝榨汁或煮湯飲用，不然以種子或種子所磨粉末配飲料喝，都可促成排泄清毒，並從關節中抽出黏質和水質體液，從而幫助減輕臀部和關節的水腫、痛風、坐骨神經痛和疼痛；它還會引起劇烈嘔吐，並有助於減輕身體兩側的疼痛和脾臟腫脹，還可以清除腎部或腎臟和膀胱的結石，會導致大量排尿，並防止體內結石再次產生。

持續使用葉子和種子的粉末可以治癒黑黃疸。

花的蒸餾液可用於所有相同醫療目的，並治飲食過量，還可改善瘧熱症狀，只要取九十或一百二十毫升的蒸餾液，並加入等量的小百金花泡水和少量的糖，在瘧熱發作之前喝一點，然後讓病患躺到床上流汗。

將綠色莖稈以火加熱所汲取的油或水有助於治牙痛。

將嫩枝的汁液與老豬油製成藥膏，或將嫩枝搗碎後用油或豬的油脂加熱，塗敷在脹氣而刺痛的體側，或脾臟，使用一兩次可減輕它們的疼痛。同樣用油滾煮成的藥是用來殺頭上或身上蝨子最安全、最可靠的藥物。對於因體液下墜而引起的關節疼痛和膝蓋腫脹，這是一種特殊的治療方法。

列當科植物也有它的優點，用酒煮成的湯劑，被認為與金雀花本身有一樣的功效，可以使腎臟或膀胱中的結石排空，並刺激排尿。

其汁液對治療新造成傷口、腐臭的長年爛瘡和惡性潰瘍均有奇效。莖的上段重複浸泡三到四次，將花朵濾除後再曝曬出油，這種藥油可以清潔皮膚，消除因日曬和體內毒素而出現的各種斑點、疤痕和雀斑。

金雀花與列當科植物，它們都由火星主司，並對肝臟有害，我想是由於木星和火星之間的反感作用。因此，如果肝臟感到不適，則不要服用。

芹葉車前草 （參見275頁） 土星

Buck's Horn Plantain

形貌 種子播下後，起初會長出像草一樣、細長多毛的深綠色小葉子，沒有任何分瓣或裂縫，但隨後的葉子在兩側都有裂隙，形成三或四道凹痕，並有尖尖的末端，類似於大鹿角上的節（英文名字便以此命名），葉子繞著地面的根部，彼此之間依次排列，因而類似星星的樣子，許多帶毛的莖從葉子之間冒高長出，高約一手掌張開的寬度，每枝都長著一個細長帶刺的頭，就像普通車前草的花朵和種子一樣。只有單根，長而小，帶有許多細鬚。

生長地 生長在沙地上，就像西敏寺附近的托希爾田野一樣，以及英國的許多其他地方。

生長期 在五、六、七月開花並播種，綠葉在整個冬季都保持鮮綠。

藥性及主司星辰 它在土星的支配下，具有乾燥和黏合的強烈性質。

這種藥草用酒煮開後喝，還有將一些葉子放在受傷的地方，是救治一般毒蛇或蝰蛇咬傷的極佳方法，我認為這兩者意思一樣。

同樣喝這種藥劑，可以通過冷卻患處的發熱來幫助有腎部或腎臟結石困擾的人，並增強他們的健康。

若胃很虛弱，無法保留營養，只讓人消瘦，服用它也有幫助。

可以停止嘴巴或鼻子流血，治療血尿液或大出血，並讓腹瀉停止。

把葉子搗碎後敷在瘧疾發燒的患者身體兩側，可迅速舒緩發燒症狀。葉子和根部塗抹在手腕上，效果相同。

將這種藥草在麥芽酒和葡萄酒中煮沸，在早晨和傍晚一起服用，可防止火熱、刺激性強的黏液從頭部掉入眼中而蒸騰凝結，有助於舒緩各種眼睛痠痛。

巴克角車前草
Buck's Horn

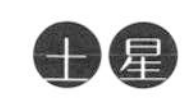

形貌 在地上四處散布著許多細小散亂的嬌嫩細枝。葉子很多，細小且呈鋸齒狀，與芹葉車前草的葉子沒什麼不同，但是葉子小得多，而且沒有毛。花簇生在葉片間，是小而粗糙的白色花簇。種子較小，褐色，味苦。

生長地 此藥草多生長在乾燥、貧瘠的沙質土地上。

生長期 當其他的車前草開花時，它們也開花並播種。

藥性及主司星辰 在土星的支配下；一般認為它的優點與芹葉車前草相同，因此所有作者都將這兩者合在一起。搗碎葉子並塗在受傷處可止血。將草藥搗碎並塗在疣上，會使它們很快地損耗衰褪。

匍匐筋骨草 （參見276頁）
Bugle

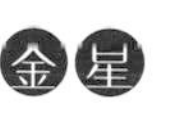

除了這名字外，還有人叫它做鐮刀草（Sicklewort）和草木匠（Herb Carpenter），儘管在埃塞克斯，我們用這個名字指稱另一種藥草。

形貌 它的葉子比夏枯草（Self Heal）的葉子大，其他部分都長得相同，或者更長一點。有一些葉面為綠色，而另一些則偏褐色，邊緣缺刻，帶一點毛，因為直直的莖也有時往上長到四十五公分高，葉子成對生長其上，幾乎都在莖的中段，從那裡往上開出花朵，連帶著還有比其餘葉子更小、更偏褐色的葉子，長在下方與花朵隔開一點距離的莖上，而在它們之間的莖裸露著；其中的花有藍色小花，有時是灰白色的小花，外形像連錢草的花朵，其後產生圓形的微黑小種子。根由許多根鬚組成，並散布在地面上。

開白色花朵的匍匐筋骨草在外型與大小方面與前者沒有不同，只是葉和莖始終是綠色，而從未像另一種一樣是呈褐色，而且花朵是白色的。

生長地 通常生長在整個英格蘭的森林、小樹林和田野中，但是白色花朵的草數量並不像前者那樣多。

生長期 開花期從五月到七月，同時種子漸完熟。其根部及一旁的葉子會在地表撐過整個冬天。

藥性及主司星辰 這種藥草屬於金星女神；如果它的優點使你愛上它（如果你很明智的話，肯定會喜歡的），請備好此草製的糖漿來內服，備好它的藥膏和糊劑供外用，視你自己喜好而定。

用葉子和花朵與酒製成的湯劑飲用後，可溶解因跌倒而體內瘀傷凝結的血液，要不然對治體內或肚子裡的任何傷口、推打或刺傷都非常有效。

在所有療傷藥飲中，這一劑是特別好用的，對於肝臟腫脹的患者有助益。

能治癒各種形式的潰瘍和瘡，無論是剛發生的新病症還是陳年舊瘡，它都有奇妙的療效；也可治壞疽與瘻管，搗碎葉子用來塗抹，或者以其汁液來清洗沐浴該處。

將它們製成乳液，再加一些蜂蜜和明礬，可以治癒口腔和牙齦中的瘡——無論情況多麼糟或頑強難除；而且對於男性和女性私密部位的潰瘍和瘡也同樣有效且效果一樣好。

還可以內服或外用，治療骨折或脫臼。取匍匐筋骨草、山蘿蔔（Scabions Scabious）和變豆菜（Sanicle）的葉子搗碎，混和豬油滾煮，直到藥草變乾，然後在需要的情況下過濾注入鍋中，這樣製成藥膏；此藥膏對身體上的各種傷害尤其有效，以至於沒有人知道它的用處還不在家中常備。

事實上，我知道這種草藥可以治療某些土星疾病，我認為可以引其中一種來說明。許多時候，酗酒的人常常被古怪幻覺、夜晚的奇異景象困擾著，有些人則有幻聽的困擾，還會有噩夢精神病或夢魘。根據費內留斯（Fernelius）的研究，我認為這是由於喝了過量烈酒以至於黑膽汁的蒸氣淡化變輕，因此上升，擾亂了思想，滋生了栩栩如生的想像景物，亦即恐懼和憂慮。

我所知那些被治癒的人在晚飯後兩個小時、上床在睡覺前只吃了兩匙這種藥草的糖漿就痊癒了。但是，這是基於交感作用還是反感作用，在占星術中仍是有疑問的。

我知道土星和金星之間在生理繁殖方面彼此有很強的反感關係，是的，能消除土星之貧瘠的，只有金星！而除了土星，也無他者可消除金星的欲望；但我不認為前述藥效成因是如此，我的理由是，這些蒸氣固然性質屬於黑膽汁，但它向上升，似乎有些氣流縹緲的感覺，因此，我傾向於認為這是反感作用所致。土星在金星居處的天秤座被高舉。

地榆
Burnet

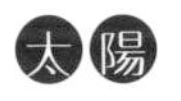

一般花園裡的地榆已廣為人知，因此無須描述。還有另一野生種，其外觀描述如下。

形貌 大株的野生地榆有翼狀葉子從根長出來，就像花園內的地榆，但數量不多。這些葉子每一個都至少是另一品種葉子的兩倍大，並且沿著邊緣上有相同模式的刻痕，在底側呈灰色。莖更粗壯，長得更高，上面有許多這樣的葉子，頂端的頭較大，呈褐色，從中長出深紫色小花，與前一種相同，但是更大些。根是黑色長形，和另一種一樣，但是也更大；它像花園裡的一樣，幾乎沒有香氣和味道。

生長地 首先它經常種植在花園中。野生種則生長在英國諸多鄉野，特別是在北安普敦郡與亨廷頓郡，在那裡的草原上；同樣在倫敦附近，潘克拉斯教堂（Pancras Church）旁邊，以及派丁頓區一塊田野中央的棧道邊。

生長期 花期大約在六月底和七月初，種子在八月成熟。

藥性及主司星辰 太陽擁有此藥草的支配權，是最珍貴的草藥，不亞於藥水蘇；持續使用它可以使身體保持健康，使精神保持活力；因為如果太陽是上帝之下生命的保守者，那麼就達成此目標而言，它的藥草是世界上最好的草藥。它們兩者都被認為具相同屬性，但較小的效力更好，因為它作用更快且更芳香：它是人體心臟、肝臟和其他主要部位的益友。

取二到三枝莖稈，連著葉子一起放入一杯葡萄酒中——最好是乾型紅葡萄酒，可以使人精神振奮，心神煥然一新並驅散憂鬱：特別有助於保護心臟免受有害蒸氣的侵害，避免感染瘟疫，只要喝一些這種草藥汁，讓病患躺下出汗。

它們還具有乾燥和收斂的特性，因此可用於醫治各種血液或體液流失，以止住體內或體外出血、人與牲畜的腹瀉、大量失血、婦女經血過量、白帶分泌，以及嘔吐膽汁和胃液。

它也是一種奇異的療傷藥草，適用於頭部和身體、體內或體外的各種傷口，可治所有的長年潰瘍、化膿的瘻瘡和大多數發炎疼痛，無論是利用藥草的汁液或煮成湯劑，或草葉與根部的粉末，或其蒸餾液，或藥膏本身，或混和其他物質一起保存。

種子在阻止體液外流和乾燥膿瘡方面也同樣有效，磨粉後混在葡萄酒或淬鋼水（Steeled Water ，即已將熱鋼鐵棒放入其中泡過淬火的水）中內服，或以粉末或種子混合軟膏使用。

款冬屬植物 （參見276頁）
The Butter Bur

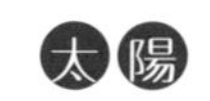

形貌 在二月分冒高長出來，莖稈高約三十公分，上面長著幾片小葉，甚至只算是小碎葉，頂部有一個長刺的頭。開藍色或深紅色的花朵，顏色依其生長的土壤而定，在帶著花朵的莖稈地面上活不到一個月，花便會枯萎凋謝，隨風吹走，葉子將開始吐芽，直到完全長大，變成寬而有點薄、幾乎是圓形的葉子，其厚厚的紅色葉柄有三十公分長，靠向葉子中間直立著。其下半段分為兩個外型飽滿的部分，幾乎緊貼彼此，呈淺綠色，而底部有毛。

根部為長型，在地下蔓延，在某些部分不到一根手指粗，有些部分大上許多，外層略帶黑色，內部呈白色，帶有苦味，味道不好吃。

生長地與生長期 生長在河流和水邊的潮溼

低地。（據說）花在二月和三月綻放和凋謝，然後在四月長出葉子。

藥性及主司星辰 在太陽支配下，因此極能使內心強韌，元氣清明。長期的經驗發現，其根部藉由刺激排汗，可抵抗瘟疫和瘟熱。

如果磨粉配酒一起喝，還可以抵抗任何其他毒素的作用。

將其根部與莪述（Zedoary）和歐白芷一起服用，或者單吃根部，都有助於子宮成長。

根以酒煮湯對那些呼吸困難或短促的人特別有用。

它也可利尿並使婦女月經順暢，殺死肚子裡的扁蟲。

根部磨成的粉有助於使難以治癒的潮溼膿瘡乾燥，並消除皮膚上的所有斑點和汙瘢。

女士們可以留著這根部備用，幫助有需要的貧困鄰居，這才是對的，有錢人應該幫助窮人，因為窮人難以自助。

牛蒡 （參見287頁）

The Burdock

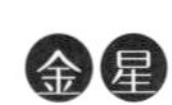

又稱大牛蒡（Great Burdock）。眾所周知，即使是小男孩都知道這草，他們會拔它的芒刺，互相丟擲，沾黏彼此，所以我不必再寫任何描述。

生長地 茂盛地生長在溝渠和水邊，在遍及英格蘭這片土地上的幾乎所有公路旁大量繁殖。

藥性及主司星辰 金星主司這種藥草，可以用它的葉子或種子依自己希望的方式牽引子宮，如果想防止子宮下墜，可在頭頂上塗抹此草藥，將其向上提；將其塗抹在腳底，可在分娩陣痛時降低子宮；或者，如果你希望將子宮保持在原處，則塗抹到肚臍上，這是固正胎位的一種好方法。

它的葉子有寒涼性質，微微乾燥並有分解效果，因此對長久的潰瘍和瘡是有好處的。

一小撮根部再加上松仁，服用後可以幫助病人吐出惡臭、化膿與帶血的黏液。

將葉子塗在因筋骨或血脈收縮而困擾的地方，可得大大舒緩。

葉子或者其根莖本身的汁液，可以和老酒一起喝，能治蛇咬傷。

根莖用少許鹽打成泥敷在傷處，可立即減輕痛苦，治療被瘋狗咬傷的人。

葉子的汁液與蜂蜜一起飲用，可刺激排尿並緩解膀胱疼痛。

種子混入酒中連喝四十天，可有效治療坐骨神經痛。

葉子搗碎後混和蛋白，塗在被火燒傷的任何地方，可消除火氣，立即舒緩，稍後便痊癒。

將其湯劑熱敷在任何腐爛的瘡口或潰瘍上，可阻止腐蝕惡化，然後必須用相同湯劑、豬油、硝石和醋一起熬煮製成的藥膏塗抹。根可以糖漬處理，於禁食後或在其他時間食用，也可有上述功效，並可治結核病、結石和腹瀉。種子被力推為打碎結石被尿液排出的良藥，並經常與其他種子和物質搭配使用。

捲心菜&甘藍菜
Cabbages & Coleworts

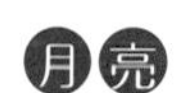

我不再多花力氣編寫這些植物的描述，因為幾乎所有能讀寫的人都可以根據他自己的知識來描述它們，它們眾所周知，因此完全不需要描述。

生長地 通常種植在花園中。

生長期 開花時間臨近七月中旬或七月底，種子在八月成熟。

藥性及主司星辰 捲心菜或甘藍菜在肉湯中以小火燉煮，食用後會打通身體，但湯劑煮第二次對身體會有收束效果。

打成汁與酒一起飲用，可用來治療蝰蛇咬傷。

服用其花朵煮湯可促進女性排經。

與蜂蜜一起服用，可治喉嚨沙啞失聲。

將它們充分滾煮並經常食用，有助於照護那些快發生結核病的人。

將甘藍菜中肋的菜梗用杏仁奶煮沸，然後加入蜂蜜一起製成乾藥糖劑，經常食用，對於浮腫和容易喘氣的人來說非常有益。

與一隻老公雞在肉湯中滾煮兩次，喝下有助於治療肝臟和脾臟的阻塞以及腎臟結石。

其汁液和蜂蜜一起煮後，滴入眼角，可消除任何開始模糊視線的薄膜或翳影而獲得清晰眼力。

它還可消除發展中的潰瘍病。

建議在吃肉之前先吃它們，可避免飲食過量，飲酒過度，且能迅速解酒，使人清醒。

因為在藤蔓和甘藍菜之間存在著一種反感或互斥的關係，以至於其中一者成長的地方，另一者便死亡。甘藍菜湯可消除疼痛和痠痛，並減輕瘡口腫脹、腿和膝蓋的痛風腫脹，這些症狀是由於許多惡性和水質的體液下墜，可將患部泡在溫暖的湯中。

泡湯對於舊瘡也有幫助，並可治癒所有在皮膚上出現的疥癬、膿疱和疹子。

甘藍菜梗的灰燼與陳年豬油混合在一起，用來塗抹長期疼痛的兩肋或其他充滿憂鬱和風象體液而發疼的地方，非常有效。

克律西波斯（Chrysippus）肯定是將這植物當成仙丹，他寫了一大部頭的書討論這些植物與其優點，所說功效沒有一個不實用——克律西波斯可不是愚蠢無知之徒。他認為它們適用於身體各個部位，以及每個部位的每種疾病：據說誠實的老卡托（Honest Old Cato）光吃此菜，從不用藥。我不知道他們一身強健是用什麼金屬打造成的。我敢肯定，無論你將捲心菜當成料理還是藥來吃，都非常容易脹氣。
是的，沒有比捲心菜更容易產生氣體的食物——除非你吞了風笛或風箱，不過這些東西在我們這個時代很少當食物用。而甘藍菜的花朵較適合吃，是兩者中較健康的食物選擇。
月亮主司這種藥草。

海甘藍
The Sea Coleworts

月亮

形貌 此植物有許多稍長且寬闊又厚的皺葉，邊緣略有皺摺，每一葉都長在非常嬌弱的灰綠色的葉柄上，從葉子之間長出一根粗壯的莖稈，高度六十公分以上，頂端有一些葉子，從那裡也長出很多分枝；在每一個分枝上都立著一大叢淡白色花朵，每片由四瓣組成。根有些大，在地下發芽生出許多分枝，整個冬天葉子都保持綠色。

生長地 生長在沿海的許多地方，在肯特郡與埃塞克斯郡的海岸，例如肯特郡的利迪、埃塞克斯的科爾切斯特，以及英國其他縣的許多地方。

生長期 開花和播種的時間和其他種類大致相同。

藥性及主司星辰 由月亮主司。海甘藍煮濃湯或第一煎的湯劑刺激性強，含硝石味和苦味，這些聯合起作用，打通腹部，淨化身體；它的清潔和消化效力比另一種甘藍菜更強。
種子搗碎後喝下，可殺死體內蠕蟲。
用葉子或葉子的汁液塗在瘡或潰瘍上，可清潔並治癒它們，並消解腫脹，消除炎症。

風輪菜
Calamint

水星

或稱為山薄荷（Mountain Mint）。

形貌 這是一種小型藥草，很少超過三十公分高，有著四稜帶毛的木質莖，兩片蒼白的小葉子長在關節處，大約長在馬鬱蘭的高度，或略大一些，葉緣略有缺刻，並且氣味很刺激強烈，其整株草都是這樣的。
莖的好幾處都開花，從中間開始都向上長，像薄荷一樣花型小而有開口，呈淡藍色。隨後產生圓形的黑色小種子。
木質根部不大，在土地裡展開細鬚，不會枯死，可以活非常久。

生長地 生長在許多地區的荒地、高地和乾燥地上。

生長期 在七月的時候開花，種子很快就成熟了。

藥性及主司星辰 是水星藥草，也是一種藥性強的草，因此對於大腦的所有症狀都有出色功效。喝這種藥草的湯劑會促使女性排經，並刺激排尿。

對於那些臟器脫垂脹裂，或者抽搐或抽筋、呼吸急促、膽汁造成不適或腹部與胃部疼痛的人來說，這藥草是有益的。

配酒喝下，也有助於醫治黃疸病，並止住嘔吐。

它與鹽和蜂蜜一起服用，可以殺死體內的各種蠕蟲。

內服之後再喝乳清，或外敷嫩綠藥草，都可治痲瘋病。

它會阻礙女性受孕，但在室內燃燒或散布房內，可驅走毒蛇。

如果將嫩綠草葉（而非乾燥藥草）在酒中煮沸並包敷在傷處或用以洗滌該處，則可以清除臉上的黑色和藍色疤痕，並使黑色傷疤褪色。

長時間持續地塗敷在坐骨，可消耗掉導致坐骨神經痛的體液。

將風輪菜的汁液滴入耳朵，可殺死其中的蠕蟲。

葉子在酒中煮沸後喝下，可發汗並打通肝臟和脾臟阻塞。它可以消除寒氣，（先滌清身體）從而幫助間日熱患者。

煎成湯加些糖後，對於有膽汁過度分泌困擾、老是咳嗽以及因換氣短促而呼吸困難的人非常有益。

如果有人胃腸寒涼不適或脾臟有硬塊，要治這些症狀，稱為Diacaluminthes的藥粉和風輪菜複方糖漿都是最有效的。

但務必記住一原則，不要讓女性太常服用它，因為它的藥效對女性體質的作用非常猛烈。

洋甘菊 （參見276頁）
Camomile

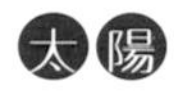

在各地都廣為人知，再描述它是浪費時間精力。其優點如下：

飲用洋甘菊製成的湯，可消除體側所有的發疼刺痛。

將洋甘菊的花打碎，並與菌褶製成丸狀，可驅除各種瘧熱，如果不舒服的部位用其花朵中提取的油，頭頂到腳底都塗抹之後躺在床上流汗，流過汗後便會好。這就是埃及人內契索（Nechessor）的藥方。

對於痰液、黑膽汁或胃腸發炎而引起的各種瘧熱都有療效，因為它可消化掉導致問題的體液。

對於體側及肝臟與脾臟部位，沒有比它更有助益的藥了。

以洋甘菊藥湯沐浴可消除疲勞，舒緩疼痛——無論是身體的任何部位。

可使過度緊繃的筋骨放鬆，緩解腫脹情況。能溫和平撫需溫潤的部位，消解不適，迅速見效。

減輕結腸和結石的所有疼痛，及腹部的痛苦不適，並溫和地刺激排尿。

花朵在奶酒中滾煮後的藥湯會刺激流汗，有助於消除所有的感冒、痠痛和疼痛，並且對於促使婦女排經是非常有幫助的。

洋甘菊鮮花加進白葡萄酒中製成的糖漿，可預防黃疸和水腫。

花朵放在鹼液中煮沸，可以很好地洗淨頭部，使頭部和大腦舒適放鬆。

由花製成的油被廣泛用於治療各種硬塊腫脹、疼痛或痠痛、肌腱收縮、抽筋、關節或身體其他部位的疼痛。

被用於灌腸時，它有助於消除腹部脹氣和疼痛。

也可用來塗抹治體側刺痛和疼痛。

內契索說，埃及人將此藥獻給太陽，因為它治癒了瘧熱，他們確實很可能這麼做，因為他們是我所讀過最篤信宗教的無知者。柏奇努斯（Bachinus）、賓納（Bena）和洛貝爾（Lobel）推薦由洋甘菊汁和糖製成的糖漿，用以內服，對脾臟極好。同樣可以肯定的是，打破結石的效果極好。一些人將其以糖漿或湯劑形式服用，其他人則用注射器將其汁液注入膀胱。我的看法是，在早上取半打蘭，配一點白葡萄酒或萊茵酒（Rhenish Wine）服用，比上述任何做法都好。它對治療結石極好，我所見的試驗中出現過一事，從人體中取出的石頭若被包裹在洋甘菊中會立即溶解，或者等一些時間也會溶解。

菱角 *Water Caltrops*

月亮

又稱蒺藜（Caltrops）與水栗子（Water Chesnuts）。

形貌 較大株的那種菱角在英國幾乎很難發現，我將在這裡描述另外兩種。第一種具有會緩緩潛行和多節理的長根部，在每個關節處生出簇狀物，該節向上長出扁平、細長、有瘤結的莖稈，甚至長到超出水面，朝頂端分出許多分枝，每枝有兩片葉子長在兩側，長約五公分，寬約一・二公分，薄且幾乎透明；看起來好像被撕裂了。花朵長而濃密，偏白色，聚在一起幾乎像一串葡萄，在大多數情況下，花消失後接著會產生尖銳的穀粒，穀粒中含有一個小小的白核仁。

第二種的差別不大，除了它需要更乾淨的水質之外。它的莖不是扁平的，而是圓形的，它的葉子不是那麼長，但是更尖。至於生長的地方，我們不需要多說，因為它們的名字已說明它們在水中生長。

藥性及主司星辰 它們在月亮支配下，被製成膏藥後，非常適合用於熱性發炎、腫脹、潰瘍、口腔和咽喉腫痛，並可用煎煮的湯劑洗淨。

它可以清潔脖子和喉嚨，使之強壯，可治喉嚨腫痛，當人們感到這種痛時，常會說耳朵的扁桃掉下來了。

它可有效治療牙齦腐臭，對於淋巴腺結核是相當安全而迅速的救治方式。

非常適合治療體內結石和礫石，尤其是乾燥後的堅果部分。

它們還可以抵抗毒藥和毒獸咬傷。

野生剪秋羅
Campion, Wild

土星

形貌 野生剪秋羅在地面上長有許多長而稍寬的深綠色葉子，在其中有許多主脈，有點像車前草，但有些毛茸茸，較寬，但不長。有毛的莖從其間往上長到九十至一百二十公分，有時更高，其表面的幾個地方都有許多大的白色關節，有兩片類似的葉子朝頂端長，在幾個節上也長出分枝。

好幾枝莖的頂端都長有幾根白色的花朵，由五片寬且帶尖端的花瓣，每片都有裂縫直到中間，使它們看起來像是兩片，每片聞起來都有些香甜。每朵花都開在一個大而帶有毛及綠色條紋的莢中，這種莢在莖稈旁邊顯得大而圓。

種子很小，灰褐色，藏在花謝後會出現的硬頭中。根是白色的，很長，在土地裡散布著許多爪狀根。

紅色野生剪秋羅的生長型態與白色野生剪秋羅相同，但是它的葉子沒有那麼明顯的中肋，短一些，更圓一些，並且觸摸感覺更加柔軟。花的形狀和大小一樣，但是有些顏色蒼白，另一些是鮮紅色的，末端的裂縫更細一些，使得其花瓣看起來比另一種的多。兩者的種子和根是類似的，兩種根都是多年生。

還有另外四十五種剪秋羅，其中有醫療效用的，其優點與上述兩種類似，因此我取此二者為主要說明種類。

生長地 通常生長在英國各地的田野、樹籬和溝渠旁。

生長期 在夏天開花，有些比其他的早開花，有些花期比其他更長。

藥性及主司星辰 屬於土星，從過去經驗可知，以白酒或紅酒煮的藥草湯可止住內出血，體外施藥也有效；飲用後，有助於排出尿液，治療滯尿，以及腎部和腎臟中的碎石和結石。

取兩打蘭的種子加入酒中一起飲用，可排膽汁淨化身體，並治療那些被蠍子或其他有毒生物叮咬的人，可能對瘟疫同樣有效。

對治舊瘡、潰瘍、癰瘡、瘻管等等類似症狀非常有效，它消耗掉流入那些部位的潮溼體液，並挽救有害體液的腐爛情形，藉此清潔並烘熱它們。

藏掖花
Carduus Benedictus

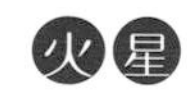

此植物又名福薊（Blessed Thistle）或聖薊（Holy Thistle），我想這個名字是由一些自身無甚聖潔的人給它掛上的。我無須費力對它進行描述，因為幾乎每個人都對它有所知曉，能憑自己的知識來描述它們。

生長期 八月開花，不久後就播種了。

藥性及主司星辰 是火星藥草，在白羊座之下。現在，在處理這種藥草時，我將為你提供它其餘所有部分較合理的例子。因為白羊座在火星的宮位，所以它有助於治療昏沉頭暈或稱為眩暈的疾病。這也是對黃疸和膽汁相關其他疾病的極佳救治方法，因為火星主司膽汁這部分。它增強男性的吸引力，並可澄清血液——此乃源於它在火星主管下的特性。持續飲用它的水煎劑可使紅臉、皮疹和輪癬消褪，這些是火星引起的病症。可治瘟疫、瘡口、聚膿癤瘡和發癢，以及瘋狗和毒蛇咬傷，所有這些病症都在火星影響力下。因此，你就看到它的交感作用了。

通過對其他星辰的反感作用，它可治梅毒。它對主掌性病的金星產生反感作用，因此能增強記憶力，並通過對土星的反感作用來治癒耳聾，此症緣起於土星跌入了主司頭部的白羊座。通過與土星的交感作用，當火星在摩羯座上揚，它可治癒四日熱和其他憂鬱相關疾病，並調和膽汁。還刺激排尿，尿液滯留通常是由火星或月亮引起的。

胡蘿蔔 （參見276頁）
Carrots

水星

菜園裡的胡蘿蔔是眾所周知的，因此不需要描述。但是由於它們的醫療用途比野生種的少（事實上，在幾乎所有藥草中，野生種都是最有療效的，其發生的作用總比園子裡種植的更強），因此，我將簡要地描述一下野生胡蘿蔔。

形貌 生長方式完全像人工栽種的一樣，但是葉子和莖稈都變得更白，更粗糙。莖稈上長著大束的白花，中間有一個深紫色斑點，當種子開始成熟時，莖稈會收縮在一起，中間部分是空心而低矮的，而朝外的莖稈則升高，使整個繖狀花序形狀像小鳥巢一樣。

根小小的，長而堅硬，不適合食用，有點尖利而強韌。

生長地 野生胡蘿蔔在英國的多樣地區中生長，在田野和耕地邊都很茂盛。

生長期 在夏天結束時開花並播種。

藥性及主司星辰 野生胡蘿蔔歸屬於水星，因此可以消脹氣，消除體側刺痛，促進排尿和女性排經，並有助於擊碎與排出結石。種子也具有類似的效果，並且對水腫以及腹部脹氣腫起的人有益。

可治腹絞痛、腎臟結石和子宮上升；配酒服用，或在酒中煮沸後服用，有助於懷孕。

將葉子與蜂蜜一起塗在瘡或潰瘍上，可使其潔淨。

我認為其種子比根莖還要有效。儘管蓋倫高度讚揚菜園蘿蔔能消脹氣，但根據經驗可知，這些胡蘿蔔首先會醞釀氣體，我們可能要感謝身體本能會驅逐氣體，而不是感謝胡蘿蔔；它們的種子確實驅出脹氣，因此彌補了根部所引起的傷害。

藏茴香 （參見276頁）
Carraway

水星

會栽種藏茴香主要是為了其種子。

形貌 它的許多莖稈上長著細細裂縫的葉子，匍匐在地上，有點像胡蘿蔔的葉子，但沒有那麼濃密，其中散出的味道有一點刺激，從中冒出一稈直立莖，不像胡蘿蔔的那麼高，其關節長有類似的葉子，但是更細小，在頂部是小小的開放簇狀花序或白色的繖形花序，之後變成黑色小種子，比洋茴香籽更小，味道更嗆辣。

根為白色，短而長，有點像防風草，但樹皮較皺，味道沒有防風草嗆辣，但比防風草更強壯，放置一段時間後再播種，還能存活。

生長地 常播種在園子裡，就在我們周圍生長著。

生長期 在六月和七月時節開花時節，然後迅速播種。

藥性及主司星辰 是水星植物。其種子具有中等程度的刺激性，因此可以消脹氣和刺激排尿，而草葉部分也可以。

其根部比防風草更適合食用，能使胃部爽暢舒適，並且助消化。

其種子利於治療頭部、胃部、腹部或子宮的所有受寒不適，也有助於增強視力。將種子粉末混入膏藥中使用，可以去除毆傷瘀血的烏青斑點。

將草葉本身，或者加一些種子，一起搗碎並煎炒後，裝到袋子或雙層布中放在下腹部熱敷，可舒緩脹氣腹絞痛。

藏茴香的根就像防風草一樣被人們當成食物，大大地滋補了古代人的胃。適合種在每個花園中。

藏茴香蜜餞——或者古早時只蘸糖，早上空腹時吃半湯匙，每頓飯後也吃一樣的量，對於那些有胃腸脹氣困擾的人來說，這是最推薦的治療方法。

白屈菜 （參見276頁）
Celandine

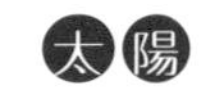

形貌 有圓形、柔軟、微白的綠色莖稈，關節比其他藥草大，彷彿膝蓋一般，非常脆弱而容易折斷；從那裡長出的枝條有嫩嫩的闊葉，位於樹枝兩側的接縫處，葉子邊緣凹凸形成多個相連的掌狀，每部分在邊緣都有裂紋，葉面上部像耬斗菜一樣呈深藍綠色，而下部呈顯然較淺的藍綠色，充滿黃色樹液，如果破裂的話，湧出汁液有苦味，氣味濃郁。每朵花有四瓣，之後長出小小的長莢，裡面有黑色種子。根部的頭有些大，會伸展出長根和細鬚，外層偏紅色，內部為黃色，內部充滿黃色汁液。

生長地 生長在許多地方，在荒地的舊牆、籬笆和路邊。一旦被種植在花園中，尤其是一些陰涼的地方，便會長期生存在那裡。

生長期 整個夏天都開花，在同一時間種子成熟。

藥性及主司星辰 是一種在獅子座下的太陽藥草，是對眼睛最好的療方之一，因為懂占星術的人都知道，眼睛是受光照支配的。當太陽在獅子座，月亮在白羊座時，請趁此時採集此藥草；待獅子座出現，然後你可以將其製成藥油或藥膏，用以塗抹痠痛的雙眼。我可以用自己的經驗以及我傳授過此藥方的對象其經驗證明，最惡劣的眼睛痠痛正是被這一種藥物治癒。然後，我誠心問道，這難道不比用針灸危及眼睛更好嗎？即使這不能完全地消除眼翳，它也會有所幫助，至少可以毫無危險地達到消除的效果。

草葉或根在白葡萄酒中滾煮後喝下，也可加入一些洋茴香籽煮沸，可打開肝臟和膽汁的梗塞，可治黃疸。經常服用有助於緩解水腫和發癢，幫助腿或身體其他部位有舊瘡的人。

空腹飲用其汁液被認為抗瘟效果特別好。混合有少量糖和少許糖蜜的蒸餾液（病人服用後要躺下流點汗）也有相同效果。

藥草汁滴入眼睛，可以清除使視線變暗的薄膜和渾濁，但是最好用少量母乳來減輕藥草汁的刺激性。

無論是任何部位，對於發臭、腐爛、擴散的長年潰瘍，都能阻止其腐蝕和化膿惡化，並使其更快癒合。

其汁液常用於皮疹、輪癬或其他類似的擴散性潰瘍，可很快治癒它們，常以之在疣上撫摩，可除腫疣。

將這種草連根部一起搗碎，泡在洋甘菊油中，用來塗抹肚臍，可消除腹部和腸子絞痛，以及子宮的各種疼痛。而用來擦塗女性胸部，可以抑制月經過量。藥草汁液或所煎湯劑用來漱洗牙痛處，可減輕疼痛，且根部乾燥後磨粉，撒在任何痠痛、蛀空或鬆動的牙齒上，都會使其脫落。

其汁液中摻入一些硫磺粉，不僅對止癢有益，且可消除皮膚上的所有色斑。較細嫩的身體可能因此引起瘙癢或發炎，用點醋洗一下該處會有幫助。

還有另一種讓人不太喜歡的技術也有醫師用在治療眼睛，這比針灸還差勁，即通過有腐蝕性或侵蝕力的藥劑來消除眼翳。對此我是絕對反對的：

1. 因為眼球外膜很細緻，因此很快就被侵蝕得破破爛爛。
2. 藥劑會溶掉的繭皮或眼翳很少是各處厚度均勻的，可能在某處眼膜被蝕破，而在另一處的眼翳都還沒腐蝕掉，比起恢復視力，這種方法反而更容易催毀視力。

這種藥草被稱為Chelidonium，源於希臘語Chelidon，原意為燕子；因為據說若將巢中的燕子雛鳥的眼睛弄瞎，那麼燕子成鳥會利用這種藥草再次恢復其視力。我有信心，關於此事我曾做過實驗，如果用針刺燕子的眼瞳，它會再次恢復過來。但是否為使用這種藥草的緣故，我就不知道了。

關於這種藥草，我也曾經讀過（且這說法似乎有些可能），就照我先前所述那樣採集後，藉由煉金術士的技術將元素從中分離出來，在將它們精餾抽離出來後，趁仍然在精餾過程中，將大地質素加入（煉金術士所稱的）Terra Damnata或（某些哲學家稱之為）Terra Sacratisima中，如此煉出的元素，只要知道有害的體液為何，並了解其相反的元素，就足以治癒所有疾病。這是值得一試的做法，不會造成任何傷害。

榕葉毛茛
The Lesser Celandine

火星

通常被稱為痔瘡草（Pilewort）。為什麼古代人給它起了小白屈菜（Lesser Celandine）這個名字，我感到很困惑，它的性質與外形都不像白屈菜。它因其醫療優點而獲得了痔瘡草的名字。

形貌 這種白屈菜或痔瘡草（看你喜歡哪個稱呼）伸展出許多圓形的淡綠色葉子，它們長在蔓生於地面上的纖弱分枝上，平坦、光滑且有些發亮，在某些部分（雖然很少）有黑色斑點，皆生在長長的葉柄上，在葉子之間長有黃色的小花，由九到十片細窄的花瓣組成，長在細長的柄上，非常像烏鴉的腳，其中有種子類似細小果核，像小玉米粒一樣，有時長度是其他穀物的兩倍，呈白色，末端帶有纖維。

生長地 大部分生長在靠近水邊之處與田野的潮溼角落，但如果所在處有點陰暗，也能在較乾燥的土地上生存。

生長期 花期相當短，大約三月或四月開花，到五月時已經消失了。因此，直到春天才能再次發現它。

藥性及主司星辰 在火星支配下，在這裡可以再次驗證古代人的智慧，藥草的療效可藉由其形象特徵而得知，此藥草即是明證；因為如果你挖掘出它的根部，就會查覺到它與疾病完美形似的樣貌，人們常將其稱為「痔瘡」。

根據經驗，可以肯定的是，其葉子和根部的湯劑可以有效地治療痔瘡和痔核，以及在耳朵和喉嚨處、被稱為國王之惡的淋巴腺結核，或任何其他硬的皮膚囊腫或腫瘤。

還有一個祕方藥可提供給英國的男士和女性同胞們，也對夫婦都有益，痔瘡草製成藥油、軟膏或糊劑可以輕易治癒痔瘡和痔核，以及國王之惡。雖然這種藥草絕不該碰觸到病痛不適的地方，但這種藥草卻可以敷在患部附近的皮膚上產生作用。願窮人們能好好取此草用於此道；我便是如此治癒了我女兒的國王之惡，弄破了瘡，吸出一百四十毫升的膿液，且在一週內就痊癒而不留疤痕。

小百金花 （參見276頁） 太陽
The Ordinary Small Centaury

形貌 最常見的是往上長，莖稈呈圓形且有些鞘殼，約高三十公分或更高，在頂部分成許多小細枝，也有些是從下面的莖節中長出來；因此，花朵以繖形花序或簇狀位於頂部，是淡紅色的，漸趨於康乃馨色，由五片、有時六片小花瓣組成，非常像聖約翰草的花，在白天張開而晚上閉合，之後產生種子藏在短莢中，外形像小麥之類的穀物。葉子很小，有點圓；根小而堅硬，每年都死亡。整個植物都非常苦澀。

還有另一品種在各方面都像前者一樣，只不過它的花朵為白色。

生長地 通常生長在田野、牧場和樹林中，但開白花的品種不那麼常見。

生長期 在七月左右開花，在一個月內便播種。

藥性及主司星辰 在太陽支配之下，其花朵開閉正如太陽露臉照耀或遮臉隱蔽一樣。這種草煮沸後飲用，可以滌清膽汁和惡性體液，並可治坐骨神經痛。能打通肝臟、膽囊和脾臟的阻塞，治療黃疸，並減輕體側疼痛和脾臟硬化（外敷），且用在瘧熱治療上效果非常好。它於有助那些身體有浮腫或有萎黃病的人，義大利人大量使用其磨粉來治療上述症狀。

從經驗得知，它可以殺死腹部的蠕蟲。

取其莖葉頂端，連著葉子和花朵，煎煮成湯，用以治療腹絞痛與促進婦女排經效果都很好，有助於避免死胎，減輕孕婦痛苦，且對於各種關節不適，如痛風、抽筋或抽搐，都非常有效。

磨粉後加入少量葡萄酒中飲用，可極有效地治療蝰蛇咬傷和毒害。

藥草汁中加少許蜂蜜，可以使眼睛避免昏暗、霧氣和霧霾侵害或妨礙視線。

對於剛造成不久的新鮮傷口、舊的潰瘍和瘡都非常有用，可使前者癒合而清潔後者，使兩者痊癒的效果無可挑剔，就算它們是瘻管或蝕空的，特別是嫩綠草葉，可搗碎後敷在患處。

以其湯劑滴入耳中，可清除蠕蟲，清潔腐臭潰瘍和頭上擴散的疥癬，以之清洗身體可消除皮膚上的所有雀斑、斑點和疤痕。

這種藥草非常安全，使用它不可能失敗，治體內疾病時只將其用於內服。這很有益健康，但並不美味好入口。

在它們之外還有另一種百金花，上面開黃色的花。在其他方面，它都像前者一樣，除了葉子更大，葉子的綠色較深，莖稈穿過葉子之間。正如我所說的，它們皆由太陽主司，然而，如果你仔細觀察，就會發現一個絕妙的真理，治療血液疾病，使用紅色百金花；如果是膽汁問題，則使用黃色種；但是如果有痰或水，你會發現白色種的療效最好。

櫻樹 *The Cherry Tree*

金星

因為它的果實，很少有人不知道這種樹。因此，我將不做任何描述。

生長地 每個果園都適合它的成長。

藥性及主司星辰 它是金星的樹。櫻桃，有不同的口味，所以它們的性質也不同。甜味的會更迅速地通過胃和腹部，但幾乎沒有營養。酸或尖酸的更適合熱性的胃，使人食欲大增，有助於減少頑強難除的痰和惡性體液；而將它們乾燥後再吃，對腹部的收束效果要比新鮮時更強，可在熱病起到冷卻效果，並對胃部更友善並刺激排尿。

溶解在酒中的櫻桃樹脂有助於醫治感冒、咳嗽和聲音沙啞，可改善臉色，增強視力，激發食欲，促使結石破碎、排出並溶解，此植物的湯水常被用來擊碎石頭，排出碎石和脹氣。

酸漿（冬櫻桃）*Winter Cherries*

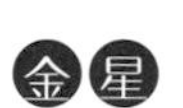

形貌 酸漿有不斷延展伸長的根，比小指頭大得多，從多處關節吐芽，因此迅速蔓生，擴大地盤。

莖稈高度不超過九十公分，上面長著許多寬闊的綠色長葉，有點像茄屬植物（Nightshade），但更大。

在莖節處會冒出一些五瓣的白花，之後變成綠色漿果，內有薄皮，成熟時變紅，漿果和櫻桃一樣大且偏紅；其果肉中含有許多扁平的淡黃色種子，可將這些種子收集串起，保存一整年，以備不時之需。

生長地 不是這片土地上（指英國境內）自然生長的，而是因其醫療效用而栽種在花園中，受到重視。

生長期 直到七月中旬或下旬開花；果實大約在八月或九月初成熟。

藥性及主司星辰 這也是金星植物。在醫療上非常有用，葉子有清涼冷卻的效用，可用於治療發炎，但不能像其漿果和果實那樣有暢通的功效。

當尿液停止流動或在尿道中產生熱、尖銳感和疼痛時，它可藉由抽出尿液使其大量排泄；還可以將結石和碎石從腎部、腎臟和膀胱中排出，幫助溶解結石，並通過尿液排放出砂礫或碎石來將其排空；還有助於清除膀胱、腎部內部的膿皰或潰瘍，並清除排血尿或發臭尿液者的膿皰或潰瘍。

取果實再加上葉子一起蒸餾，或者以漿果（嫩綠或乾燥的）加少量牛奶蒸餾，得到的蒸餾液可在早晨和傍晚配少量糖喝，對上述所有病症都是有效的——尤其是對治尿液燙熱和尖刺感。

運用漿果的方法不少，我僅提其中一種，對尿液和結石症狀是有幫助的，做法如下：取三到四捧的漿果——無論是生澀發青的還是新鮮的，或者是乾燥後的，將它們搗碎後，放入好幾十公升剛調製好的啤酒或麥芽酒中，每天喝已證實對許多人都有益，既可減輕疼痛，排出尿液和結石，又可以預防結石產生。在酒和水中煎煮漿果是最常用的方法，但是將它們磨粉搭配飲料喝會更有效。

峨參 （參見276頁）
Chervil

木 星

又稱細葉芹（Cerefolium）、甜峨參（Sweet Chervil）與甜沒藥（Sweet Cicely）。

形貌 園子裡種植的峨參最初看上去有點像歐芹，但是長得更大一些後，葉子便出現缺刻，長成鋸齒狀，外形像毒芹（Hemlock），帶點毛，呈偏白的綠色，有時在夏天變成偏紅色，莖也是如此。它的高度約十五公分多一點，上面長著白色的花朵，生成尖尖的簇狀，會轉變成長且而圓的種子，末端尖尖的，成熟時變黑，種子雖然味道是甜的，但沒有氣味，而草本身聞起來相當香。

根又小又長，每年都枯萎，必須在春季重新播種，因為七八月後播的種子長不起來。

野生的峨參高六十到九十公分，莖稈和莖節為黃色，葉寬而多毛，分成許多裂片，邊緣有缺刻，呈深綠色，也會和莖一起變得略帶紅色。頂端有白色小花，然後變為較小和較長的種子。根為白色，堅硬且經久不枯，幾乎沒有氣味。

生長地 第一種種植在菜園裡當做沙拉蔬菜。第二種在英國的許多原野上、綠籬旁和荒地上都恣意蔓生。

生長期 花期與播種時間都早，然後在夏季結束時再次播種。

藥性及主司星辰 食用人工種植的峨參可適度地溫暖胃部，而且（特拉古斯如是說）確實可溶解體內凝固結塊的血液或因毆傷、摔傷等等而造成的瘀血。可飲用其汁液或蒸餾液，並將葉子搗碎放到患部；以飲食方式攝取有利於刺激排尿或排出腎臟結石，促使婦女排經，並且治療身體兩側的胸膜炎和刺痛。

野生的峨參搗碎後用來塗抹，可消除任何部位的腫脹，以及碰撞毆打所導致的小範圍瘀血痕跡。

甜峨參
Sweet Chervil

木 星

又稱甜沒藥（Sweet Cicely）。

形貌 長得非常像毒芹，大大的葉子分成不同的裂片，但有著比毒芹更鮮亮的綠色，嚐起來和洋茴香籽一樣甜。莖向上長到九十公分或更高，帶有皺褶或缺刻，在莖節處長有葉子，但數量較少。在分枝莖的頂部有白色繖形花序或花簇；之後產生長長羽狀的亮黑色種子，兩端尖尖，嚐起來味道強烈，但甜美宜人。根大而潔白，生長在地下深處，會伸展出各種的長枝，味道和氣味比葉子或種子強，並且可持續生存多年。

生長地 生長在園子裡。

藥性及主司星辰 有木星的特質，並由木星主司。整株植物，除了用在沙拉中很美味之外，還有醫療功效。將根煮沸，加上油和醋（或不加油）食用，可以使受脹氣或黏液所苦的老弱寒性胃部溫暖舒適，或治療肺結核患者。與酒同飲可預防瘟疫。可使女子排經順暢，排出胎盤，激發食欲，驅除脹氣。

其汁液對治療頭部與臉部潰瘍有幫助。根部糖漬後具有歐白芷的功效，可在瘟疫期間防止感染，並溫暖和撫慰寒冷虛弱的胃部。

溫和無害，使用它不可能出什麼差錯。

栗子樹 Chesnut Tree

木星

此樹種廣為人知，就如同人皆知自己有嘴巴一樣，已無須描述。

僅說明其屬性與功效如下：

此樹主要在木星支配下，因此果實必定滋養良好的血液，並為身體提供好吸收的營養。如果吃得過多，它們會使血液變稠，引起頭痛並束縛身體。

覆蓋堅果的內皮具有很高的收束力，因此成人只要食用一吩（二十粒，約一‧一八毫升），兒童食用十粒，很快就會阻止任何體液流出。

整個堅果被乾燥後磨成粉，一次服用一打蘭，可使女性月經停止。

如果你將栗子曬乾（我指的只有核仁），將兩側硬皮都除去，將它們磨成粉，然後用蜂蜜將粉末製成乾糖藥劑，就可做為治咳嗽和吐血的良藥了。

落花生 Earth Chesnuts

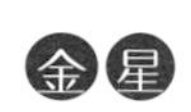

沒必要描述它們，因為每個孩子都知道它們。

藥性及主司星辰 它們在性質上是乾熱的，在金星的支配下，它們會激起欲望，並激發金星所掌管的各種活動。種子極能刺激排尿。根也是如此，但是它效力不像種子那樣強。

將根部乾燥並打成粉末，然後將粉末製成乾藥糖劑，就像前述的栗子止咳一樣，它也是一種獨特的救治藥方，用於吐血和血尿。

蘩縷
Chickweed

月 亮

對於大多數人來說，這是他們熟知的，我不會再進行描述來煩擾你，也不會提出它的好幾個品種，畢竟只有兩、三種的功效值得一提。

生長地 通常在潮溼和多水的地方，在樹木旁或其他地方可見。

生長期 約在六月開花，七月成熟。

藥性及主司星辰 是月亮所司的一種優質藥草，柔軟而令人愉悅。

人們發現它的作用與馬齒莧的功效一樣，但僅限於食用。

將搗碎的藥草或其汁液（以布或海綿蘸取）塗抹在肝臟部位，待乾燥後再用新鮮草汁塗抹，可以很好地舒緩肝臟發熱，對所有的膿皰和腫脹、面部發紅、丘疹、疙瘩、發癢、疥癬都有療效。

其汁液既可以單獨使用，也可與豬油一起煮沸用來塗抹，有助於緩解抽筋、抽搐和麻痺。

可以將一些汁液或蒸餾水滴入眼中，對治眼睛發熱和發紅很有用，滴進耳中還可減輕耳朵疼痛，對於痔瘡中那些血液高溫和酸度所引起的疼痛，具有良好的鎮痛功效，且一般因發熱引起的體內疼痛都能緩解。

也可用於男女陰部、腿部或其他地方的發炎性和劇痛性潰瘍和瘡。

將葉子與藥蜀葵一起煮熟，加入胡蘆巴和亞麻籽製成糊狀劑，塗在腫脹或膿皰上，使其成熟破裂，或者減輕腫脹並緩解疼痛。

當肌肉因抽筋或其他情況而收縮糾結時，此藥可以幫助筋肉，並使筋膜恢復柔軟，可以延展。

取一把蘩縷滾煮，加少量的乾燥紅玫瑰葉，放入一・一三五公升麝香葡萄中，一直煮到四分之一的量收乾掉，然後放入五百七十毫升的豬蹄或羊腳油，讓它們再煮一會兒，同時繼續攪拌徹底；過濾後，塗敷在不舒服的部位，靠近火煨暖，並以一手好好撫揉；（若你想要的話）也將一些藥草包紮在該處，在上帝的祝祐下，換藥三次可見療效。

鷹嘴豆
Chick Pease

金 星

形貌 人工種植的為紅色、黑色或白色，長出九十公分長的莖稈，在莖稈上長出許多近乎圓形的小葉子，邊緣有缺刻，位於中肋的兩側。

在關節處出現一或兩朵花，長在尖尖的柄上，樣子像豌豆，為白色或帶有白色，或紫紅色，或淺或深，和隨後產生的豆子一樣，豆子包在粗厚短小的豆莢中，其中含一或兩顆，通常向下垂，頭幾乎是圓形的，但有些微尖銳或帶有角；根很小，每年死亡。

生長地與生長期 以豆子的樣貌播種在花園或田地中，播種時間晚於豌豆，並與豌豆同時或在它不久之後採收。

藥性及主司星辰 都在金星支配下。和豆子相比，它們較不會引起脹氣，但營養更高。它們會刺激排尿，並被認為會增加精子；有清潔的能力，因此能破壞腎臟結石。最好的方法是飲用水煮它們後所得的油汁。它使腹部向下沉，激發婦女排經與排尿，增加乳汁和精子。

將三十公克的鷹嘴豆、六十公克的法國大麥和一小撮藥蜀葵的根清洗乾淨並切成小塊，在雞湯中滾煮，早晨喝一百二十毫升，然後禁食兩個小時，是醫治身體兩側疼痛的好藥。

比起藥用，白色鷹嘴豆更常當做食品，但仍有相同效果，且被認為在增加泌乳和精子方面更有效。野生鷹嘴豆比栽植的鷹嘴豆效力強得多，後者在熱性和燥性上都超出前者許多，因此，它們更能夠打通阻塞，打碎結石，並具有削切、疏通、消化和溶解等各種特性，而且作用比前者更快、更穩定。

委陵菜 （參見288頁）

Cinquefoil

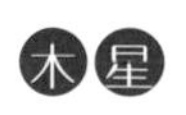

又稱五葉草（Five Leaved），在某些縣稱為五指草（Five Fingered Grass）。

形貌 它蔓生在地面上並蔓延得很遠，長著像草莓的細細藤蔓，藤蔓會再次生根，並吐出許多葉子，這些葉子由五部分組成，有時是七部分，葉緣有缺刻，且有些硬。莖細長，向下傾斜，上面長有許多黃色的小花，中間有一些黃色的線，生長圍繞著一個光滑的綠色頭，成熟時有點粗糙，裡面含有褐色小種子。根是黑褐色的，和一根小指頭一樣粗，但長長的，上面有一些鬚線，並藉由細鬚迅速散布在地面上。

生長地 生長在樹木旁、籬笆邊與田間小路，以及幾乎遍及這片土地的邊界和角落都可見到它們。

生長期 夏天開花，有些會提早，有些晚一點。

藥性及主司星辰 這是木星藥草，因此可以增強它主司的身體部位；要趁木星處於強盛的角宮位時採集。如果你一次只使用一份（僅二十粒），無論是混入白葡萄酒還是白酒醋中，都必定能有效治療瘧熱，無論是何種瘧熱，都會在三次發作內治好，我自己都經常和他人一樣讚嘆此藥。

不要因為它平凡簡樸的外表而小看它，上帝之道皆於此類事物中。

它是一種特殊的藥草，可用於所有炎症和發燒，無論是傳染性還是瘟疫性；也是能用來冷卻和調節體內血液、體液的其中一種藥草。

也可製成各種乳液、含漱劑、注射液

等，用於治療口內瘡、潰瘍、腫瘤、瘻管和其他腐爛、骯髒或化膿的瘡。

這種藥草的汁液每次大約喝一百二十毫升，連續喝幾天，可以治癒扁桃腺炎和黃疸病。

連續服用三十天，可治癲癇病。

根部在牛奶中滾煮後是對男性或女性所有的體液流失（不管是白色還是紅色）症狀最有效的補救藥飲，也可治血痢。

根在醋中煮沸，其湯劑含在口腔中，可減輕牙痛。

汁液或湯劑加少許蜂蜜有助於減輕喉嚨嘶啞，對治肺咳非常有用。

根和葉的蒸餾水對上述所有症狀也有效；如果經常用來洗手，且每次都在不擦拭的情況下任其自行變乾，那麼將在短時間內治好手部麻痺或顫抖情況。

根用醋煮沸後用來外敷塗抹，有助於醫治皮肉任何部位長出的結塊、結核、腫凸和隆起硬塊；還可治發炎、麥角中毒、所有的膿皰病、發熱且腐爛的痛瘡、帶狀皰疹以及其他各種類的化膿臭瘡與發癢。

同樣以根與葉在酒中煮，可外敷於任何飽受疼痛、痠痛之苦的身體關節或手腳痛風，也可治被稱為坐骨神經痛的臀部痛風。

其湯劑持續飲用一段時間，可大大緩解腸子疼痛。

根部也可有效地治療撕裂傷或臟器脹裂，搭配醫治相同症狀的其他藥物一起使用，內服或外用或兩種兼施；也可醫治因擊打、摔跌等造成的瘀血或傷害，並防止任何部位受傷的內外出血。

有些人認為，一片葉子可以治每日瘧，三片可以治三日瘧（Third Day Agues），而四片可以治四日熱，這極有可能是迪奧科里斯所言，因為他這個人充滿了奇思異想。事實上，我從不著重在葉子的數目上，也不在意要以粉末狀或水煎劑的形式開立此藥：我的經驗是，若木星很強盛，月亮向祂施加作用，或者其良好面向的能量蓄積，每次都能達到預期療效。

細香蔥
Cives

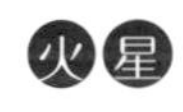

可稱火韭（Rush Leeks）、香蔥（Chives）。

藥性及主司星辰 老實說，若非有位鄉紳寫信告訴我，除了其他的藥草外，也應該加入細香蔥，我原先並沒有將此植物放進本書。

它們確實是一種韭菜，燥熱程度也像韭菜為第四級，因此為火星主司；如果以原生方式食用（我不是指相對於燒烤或水煮料理的生食，而是未經化學加工調製的原料食材），它們會對大腦釋放危害甚鉅的蒸氣，造成睡眠困難，並損害視力，但若是按煉金術士的技術製作，可以成為醫治滯尿的好藥方。

快樂鼠尾草 *Clary*

月亮

或者更合適的名稱為清澈之眼（Clear Eye）。

形貌 一般花園裡的快樂鼠尾草有四枝四稜形的莖，長著偏白或蒼白的綠葉，寬闊、粗糙、有皺褶，葉緣有微微均勻鋸齒，並散發出濃郁的甜味，一些生長在接近地面處，一些則在莖稈上成對生長。花相隔著一定距離生長，在其下方莖節處有兩片小葉子，有點像鼠尾草的花，但更小，呈發白的藍色。種子是褐色的，有點扁平，或者不像野生的那麼圓。根微黑，蔓延不遠，在播種後死亡。通常人工播種，因為自然撒種的很少長得起來。

生長地 這種植物都種植在園子裡。

生長期 六、七月開花，有些比其他的稍晚一些，種子約在八月左右成熟。

藥性及主司星辰 在月亮的支配之下。將種子放入眼睛可清除進入眼瞼的塵埃與擾人異物，並且使眼瞼內的白色和紅色斑點消失。

用水將種子製成黏液，用於腫瘤或腫脹，可將其分解消除；還會吸出碎片、棘刺或插入肉體的其他東西。

葉子單獨與醋搭配使用，或再加少許蜂蜜一起使用，都有助於治療膿瘡、疔瘡，以及痛瘡所引起的燙熱發炎——記得在葉子長得太大之前就用來外敷。

乾燥的根磨粉後放入鼻子，會引起打噴嚏，從而清除頭部和大腦的大量黏液和腐敗物。

種子或葉子配酒服用可激起性欲。

它對後背虛弱的男人和女人都有幫助，並有助於加強腎部：既可以單獨使用，也可以與其他具有相同功效的藥草一起使用，經常用於製作甜奶蛋糊料理。以新鮮葉子蘸麵粉、雞蛋和一點牛奶混和的糊狀物，然後用奶油炸，盛裝上桌，對任何人來說都是可口美味的，但對於那些腰背較弱的人卻非常有益，還能有上述功效。

將這種藥草汁倒入麥芽酒或啤酒中然後飲用，可促使女性排經，並排出胎盤。

野生快樂鼠尾草 *Wild Clary*

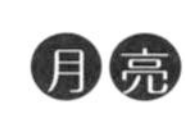

野生快樂鼠尾草被褻瀆地稱為「基督之眼」，只因它可治療眼疾。我打從靈魂深處祈願，醫師們不再褻瀆、無知和武斷，願他們快樂，而我歡喜。

形貌 它看起來像其他快樂鼠尾草一樣，但是較小株，有很多莖，大約四十五公分高。莖是四稜的，帶點毛。花為藍色，認得一般快樂鼠尾草的人必定也知道這一點。

生長地 在這個國家的貧瘠地區普遍生長。若去格雷律師學院（Gray's Inn）

附近和切爾西附近區域查看，可能會發現很多。

生長期 花期從六月初到八月下旬。

藥性及主司星辰 它比花園裡的快樂鼠尾草還要熱且乾燥，儘管如此，它還是由月亮主司。種子被打成粉末後配酒一起喝下，是激發情欲的強效藥。

喝下以水煎煮的湯，可以使胃溫暖，而且極其美妙的，胃正是在月亮之居所，巨蟹座的影響下。它還可助消化，化開身體任何部位凝結的血液。

其蒸餾水可清潔眼睛，治療泛紅、淚水分泌過多和發熱症狀。

這是治視力昏暗的一種強效藥，只要取一顆種子放進眼睛，然後留在那裡直到它自己掉出來（不用說當然會痛），它將清除眼睛裡所有汙穢腐爛的東西；而且經常重複這麼做，能除掉遮蓋視線的眼翳，比起用針將其挑掉，這方法遠遠更加輕鬆、安全且吸引人。

豬殃殃 （參見276頁）

Cleavers

月亮

也被稱為鵝草（Goose Grass）或是鋸子草。

形貌 常見的豬殃殃有非常粗糙的直莖，沒有一個指尖那麼大，但有時會長到一百八十或兩百七十公分高，如果它遇到任何高大的灌木叢或樹木，可能會爬上去，而它沒有任何卷鬚；若沒得爬，它會留在較低的地方，躺在地上。到處都是莖節，上面除了有葉子（通常是六片）外，每節都長出一枝，排列成有如星星的圓形羅盤狀，或一輪馬刺的樣子。從葉子或莖節之間到樹枝的頂部，長出很小的白花，位於細小線狀莖稈的尾端，花落後就出現兩顆圓形、粗糙的小種子併連在一起，它們成熟時會變得堅硬、泛白，側面有一個小孔，有點像肚臍。莖、葉和種子都很粗糙，因此會扎進任何碰到它們的東西。根小而多鬚，在地裡蔓生，但每年死亡。

生長地 在英國許多地方都生長在樹籬和溝渠旁，也是花園裡的麻煩存在，它會四處蔓生，準備好扼殺附近任何植物的生長。

生長期 在六月或七月開花，在七月或八月底種子成熟並再次落下，從那裡重新發芽，而不是從老根中抽長。

藥性及主司星辰 在月亮的支配之下。將藥草汁與種子和葡萄酒一起喝，可幫助那些被蝰蛇咬傷的人，保護心臟免受毒液的侵害。

常加在肉湯中喝，可以幫助容易發胖的人保持苗條細瘦。

蒸餾水每天喝兩次，可治黃疸，從過往經驗也發現該藥草的水煎劑能起到同樣的作用，並能止住下痢與出血。

葉子的汁液，或將葉子略為搗碎，塗在流血的傷口上可止血。其汁液還可幫助新傷開口閉合，乾燥藥草磨粉後撒在上面也可以起到同樣的作用，並且可以幫助治療陳年潰瘍。

用豬油煮沸成膏後，用來塗抹，可治各種硬腫或結核。

藥草汁滴入耳朵，可消除耳朵疼痛。

這是一個很適合春季的藥方，（切碎並徹底滾煮後）食用其水煮稀粥，以清潔血液，增強肝臟的健康，從而使身體保持健康，適應即將到來的季節變化。

小丑之林 *Clown's Woods*

土星

形貌 有時會長到六十或九十公分高，但通常約六十公分長，有著四稜、粗糙的綠色莖稈，但細長，在相隔稍遠處接合，有兩片非常長、稍窄的深綠色葉子，邊緣有較鈍鋸齒，末端尖長。花直立於接近頂端處，圍繞著莖與葉相接處，末梢也是尖頂，具有長而透氣的花冠，為紫紅色，裡面帶有發白的斑點，位於偏圓形的莢中，之後產生黑色的圓形種子。根由許多長鬚組成，在其中長有一些長形的糾結團塊，呈淺黃色或近白色，但一年中的某些時候，在許多地方都看不到小丑之林的這些節狀根。這種植物聞起來有點濃烈。

生長地 生長在英國的北部和西部各縣，且經常長在靠近倫敦的田中小徑旁，在距其五、六公里的範圍內，但通常在溝渠中或溝渠附近生長。

生長期 六月或七月開花，不久後種子就成熟了。

藥性及主司星辰 由土星主司。對所有剛造成的傷口尤其有效，而且它在止血以及使舊的腐蝕性潰瘍、爛瘡等的體液變乾方面非常有用——傷口不乾燥會阻礙它們的康復。

由它的汁液製成的糖漿在醫治體內傷口、筋脈撕裂、血痢、血管破裂，吐血、血尿或嘔血方面不遜於任何藥草：不時服用此糖漿，並在傷處塗抹這種藥膏或藥糊，可以極完善而迅速地治癒撕裂傷，令人讚賞。

此外，如果任何筋脈腫脹或肌肉腫脹，可在其上塗抹一小片這種藥草糊，如果再加上一點康復力紫草，可獲得良好的功效。

我向你保證，儘管這種藥草名稱如此古怪，但值得稱讚，凡讀過此文的人（如果他按我所做過的那樣去嘗試的話）都會讚揚它；只是要注意它的性質屬於乾燥、大地。

公雞頭 *Cock's Head*

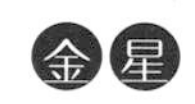

形貌 紛繁的莖稈雖柔弱但粗糙，有四十五公分長，向下傾斜，但長著翼狀

的葉子，長而尖，下側發白。從這些莖的頂端長出其他細長的莖，裸露而沒有葉子，直到頂部處又長出許多小花，呈穗狀，淡紅色，中間帶有藍色。在花朵之後那部位又生出粗糙而有些扁平的圓頭。根是堅韌的，有些木質，但每年都持續活著吐新芽。

生長地生長在樹籬上，但有時是長在空曠的土地上，在英國的許多不同地區都有生長。

生長期整個七月和八月都在開花，而種子也在此期間成熟。

藥性及主司星辰在金星支配下。它具有稀釋和消解的能力，因此，將嫩綠的葉子打碎成糊狀外敷，可使肌肉中的小硬塊、肉贅或結核消散。
如果乾燥後加進葡萄酒中服用，則可治淋病；而混和油來塗抹，會刺激排汗。用來餵食牛會有奇效，使牠們大量產牛奶，那麼將它煮沸當一般飲品當然也可以在乳母們身上達到相同效果。

耬斗菜 （參見277頁）
Columbines

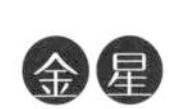

這種植物非常出名，幾乎在每家園子中都有，我想我可以省下描述它們的時間。

生長地在五月開花，而大部分在六月結束時就死亡，種子在同時完熟。

藥性及主司星辰也是金星藥草。其葉子常用於洗劑中，成功治療口腔和咽喉痛。特拉古斯說，如果將一小撮種子放入酒中並加少量番紅花，會打通肝臟阻塞，對黃疸病患有好處，只要讓患者服用後躺在床上好好流汗。種子放酒中喝下，可使婦女迅速分娩，如果喝一次不夠，讓她喝第二次，那便會見效。西班牙人早上空腹時會吃一塊根，連續好幾天，可治腎部或腎臟的結石困擾。

款冬 （參見276頁）
Coltsfoot

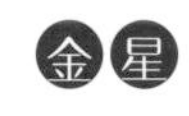

又稱咳嗽草（Coughwort）、駒仔蹄草（Foal's Foot）、馬蹄草（Horse Hoof）與牛蹄草（Bull's Foot）。

形貌會長出一根細長的莖，早些時候帶有黃色的小花，然後迅速脫落，它們掉落後會長出一些圓形的葉子，有時葉緣上有缺刻，比一般款冬屬植物的葉子更小、更厚且較綠。綠葉上側表面有些微微絨毛，可將其擦掉，而其下側為粉白貌。根小而白，在地下廣泛散布，因此只要落地生根，便很難移除，會一直生長下去，從該處冒出新鮮的葉子。

生長地在溼地和乾燥的地方都能長得一樣好。

生長期大約在二月底開花，三月開始出現葉子。

藥性及主司星辰 在金星的影響之下。新鮮的葉子或其汁液或將其做成糖漿，適合治乾咳、喘息和呼吸急促。

乾燥的葉子最適合那些肺部有薄黏液和分泌物因而引起咳嗽的患者，為此，將乾葉子做為菸草來抽，或使用其根部也非常好。

單獨使用其蒸餾液，或者與接骨木的花和茄屬植物一起使用，對所有瘧熱的舌頭都是很好的治療方法，一次喝六十毫升，然後將浸泡過蒸餾液的溼布蓋在頭和胃上，這樣做對任何發熱腫脹和發炎也非常有用。

有助於醫治麥角中毒和燒傷，並且有效地消除因發熱而產生的疹子和痘皰；至於痔瘡或私處的發熱燒燙也一樣，要敷上浸過蒸餾液的溼布。

康復力 *Comfrey*

（參見276頁）

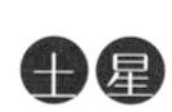

這是一種非常普遍但卻被忽視的植物。它有非常優異的療效。

形貌 常見的大株康復力在地面上有紛雜且非常大的多毛綠葉，由於其多毛或多刺，如果手、臉或身體的任何細嫩部位碰到它們，便會發癢。從葉子之間長出的莖稈，高六十到九十公分，空心且有稜角，也有許多毛，長有很多的葉子和下面的葉子相同，但愈靠近頂部就愈少。在莖節處產生許多分枝，上面有一些葉子，在末端上站著許多花朵，它們彼此之間上下有序交疊，稍長而空心，就像手套的手指一樣，呈淡淡的白色，之後產生黑色小種子。根部大而長，在地下散布著濃密的粗枝，外面呈黑色，內部發白，短而易折斷，充滿了濃糊或黏稠的汁液，幾乎沒有味道。

類似的植物還有另一種，只是數量略少一些，且有淡紫色的花朵。

生長地 生長在溝渠和水邊，在各種潮溼的田間，因為它們性喜在其中生長。第一種一般來說在全國皆可見，另一種則會在某些地方生長。就我的研究可保證，我知道有第一種的草生長在乾燥的地方。

生長期 六月或七月開花，並在八月產生種子。

藥性及主司星辰 這是土星的藥草，我認為在摩羯座之下，性質寒涼、乾燥、大地質。人們口中所說的小丑療傷草（Clown's Woundwort）可能就是指它。大康復力草可幫助那些吐血或血尿的人。

將根部在水或酒中煮沸後服用，有助於治療肺部所有的疼痛、瘀傷、傷口和肺部潰瘍，並使壓迫傷害人體的痰液容易被吐出。它有助於治療許多症狀，如黏液從頭部傾流到肺部、腹部的血液或體液流淌、女性不正常的月經以及白帶，還有任何原因造成的遺精現象。

它製成的糖漿對治療所有體內的疼痛不適都很有效，其蒸餾液也能達到相同效果，而且對於體外各處筋與肉的傷口和瘡，都是非常有效的，也可使瘧熱不再發作，緩和體液的強烈刺激。

儘管沒有根部那麼有效，但其葉子的水煎劑可做到各種功效。

根部用於外敷，搗碎後鋪在新創傷口或割傷上面，可立即見效；對撕裂和骨折特別有用。是的，據說它的固著和縫合功效如此強大，以至於若將它們置於鍋中與切碎的肉一起煮，它會使肉塊再次結合。

將其用於因脹乳而疼痛的女性乳房最好，還可以抑制痔瘡出血過多，減輕周圍部位發炎，減輕疼痛。取康復力新鮮的根打成小塊，撒在皮革上，放在有痛風困擾的任何地方，可以迅速緩解疼痛。以相同的方式也可減輕關節疼痛，並為流膿的潮溼潰瘍、壞疽、壞死組織之類的病況帶來很多好處，已經有許多人的體驗證實有效。

車前葉山慈姑 *Coralwort*

月亮

形貌 在這藥草的諸多品種中，有兩種可能在這個國家生長。第一種的長條褐色葉柄上長出一到兩片羽翼狀葉，在剛冒出地面時為下垂摺疊貌，當完全展開時，它們由七片葉子組成，最常見的是暗沉灰綠，葉緣有缺刻，在中肋兩側彼此相對，就像白蠟樹的葉子一樣；莖的下半部分沒有葉子。上半部分有時有三到四葉，每葉由五片葉子組成，有時是三片。

在頂部長著四到五朵花，開在短短的梗上，帶有長莢；花長得非常像紫羅蘭，淡紫色，每朵有四瓣，其後長出小豆莢，裡面含有種子。根非常光滑，潔白有光澤；不會向下生長，但會沿著土地的上層爬行蔓延，由靠在一起的小瘤狀圓球組成。

靠近莖稈的頂部長有一些單葉（即一個葉柄上只有一片葉片），每片葉子旁都會冒出個小小的、像丁香的鱗莖，成熟時放進土地中將會長成根。至於在這個國家生長的另一種車前葉山慈姑，它比前一種更稀少，是非常小的植物，很像毛茛，因此有人認為它是毛茛的一種。

我不知道該如何幫你找到它，因此不做任何描述。

生長地 第一類生長在薩塞克斯郡的梅菲爾德，在一處名為嗨瑞德的樹林，以及另一座叫做狐狸窟的樹林。

生長期 從四月下旬到五月中旬開花，在七月中旬之前消失。

藥性及主司星辰 在月亮支配下。它可清潔膀胱，刺激排尿，排出碎石和結石。

每天早上搭配葡萄酒攝取一小撮根部的粉末，可減輕體側和腸部的疼痛，特別適合醫治體內傷口，尤其是胸部或肺部。對治疝氣及止下痢非常有用。
用它製成的藥膏對傷口和潰瘍極有好處，會使阻礙治療的體液很快乾燥。

脂香菊（參見277頁）
Costmary

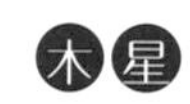

眾所周知，這幾乎是每個花園中都有種植，因此我認為無須說明。

生長期 在六月和七月開花。

藥性及主司星辰 在木星的主導下。一般的脂香菊和常春蓍草（Maudlin）都會刺激大量排尿，並潤溼僵硬的子宮。能溫和地清除膽汁和痰黏液，削弱粗大物質，切碎堅韌黏稠物質，清除骯髒的東西，並防止腐敗和衰爛。
它能溶解而沒有吸引作用，可打通梗塞，對治因梗塞引起的有害作用，對各種乾燥的瘧熱都極有幫助。
它對胃有收斂作用，並能增強肝臟和所有其他內臟。搭配乳清吸收更有效。
早晨空腹食用，治頭部持續疼痛，可抑制、乾燥並耗損所有從頭流到胃的稀薄黏液或分泌物，並有助於消解掉聚積在其中的粗劣體液。有些人會陷入一種被稱為惡病質的持續性體質惡化，這藥草對此症狀非常有幫助——尤其是在疾病初發時。
它對身體特別友善，可以幫助治療惡性、虛弱和寒冷的肝臟。種子通常是開立給孩子們治蠕蟲用，把花浸泡在白酒中，每次喝六十毫升，也有相同效果。
用橄欖油和瓶爾小草煮沸後製成軟膏，可以有效地清潔並治癒長年潰瘍，在傷口緊實後，加一點蠟、松香和松脂，使身體舒適。

鼠麴草（參見277頁）
Cudweed

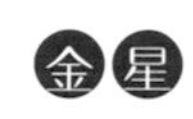

也被稱為棉花菜（Cottonweed）。

形貌 常見的鼠麴草有時會長出一根莖，有時是二到三根，莖兩側各有厚而狹長的白色或木色葉片，從莖的中部一直持續到幾乎頂部，每片葉子都伴著小花，花呈暗褐色或棕黃色，或說它不如其他花那麼黃；花落後，會有絨毛包著的小種子，隨風吹走。
根小而有許多絲。
還有其他種類，但它們數量略少於前述者，差別不大，只是莖和葉較短，而花色更淡，張得更開。

生長地 生長在英國大部分乾燥、貧瘠的沙質和碎石地上。

生長期 大約在七月開花，有些會早一點，有些晚些，而種子在八月成熟。

藥性及主司星辰 金星為它的主導者。這些植物都有固澀、收束或乾燥性質，因此有益於治療黏液從頭頂逸流出去的情況，並停止任何部位的出血，和紅酒製成湯劑後喝下，或磨粉後配紅酒喝下即可。它有助於治療大量流血，減輕由此而來的折磨，止住婦女過量經血，也有利於治療體內或體外的傷口、疼痛和瘀傷，並可治兒童內臟脹裂和蠕蟲，且無論是飲用或注射，都可以治療名為裡急後重症的疾病——其症狀通常是常感覺急需大小便而無法順利排出。

其綠葉搗碎，覆蓋在任何新創傷口上，可止血並迅速癒合。

正如普林尼（Pliny）所說，其藥草汁加酒和牛奶是治療腮腺炎和扁桃腺炎的最好藥劑；他還進一步說，無論是誰只要服用了，就永遠不會再為這種疾病所困擾。

黃花九輪草 （參見287頁）
Cowslips

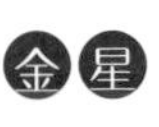

野生的和人工種植的品種都廣為人知，我就不再多做介紹，免得讀者和我自己一樣覺得煩。

生長期 在四月和五月開花。

藥性及主司星辰 金星擁有這種藥草的支配權，以此草位於白羊座之下，而我們城市裡的貴婦們都知道它的藥膏或蒸餾水可以養顏美容，或者至少在美貌流失時可以有助於恢復。花比葉更有效，根的用途很少。用它們製成的藥膏可去除皮膚的斑點和皺紋、曬傷和雀斑，並使外貌大幅美化。

它們可以救治暑氣和風寒而引起的頭部種種虛弱症狀，例如眩暈、惡夢、幻覺、狂躁、癲癇、麻痺、抽搐、抽筋、神經痛。

其根部可緩解背部和膀胱的疼痛，並打通尿道。

葉子對傷口好，花朵可治顫抖。

如果花朵未徹底乾燥，並被放置在溫暖的地方，很快就會腐爛並呈現綠色。如果讓它們每個月曬一次太陽，對太陽或它們都無害。

因為它們能增強大腦和神經，且能治療麻痺症，所以希臘人稱之為Paralysis（有「麻痺」之意）。

花朵經過處理保存下來，每天早晨食用約一顆肉荳蔻的量，足以抵禦體內疾病；但是對於傷口、斑點、皺紋和曬傷，要使用葉子和豬油製成的藥膏。

蟹爪 （參見287頁）
Crab's Claws

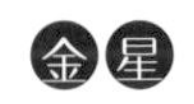

形貌 有各種狹長的葉子，葉子邊緣上有尖刺，末端也很尖。花朵長出的莖很少長到葉子那麼高，上有一個叉狀的頭，像蟹螯，從中開出一朵白花，花有三瓣，花瓣中間有許多淡黃色、帶毛的線。它的根紮在水底的泥漿中。

生長地 在林肯郡的沼澤中大量生長。

生長期 在六月開花，通常會持續開到八月為止。

藥性及主司星辰 是金星植物，因此是腎部的強大滋補品。它對俗稱聖安東尼之火的麥角中毒發炎症特別有好處；可減輕發炎和傷口腫脹。用它製成的藥膏對治癒傷口非常有用。

對於因腎臟挫傷而出血的患者，幾乎沒有比這更好的自然藥草了。

藥草磨粉後，每天早上服用少許，是停止經痛的好方法。

黑水芹
Black Cresses

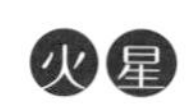

形貌 葉子很長，兩側都有深切口和鋸齒狀，與野生芥末沒什麼兩樣。莖很小，十分柔軟，但非常堅韌；在擰斷它之前，你可以將它們像柳條一樣扭轉成圓形。

花很小，黃色，凋落後有小莢，裡面含種子。

生長地 是一種常見的藥草，通常生長在路旁，有時在倫敦周圍的泥牆上生長，但性喜在石頭和垃圾堆中生長。

生長期 六月和七月開花，種子在八月和九月成熟。

藥性及主司星辰 在火星的統治下，是一種性熱而刺辣的植物。黑水芹的種子發揮作用時，可大大地增強腦部，比起芥菜籽幾乎毫不遜色。

它們有效地抑制那些可能從頭掉落肺部的稀黏液；如果你願意的話，可將種子打成粉末，然後用蜂蜜製成乾藥糖劑，如此一來，你隨身就有優質藥劑，不僅可用於上述症狀，還可治咳嗽、黃疸和坐骨神經痛。

這種藥草煮成糊狀劑，是治療發炎的極好方法——對女性的乳房和男性的睪丸皆然。

屈曲花
Sciatica Cresses

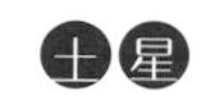

形貌 這種植物有兩類；第一種長出約六十公分的圓莖，分散出許多細枝，其低處的葉子稍大於上面的葉子，但所有葉子都有切口或邊緣裂痕，和菜園裡的水芹有點像，但較小，花朵小而白，生長在樹枝的頂部，之後生長出含有褐色小種子的果莢，種子的味道非常濃郁強烈，比菜園的水芹還有刺激性。根長，白色，木質。

另一種的下段葉片較完整，較長而寬闊，完全沒有被撕裂，只在接近尾端的邊緣有一點缺刻，但是長在較高處的葉子較小。花和種子就像前者一樣，根也一樣，根和種子都一樣味道強烈。

生長地 生長在狹窄處和舊牆兩旁。

生長期 在六月底開花，種子則是在七月成熟。

藥性及主司星辰 這是土星植物。葉子應在夏季趁新鮮取下，但是取用根特別好，混和陳年豬油後，捶打製成糊狀或膏狀，塗在坐骨神經痛的部位，如果是在男人身上，要持續敷四小時，女人的話則需兩個小時；之後，將酒和油混合在一起洗浴該部位，然後用羊毛或皮革包裹，稍稍出汗後，不僅肯定能治好臀部、指關節或其他關節的類似疾病——如手腳痛風，而且連頭部的長年不適（如長年的黏膜炎）和身體其他難以治癒的部位都能痊癒。

無論是任何部位，如果原先的不適症狀仍然存在，則應在二十天後再次使用相同藥方。對脾臟疾病也同樣有效。

塗抹在皮膚上，可去除其上的斑紋瑕疵，不管是疤痕、痲瘋病疹、疥癬或皮屑脫落，儘管此藥會使該部位出現潰瘍，但此後再用油和蠟製成的藥膏即可解決。請將此視為另一個祕方。

水田芥 （參見277頁）

Water Cresses

月亮

常見的水田芥開展著許多軟弱空心而多汁的莖稈，在莖節處向外吐出不少纖維，並向上長出翼狀長葉，這些葉子由紛雜的闊葉組成，多汁，幾乎是圓形，呈褐色。花的數量多，白色，立在長莖稈上，之後變為黃色小種子，被包在像牛角一般的細長莢中。整株植物在冬天都保持綠色，味道有些辛辣刺激。

生長地 大部分在小型靜止水域中生長，但有時生長在流動的小溪中。

生長期 在初夏時開花並播種。

藥性及主司星辰 是月亮轄下的藥草。與有柄水苦蕒（Brooklime）相比，它對壞血病的治療能力以及淨化血液和體液的效力都更強，並且適用於有柄水苦蕒可發揮療效的所有其他用途，例如打碎結石、刺激排尿和女性排經。

其湯劑可洗滌、清潔潰瘍。

搗碎的葉子或其汁液是很好的藥方，晚上可以塗在臉上或有雀斑、丘疹、斑點等問題的部位，到了早上就可以洗掉。

藥草汁混合醋，用以沐浴前額，對於感覺沉悶、昏昏欲睡或嗜睡的人有益。

在春季喝水田芥濃湯可清潔血液，治療頭痛，並消耗冬天遺留的不良體液。那些希望常保健康的人，如果真有意願，就該服用此草，如果他們不這樣做，我也無能為力。如果不喜歡濃湯，可以把這種藥草當做沙拉食用。

十字草 （參見277頁）

Crosswort

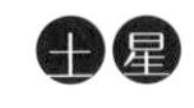

此藥草因其葉子的樣貌而得名。

形貌 常見的十字草長有略高於三十公分的帶毛棕色直莖，每個莖節上長有四片小而寬、帶有尖端的的細葉，平滑但長有毛，以直角互靠彼此，因此得名。接近莖稈頂部的莖節，有著三到四排向下長的葉子，開著淡黃色的小花，之後會是黑色圓形小種子，每個莢中最多有四顆。根很小，充滿纖維或細絲，能牢牢地抓住土地，並隨枝條蔓延到很大範圍的土地，雖然每年葉子都會枯萎然後重吐新芽，但根不會在冬天枯死。

生長地 生長在許多潮溼的地方，在原野這類未開墾的地方，倫敦附近的漢普斯特德教堂院子裡，肯特郡的懷伊一帶，以及其他許多地方。

生長期 從五月開始開花，持續整個夏天，到處都會有，因為它們喜歡陽光。種子不久就成熟了。

藥性及主司星辰 在土星的支配下。這是一種非常好的療傷藥草，可以內服，不僅能止住傷口出血，還可以幫助傷口緊實，就像外用於新的傷口時一樣，不僅能為傷口止血，還可以使其迅速密合起來而痊癒。

以酒煮的藥草煎劑有助於將痰從胸腔排出，對胸部、胃部或腸梗阻有好處，並有助於恢復食欲。用來洗淨傷口或瘢瘡也很好，可清潔和治癒傷口。

將藥草搗碎，然後煮沸，連續幾天用以外敷，經常換藥，同時，每天服用酒煮的藥湯，只要內傷脹裂情形不要太過嚴重難以平復，肯定能治癒任何內臟綳裂；如果是使用新鮮現採的藥草，藥效的作用很快。

毛茛 （參見277頁）
Crowfoot

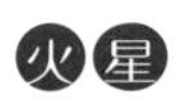

是種性質猛烈的尖酸藥草。

這種藥草的種類很多，真要全部描述的話，恐怕連蘇格拉底也受不了，由於我的修為尚未達到蘇格拉底的層級，只能描述最尋常的。

形貌 最常見的毛茛有許多薄薄的大葉子，分成不同的裂片，味道尖酸刺激，會使舌尖刺痛而起泡；有許多花，有著艷亮的黃色，我不記得我見過任何比它更黃的東西。在古代，女孩子總會將其製成粉末鋪入新娘床。花謝之後，會冒出小頭，有些像鳳梨一樣粗礪帶刺。

生長地 在任何地方都非常普遍。除非你自己將頭塞進樹籬，否則在走路時肯定會看到它們。

生長期 在五月和六月開花，花期甚至能持續到九月。

藥性及主司星辰 這種本質火熱的火星藥草不太適合內服，但葉子或花朵製成的藥膏可吸收水泡，且適合塗在脖子上，讓眼睛中的稀黏液被人體所吸收。

藥草被搗碎後混合少許芥末，也能吸收水泡，效果像芫菁一樣完美，而且對尿道的危害要小得多——這方面芫菁很容易造成傷害。

我知道這種藥草曾經用於一場現已被壓下來的瘟疫災情，甚至挽救了眼看無望的生命。最好是收藏著它的軟膏和藥糊，以備不時之需。

斑葉疆南星 *Cuckow Point*

火星

形貌 此植物從一塊根部發芽，最多長出三至五片葉子，每片葉子稍大且長，在接近莖稈處的底部較寬，並且分叉，但最後又合於一尖端，葉緣沒有缺刻，呈飽滿綠色，每枝都長在一根粗的圓莖上，約有一條手臂長或者更長，兩到三個月開始枯萎後，從它們之間會長出裸露無包覆、圓形泛白的綠色莖，帶有紫色斑點和條紋，比葉子高一點；在頂部有一個長長的空心果莢，其底部閉合，但從中部向上開口，以尾端結束：在其中是一個小小的杵或槌狀物，底部比頂部小，深紫色，果莢裡層也是深紫色，但其外表是綠色；經過一段時間後，帶著槌的果莢腐爛，其腳柄或基座長成一小束的漿果，起初為綠色，成熟時變微黃淡紅色，大小如榛果仁，然後持續留駐幾乎一直到冬天。根是圓形的，偏向長條狀，大部分躺著，葉子從最大的一端長出來，當植物長出漿果時，葉子會有些皺摺且鬆脫，在其下再長出另一片穩固而結實的葉子，上面掛著許多小絲線。整株植物的味道非常酸而刺激，咬舌程度就像蕁麻刺手一樣，保持這樣很長一段時間不變。在古代其根部被用來代替澱粉來為亞麻布上漿。

還有另一種斑葉疆南星，葉子數量較少，有時較堅硬，上面有微黑的斑點，夏季大部分時候，葉子維持綠色的時間比前者更長，葉子和根部味道都更加強烈刺激。其他各方面都與前者類似。

生長地 在英國許多地方，幾乎每種樹籬下都經常長著這兩種類。

生長期 在春天發芽長葉子，並持續到夏天中段或稍晚一些；果莢在葉子掉下之前就出現了，在四月產生果實。

藥性及主司星辰 在火星支配下。特拉古斯說，取一打蘭（若有需要的話可再多一些）帶有斑點的斑葉疆南星——無論是服用鮮綠的或是乾燥的，對治毒素和瘟疫是肯定迅速有效。

喝一勺量的藥草汁具有相同的效果。但是，如果在其中以及上述的根部中加入一點醋，在某種程度上能減輕了它給舌頭帶來的刺痛尖酸味。

綠葉搗碎後，覆蓋在任何積聚膿液或瘟疫的瘡口上，有助於驅除毒素。

將乾燥的根磨粉，取一小勺，蘸取其兩倍量的糖，製成乾藥糖劑來舔食服用，或者就用新鮮的根，對那些氣虛、呼吸短促以及咳嗽的人有極大的幫助；它可以分解、消化胃部、胸部和肺部的痰液，並將之排出。根部的乳汁煮沸後對於上述症狀也是有效的。

上述粉末放入酒或其他飲料中服用，或飲用其漿果的汁液，或食用果實的粉末，或喝下將其泡入後再煮過的酒，都會刺激排尿，促使婦女排經，並在生育後有效地潔淨惡露，排出胎盤。與羊奶一起服用，可治療腸內潰瘍。

其蒸餾水對於上述所有目的都是有效的。一次服用一湯匙即可止癢。連續幾天一次吃三十毫升或更多，有助於治療疝氣。

嫩綠或乾燥的葉子，或其汁液，可以清潔身體各部位的各種腐爛髒臭的潰瘍，並可治療名為息肉的鼻中發臭惡瘡。

根部的汁液煮過後，傾注入眼中，可為眼睛清除任何阻礙視線的薄膜或眼翳、雲影或薄霧感，並有助於治療淚水分泌過量和眼睛泛紅，以及在某些時候眼睛出現黑色和藍色的狀況。

將根與豆粉混合，塗在發炎的喉嚨或下巴上，對它們會有幫助。

漿果汁在玫瑰油中煮沸，或打成粉末與油混合，然後滴入耳朵，可減輕耳朵的疼痛。

漿果或根和溫熱牛糞一起打爛，用來塗敷，可減輕痛風的疼痛。

葉子和根放入酒中加一點油煮沸，然後塗在痔瘡上或脫肛處，可緩和症狀，坐在熱煙上蒸薰也可見效。

新鮮的根部搗碎後加上少量牛奶蒸餾萃取，得到的藥水，用以清潔皮膚上的脫皮掉屑、雀斑、斑點或任何皮膚瑕疵都是最好的藥方。

黃瓜 *Cucumbers*

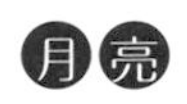

藥性及主司星辰 毫無疑問是受月亮支配，它們因其寒涼性質而受到強烈反對，且如果它們的涼冷要是再增強一級，就會產生毒害。最專精的蓋倫派醫者將其列為二級溼冷，熱性不如萵苣或馬齒莧，不過它們非常適合胃部和肝臟發熱的人。無所節制地食用它們會使人體充滿劣質體液，事實上，毫無限制地攝取任何東西都會造成傷害。

以其汁液清洗臉部，可清潔皮膚，對於治療眼部熱質黏液分泌非常有益。

種子能有效刺激排尿，並在滯尿時清理尿道。沒有比黃瓜更適合治療膀胱中擴張的潰瘍，一般常見做法是，將種子用於乳液中，就像人們製作杏仁奶一樣。但是（我認為）更好的方法是：當一年中的合適季節到來時，取來黃瓜搗碎，然後從中蒸餾出藥水，患膀胱潰瘍的人不要再喝其他飲料，只要飲用這個蒸餾液就好。

用此液體洗臉，最紅的臉都能治好。它也非常適合治療曬傷、雀斑和瘢點。

雛菊（參見277頁）
Daisies

金星

這些是眾所周知的，幾乎每個孩子都曉得，所以我認為不需要寫任何關於它們的描述。因此，請按以下說明利用它們的優點。

藥性及主司星辰 該藥草為巨蟹座管轄，在金星的支配下，因此非常適合治胸乳傷口，適合製成藥油、軟膏和糊劑保存，也可以糖漿形式保存。

較大株的野生雛菊是一種頗受稱讚的療傷藥草，通常用於治體內或體外傷口的那些飲料或藥膏中。其汁液或蒸餾液或小雛菊可以調節膽汁熱量，使肝臟和其他體內部位恢復活力。用它們煮成湯劑後喝下，有助於治療胸腔中的傷口。同樣的湯劑也可治癒口腔、舌頭或私密部位的所有潰瘍和膿皰。

葉子搗碎後塗在私處或任何其他部位的腫脹發燙處，可將之溶解並降溫。

加上矮接骨木和龍牙草煎煮成藥湯，熱敷於患部，並以之沐浴，可使患有麻痺、坐骨神經痛或痛風的人大為放鬆。同樣，它還可以分散並溶解在身體任何部位肌肉中生長的結核或硬瘤，以及因跌倒和毆打而產生的瘀傷。還用於治疝氣和其他體內灼傷，非常有效。

用它製成的藥膏對所有發炎的傷口大大有幫助，有助於治療因潮溼體液浸潤而遲遲無法癒合的傷口，在大多數情況下，這些都是發生在手臂或腿部關節上的傷口。

任何人若是眼睛淚液分泌過多，以其汁液滴入眼睛，對他會有很大幫助。

蒲公英（參見277頁）
Dandelion

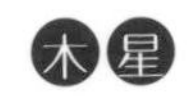

鄙俗的稱呼為尿床草（Piss A Beds）。

形貌 大家都知道它有許多長而缺刻深的葉子，躺在根部周圍的地面上。在兩側的每個缺刻或鋸齒缺口末端向下指向根部；中肋是白色的，被打碎後會流出大量的苦味乳汁，但根部會有更多。

從許多常綠的葉子之間，長出許多細長無力的裸露莖稈，每根莖上都頂著一朵大黃花，由多排黃色花瓣組成，末端很寬並有缺口，中間有深黃色斑點，逐漸成熟後，原本花所佔的位置變成垂向莖稈的綠色果莢，下垂的頭變得像球一樣圓，在果莢下長著種子，它們是下垂圓頭的一部分，會一同被風吹走，或者可能被人吹氣噴走。

根部向下生長到極深處，在地下被折斷，但仍會再次生長出來，一旦根深埋入地下，幾乎無法被殺死。

生長地 生長在各處草地和牧場上。

生長期 幾乎一年四季都可以見到在某地開花。

藥性及主司星辰在木星的支配下。它具有開放和清潔的藥性，因此對於肝、膽、脾臟的阻塞以及由它們引起的疾病（如黃疸和憂鬱症）非常有效。

可打通尿道，無分老少；有效清潔泌尿道中的膿皰病和內部潰瘍，並通過其乾燥和溫和性質來使它們痊癒；要達到此目的，可將根或葉放入白葡萄酒中煎成湯劑，或切成小香料葉後混合少量亞歷山大草，煮成水煎湯，都非常有效。連續服用一段時間，有肺癆傾向或患有惡化體質（稱為惡病質）的人，將會大大得到幫助。因瘧熱或其他原因而失調的身體也因此獲得休息和睡眠。蒸餾水對於治瘟熱很有效，也可以清洗瘡口。

在此，你見到了這種尋常香草的優點，這就是法國人和荷蘭人在春季如此頻繁食用它們的原因。現在，如果你的觀察再延伸得廣些，可能無須一副眼鏡就會清楚了解到，外國醫生並不像英國醫師這樣自私，而是更勤於向人們傳達植物的優點。

毒麥 *Darnel*

土星

它的存在對於穀物有害。

形貌整個冬天都長著紛雜的粗糙葉片，長而平坦，當莖向上長時，細長而有節理，葉片變窄，但仍然粗糙。頂端有一長穗，由許多一個疊一個的鞘頭組成，包含二或三個莢，末尾有短而尖的芒。種子很容易從穗上抖落，果莢本身有些粗糙。

生長地鄉下的農人們確實對毒麥非常了解，因此不會在他們的莊稼中，或在其他休耕地的邊界和小路上，允許這種植物生長。

藥性及主司星辰這是陰沉土星的有害部分。但雖有缺點，同樣也有許多優點。

毒麥的粗磨粉非常適合阻止壞疽，以及其他像是抽痛腐蝕的潰瘍、爛瘡等。

如果與鹽和辣根一起使用，它還能為皮膚清除所有痲瘋病疹、輪癬、瘢點等。

與速溶硫磺（Quick Brimstone）和醋一起使用，可溶解結腫塊，與鴿糞和亞麻籽在酒中煮沸，還可使難以溶解的腫塊破碎。

用水和蜂蜜製成的煎劑用來沐浴，對於坐骨神經痛有益。

毒麥粗磨粉混在藥糊中可用來吸出筋肉中的碎片和斷骨。

紅色毒麥在紅酒中煮沸後食用，可使下痢與所有其他體液流出及婦女出血問題停止，並抑制尿液失禁流出。

蒔蘿 *Dill*

（參見277頁）

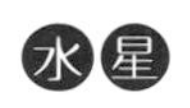

形貌常見的蒔蘿很少長出超過一根的

莖稈，既不高又不像茴香那樣大，莖圓且關節少，葉子較黯淡，有些長，許多人會將它誤認為茴香，但它摸起來更堅硬，也較厚，有難聞的強烈氣味。莖的頂部有四個分枝和較小的黃色繖形花序，變成小種子後，比起茴香種子是略為扁平和稀疏。根有些細小，木質，在生出種子後每年都會枯死，而且毫無益處，不會被拿來使用。

生長地 為了醫療用途，通常會特地將其播種在花園和地面上，在許多地方也發現有野生種。

藥性及主司星辰 水星擁有這種植物的主導權，因此可以確定它能增強大腦功能。蒔蘿被煮沸並飲用，可以緩解腫脹和疼痛。它也會阻止反胃嘔吐，因此，那些因子宮疼痛和脹氣而煩惱的婦女坐在其水煎湯劑裡，可以得到幫助。它可使呃逆打嗝停止，只要在酒中煮沸，然後用布包起來嗅聞。

種子的用途比葉子更多，更能有效消解粗劣有害的體液，且可用於驅除脹氣的藥物，消除由此而引起的痛苦。種子經過烘烤或煎炒後，用在藥油或藥糊中，可溶解臀部的膿皰，並使所有潮溼的潰瘍乾燥——尤其是在臀部的。

用蒔蘿製成的油，可以有效地溫暖或消除體液、膿皰與疼痛，並使身體獲得充分的休息。

蒔蘿在白葡萄酒中煮成的湯劑——無論用的是藥草還是種子（只是要注意煮種子之前，須先將其搗碎），是脹氣的強效驅除藥，也能促進排經血。

斷續科山蘿蔔 （參見277頁）

Devil's Bit

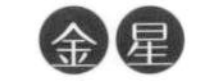

形貌 圓形平滑的綠色莖稈往上長到約六十公分高，上面長有許多長而偏細狹、平滑呈深綠色的葉子，邊緣略有鋸齒，大多數是完整無缺的，且幾乎完全沒有缺刻，直到樹枝頂部的葉子皆如此，但比下面的樹葉還小，只有一根中肋。每個分枝末端立著許多花朵積聚成圓頭，這些花朵的排列方式與山蘿蔔相同或者比後者更整齊，呈現藍紫色，花謝後，種子接著落下。根稍粗，但短而帶黑色，有許多根鬚，在播種多年後仍存活。根較長，直到（如修士所說）惡魔忌恨它對人類有幫助，而憎惡地將它其餘部分咬掉。可以肯定的是，本質邪惡的惡魔沒有任何疾病的煩惱。

還有另外兩種，與前者沒什麼不同，除了一種開白色的花，而另一種的花是藍色的。

生長地 第一種生長在英國許多地方的草地和田野上，在乾燥與潮溼處長得一樣好，另兩種較為稀有，很難見到，但這兩種在肯特郡萊伊鎮的阿普爾多爾附近都可發現野生的。

生長期 通常在八月才開花。

藥性及主司星辰 此植物本質屬於金星，宜人且無害。將藥草或其根部（魔鬼沒咬掉的部分）放在酒中煮沸後飲用，對瘟疫、所有疫癘或發燒、中毒及有毒生物咬傷都非常有效。

它還有助於醫治那些意外事故造成的體內瘀傷，以及跌倒或撞擊導致的外傷，可將血液凝塊溶解掉；將草葉或根部打碎用來外敷，可去除殘留在皮膚上的黑色和藍色瘀傷。

藥草煮湯加玫瑰蜜，經常以之漱口，可有效治療扁桃腺和咽喉部位長久難除的腫瘤和腫脹。

有助於婦女月經暢通，減輕各種子宮痛苦，破除並分解子宮與腸子內的脹氣。

根磨粉後放入飲料一起喝，可驅散體內的蠕蟲。

藥草的汁液或蒸餾水可有效治療新傷口或舊瘡，並清潔體內，種子外用可防止癰瘡、皮屑、發癢、丘疹、雀斑、瘢點或其他病症，如果取少許硫酸鹽，溶解於其中效果特別好。

酸模 Dock

（參見278頁）

木星

它的許多品種皆已眾所周知，因此我不再描述讓人心煩；這本書已急遽增厚了。

藥性及主司星辰 此草各種類都在木星支配下，其中紅色酸模經常被稱為血草（Bloodwort），可淨化血液並強化肝臟；但是當血液或肝臟受過量膽汁影響時，最好服用黃色酸模的根部。它們都具有一種冷卻（但不完全一樣）乾燥性質，栗色的酸模最寒，而血草最乾燥。

至於牛蒡，我已在它獨立的段落說明過了。其他任何種類的種子，無論是園子裡還是田野中的，都可治下痢與各種體液流出，以及膽汁造成的胃部不適，對吐血的人也有幫助。根部以醋煮沸後用來沐浴，可止癢，治療疥癬和皮膚破損。草葉和根部的蒸餾水有相同的功效，可以清除皮膚上的雀斑、瘢點及所有其他斑點和色塊。

所有的酸模都可入菜，要用大火快煮。

順帶一提，血草對於肝臟強化的效力極為出色，營養不輸任何園子裡種的食用植物，但婦女們卻不喜歡讓它入鍋，因為它會使整鍋料理變黑；世人挑剔講究至此，傲慢且無知地喜歡精緻華美更勝於健康。

菟絲子 Dodder

土星

形貌 首先從種子在地下產生出根部，根部發展出細絲或鬚線，隨著其生長特性變得有粗有細，氣候條件允許時，它會固定在某株植物上蔓延攀爬——無論該植物是高或低。細鬚上完全沒有葉子，而是彼此纏繞交織在一起，如此密密地纏在一棵小植物上，便會剝奪了所有照撫的陽光，不久就將之窒息勒死。

這些觸鬚上升到能從那株植物中吸收營養的高度後，它們似乎就從地面上剝離，這原因要麼是上升的力量，要麼是因為太陽的高溫而枯萎了。在這些鬚線上被發現有一簇簇的小頭或果莢，從中吐發出偏白色的花，然後產生淡白色種子，稍扁，是罌粟種子的兩倍大。它通常帶有自己所攀附植物的某些性質；但是百里香菟絲子被認為是最好的，並且是唯一真正的菟絲子。

藥性及主司星辰 所有的菟絲子都隸屬於土星。若有醫生大大稱讚小菟絲子，或是在百里香上生長的菟絲子（大多數來自希臘的賀密修斯或毫升里島的海布拉，因為那裡山中到處都是百里香），這樣的人毫無疑問確實是醫師，有足夠的智慧根據疾病和問題體液的性質來選用菟絲子。

不諱言地，百里香是菟絲子常寄生的草木中熱性最高的，因此，在百里香上生長的比長在寒性草上的更熱；因為它從生長其上的植物以及它的根所在的土地裡汲取營養，因此，你會看到老土星足夠聰明，為達目的可留有好幾手。

這藥草被認為是治憂鬱疾病最有效的藥方，它能清除黑色或燒灼的膽汁——這是造成許多頭部和大腦疾病的原因，也是心臟顫抖、暈厥和暈眩的原因。它有助於治療所有脾臟不適病症以及上腹部脹氣引發的憂鬱症，還能藉由排尿來為腎部或腎臟排毒。它打開膽汁的阻塞物，從而使患有黃疸的人受益。葉子也一樣如此作用於脾臟，可清除靜脈中的膽汁和黏質體液，加上一點土荊芥，還有助於醫治瘧熱病童。

如前所述，菟絲子確實也帶有它所寄生植物的性質，在西部地區的蕁麻上發現了這種植物，根據醫療經驗可知，那種菟絲子可促使大量排尿，對治尿液停滯受阻非常有效。其餘的情況類似。

交感和反感作用是能使醫療模式完全轉向的兩個關鍵，對它們不在意的醫生，在健康醫療上，比起守護病患反而更像是陷人於苦難。此草可通過交感作用來醫治土星引起的所有疾病，並增強土星主司的身體各部位；而由太陽引起的病症，它可以利用反感作用對治。至於這些疾病是什麼，請看我根據占星術對疾病的判斷；若你查讀苦艾這種藥草，將會找到有條理的方法。

匍匐冰草 （參見278頁）

Dog's Grass

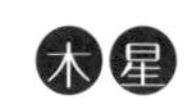

形貌 眾所周知，此藥草在地下蔓延爬得很遠，長著白色多節的根部，幾乎每個節都冒出細小的纖維，就像此植物的

其他部分一樣嚐起來很甜，這些纖維互相交錯，從那裡發芽長出許多鮮嫩草葉，末端尖小，邊緣有缺刻或銳利鋸齒。莖稈像玉米一樣接在一起，上面長有類似的葉子，莖頭為成簇的大大尖形，裡面有長果莢，莢中是堅硬的種子。如果你讀了此描述還是認不出它，請跟著生病的狗，牠們很快地就會跑向這種植物。

生長地 在英國，通常生長在各處不同的耕地上，給農人們帶來了不小的麻煩，對園丁及照顧花園的人也是麻煩，他們會盡可能將此草除掉。它一旦立足，在該處就固定難除了。

藥性及主司星辰 在木星的支配下，是所有茅草（Quick Grass）中最具療效的。滾煮飲用後，能打通肝臟和膽囊的阻塞物，打通滯尿，並減輕腹部的絞痛和發炎情況；會耗損膀胱中的結石物質，也能讓潰瘍漸漸消失。根部搗碎並外敷應用，可以使傷口緊實。種子對於排尿的效力更強，並遏止下痢和嘔吐。單獨使用其蒸餾水，或加一點土荊芥，可以殺死兒童體內的蠕蟲。

使用方法是搗碎根部，放在白葡萄酒中煮沸，然後喝此水煎劑。它可打通而非清瀉體內，非常安全，可治療所有因阻塞而發的疾病，而這種方法對半數的人體自發疾病有效。醫生認為半畝這種藥草的價值堪比五畝的胡蘿蔔——儘管園丁的看法完全不同。

鴿足草 （參見278頁）

Dove's Foot

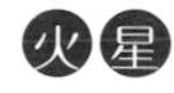

又稱鶴嘴草或野生天竺葵（Crane`s Bill）。

形貌 有圓形、小小的淺綠色葉子，邊緣有缺刻，和錦葵很像，長在微紅、有毛的長莖上，莖躺在地上形成一圓形範圍；在葉子之間會長出兩三枝，或更多的柔細莖稈，微紅且帶有莖節，上面長著一些較小的葉子，缺刻較多，葉子直直長向頂端，莖頂端會長出許多鮮紅色的五瓣小花，花謝後冒出小頭，其上有嘴狀突出物，這類植物的各品種都有此結構。

生長地 生長在牧場和許多地方的小路旁，也被種植在花園中。

生長期 在六到八月時開花，有些早一點，有些晚一些。種子很快就成熟了。

藥性及主司星辰 這是一種非常溫和的火星植物。從過去經驗可知，它對脹氣腹痛有特別的療效，也可以排出腎臟中的結石和碎石。

在酒中煮成的湯劑，對於那些體內有傷口、疼痛或瘀傷的人來說，是一帖極佳良藥，既可止血，溶解和排出凝血，也可以治療生殖器官，還能淨化並治療體外的瘡、潰瘍和瘻管；對於新創傷口，很多人只是搗碎藥草，然後將其塗抹在受傷的地方，然後就迅速癒合了。

同樣以酒煮的湯劑熱敷至痛風、關節痛

或筋骨疼痛的任何地方，都可以獲得輕鬆舒緩。
從經驗發現，持續服用此藥草的粉末或湯劑一段時間，對年輕人或老人的疝氣與臟器破裂特別有效。

萍
Duck's Meat

月亮

眾所周知，它漂浮在靜止水面（如池塘、水池和溝渠），因此無須贅述。

藥性及主司星辰 巨蟹座對這種藥草有支配力，而月亮為司掌它的女主人，聰明人一點就通。此草既可單獨使用，也可與大麥粉一起用於糊劑中，有助於緩解發炎症狀、麥角中毒以及痛風。
有些人非常讚揚其蒸餾液對所有體內發炎和瘟疫發燒的療效。
還可幫助壓抑眼睛過度發紅，在更惡化之前抑制私處及乳房腫脹。
新鮮藥草塗在額頭上可緩解發燒引起的頭痛。

絨薊
Down

火星

又稱棉薊（Cotton Thistle）。地面上有大片葉子，有些缺刻，邊緣有皺褶，葉面是綠色，上面覆蓋著長長、像羊毛或棉絨的毛，帶有十分尖銳、會傷人的刺。從花頭中央伸出許多深紫紅色的細線，有時（雖然很少）是白色的。
花期後在花頭上產生的種子會混在許多白色絨毛中，有點大，長而圓，就像聖母薊的種子，但更蒼白。根大而粗，分布廣泛，但通常在播種期後便死亡。

生長地 通常遍布全國，生長在各地不同的溝渠、河岸、玉米田和公路上。

生長期 大約在夏季結束時開花並結實產生種子，其他種類的薊也是在此時開花產籽。

藥性及主司星辰 火星支配著這種植物，並向世人大加展示，儘管它可能戳傷你的手指，但對你身體有益，我非常喜歡它與生俱來的優點。
普林尼和迪奧科里斯寫道：「喝下葉子和根所製的藥劑可以幫助脖子扭到的人。」這樣的人無法單單轉動脖子，他們的整個身體也必須跟著轉動（當然，我指的不是那些在絞刑官手中被強扭脖子的人）。
蓋倫則說，其根和葉具有藥性，且對那些身體因抽搐痙攣而緊縮的人（例如患有軟骨症的孩子）很有好處。

龍艾 （參見278頁）
Dragons

火星

是每個人都熟知的植物，會將它們

種在花園裡，不需要描述。如果認不出它們，只要向下觀察其莖的下端，看起來實在非常像蛇。

藥性及主司星辰 該植物在火星支配下，因此它具有某些討厭的性質也就不奇怪了。處理所有具備這種性質的藥草，最安全的方法，是將藥草置入器具做蒸餾，用哪種容器隨你喜好；不然便將其汁液榨出，然後倒入玻璃蒸餾器，在沙子中提煉。

它能強而有力地沖刷清潔體內，塗抹體外還可清除雀斑、瘢點和曬傷，最好的外敷方法是將其與醋混合。它的藥膏被認為對外傷和潰瘍有益；它能消解潰瘍與在鼻孔中長出、被稱為息肉的肉塊。

蒸餾液滴入眼中，可帶走眼裡的斑點、刺和網狀物，並修補晦暗視力。

它具有極佳的抗瘟疫及抗毒素功效。普林尼和迪奧科里斯斷言，攜帶這種藥草的人，蛇類無法侵身。

接骨木&矮接骨木 金星
The Elder Tree & The Dwarf-Elder

我不需做任何描述，因為每個玩過彈籽槍的男孩都不會將接骨木誤認為別的樹。因此，我只描述矮接骨木。

形貌 這只是一年生的藥草，莖每年在地上垂死，隔年春天再次升起，在形態和性質上都類似接骨木，長著一百二十公分或更高的莖，有方稜，粗糙帶毛。羽翼狀的葉子比接骨木的葉子窄一些，但其他部分都相似。花為白色，帶一抹紫色，以繖形花序挺立，也很像接骨木，但氣味更甜。之後產生黑色小漿果，新鮮時汁液飽滿，其中含有小小的硬核或種子。根部在土地的上層蜿蜒，在不同各處冒出來，有時會長到手指或拇指這麼粗。

生長地 接骨木生長在樹籬中，被種植在那裡加強該地的籬笆或其他分隔物，並用來保持住溝渠和水道旁的堤岸。

野生的矮接骨木生長在英格蘭的許多地方，一旦生根入土，很難再挖出來。

生長期 大部分接骨木都在六月開花，果實多在八月成熟。但是矮接骨木（或稱Wall Wort）開花的時間稍晚一些，果實要等到九月分才成熟。

藥性及主司星辰 接骨木和矮接骨木都在金星的支配下。將普通接骨木的第一枝芽像蘆筍一樣煮熟，而嫩葉和莖在肉湯中燉煮，都可有效驅除黏液和膽汁。中間或內部的樹皮在水中煮沸，然後飲用，其效力更強烈。無論是新綠還是乾燥的漿果，也都能驅散相同體液，且在治療水腫方面通常也能取得成效。

根部的樹皮在酒中煮或取其汁液飲用，也具有相同的作用，但效果比葉子或果實更強。服用根部汁液可催吐，並清除導致水腫的水質體液。

取根煮成的湯劑可治癒蝰蛇和瘋狗咬傷。如果婦女坐浴其中，可以緩解子宮的僵硬，舒張血管，促進排經暢通。

漿果放入酒中煮會有相同療效，且用其洗頭可使頭髮烏黑。

嫩綠葉子的汁液塗在眼睛發炎處，可緩解發燙；將其葉子的汁液嗅吸入鼻孔，可滌清腦黏膜液。

加入蜂蜜滾煮的漿果汁滴入耳朵，有助於緩解疼痛。

飲用以酒和漿果煮的藥湯可利尿。

花的蒸餾液非常有用，可以清潔皮膚上的曬傷、雀斑、瘢點等，以之洗浴頭部，可消除風寒引起的頭痛。

在五月蒸餾其葉子或花朵，經常用此蒸餾液洗腿部，可消除腿部潰瘍和瘡痛。

用來洗眼睛，可消除紅腫和充血。每天早晚以此洗手，有助於減輕麻痺和顫抖症狀。

在打通和清除膽汁、黏液與積水方面，矮接骨木比一般接骨木的效力更強。它有助於醫治痛風、痔瘡和婦女疾病，可將頭髮染黑，治療眼睛發炎，並減輕耳朵疼痛。

可治療毒蛇或瘋狗咬傷、灼傷和燙傷，也治脹氣腹痛、膽囊問題和結石、排尿困難，並可治癒舊瘡和瘻性潰瘍。

接骨木的葉子或樹皮，若在採集時向上剝離，會引起嘔吐。

另外，巴特勒博士（Dr. Butler）在他的手稿中建議，可將矮接骨木用於療治水腫病，即以白酒滾煮後飲用；請注意，我是指喝矮接骨木湯劑，而不是指接骨木的湯。

榆樹 The Elm Tree

土星

這種樹眾所周知，通常在英國的所有郡縣都可見其生長，因此無須贅述。

藥性及主司星辰 這是一種性寒的土星植物。它的葉子搗碎後用來外敷，可使新的傷口癒合，但要用其樹皮捆紮在其上。葉子或樹皮混和醋一起使用，可有效地治療脫皮和痲瘋病；葉子、樹皮或根煎煮後的湯用來沐浴，可治骨折。

新鮮葉子上的氣囊中發現的水用以清潔皮膚非常有效，可使皮膚白皙，若是時時將布塊在其中浸溼，包敷於兒童的疝氣部位，並以緊縛帶牢固綁好，可將其治癒。將上述水液倒入玻璃杯中，然後埋入地面下，或者埋入糞便中放置二十五天——確定其開口被掩上了，底部鋪上一層普通的鹽，等糞便沉澱下來，水變得清澈，就是一種用於新創傷口的極佳強效藥膏，與柔軟的固定紗布搭配使用。

根部樹皮煮湯後用以熱敷，可減輕硬瘤和肌腱收縮。

榆樹根在水中長時間滾煮後，會產生油脂浮在表面，將油脂刮除乾淨後，用來塗在頭髮脫落、逐漸變禿的地方，茂髮很快就會恢復原狀。將上述樹皮與鹽水或醃菜研磨，直到形成糊狀，然後敷在有痛風困擾的地方，可大大緩解疼痛。樹皮的水煎湯劑非常適合用來洗浴被火燒燙傷的地方。

苣蕒菜
Endive

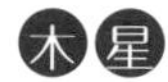

形貌 一般園子裡的苣蕒菜葉子比菊苣葉長且大，僅一年生，很快長出莖並播種，然後死亡。它開著藍色的花朵，普通苣蕒菜的種子就像菊苣種子一樣，很難區分它們。

藥性及主司星辰 這是一種細緻的木星植物，有冷卻、清潔的功效。苣蕒菜葉的汁液或苣蕒菜的蒸餾液、煎湯劑可以有效使過熱的肝臟和胃部冷卻，當瘧熱發作以及身體任何部位有其他發炎症狀，也能發揮很好的清涼效力；它可以降低排尿溫度和銳利痛感，以及減少排尿器官中的排泄物。種子具有相同的特性，或者效力更強，並且還可治昏厥、暈眩和內心癲狂。

用以外敷，它們可以調節劇烈體液，免於引發抽搐潰瘍、熱腫瘤、腫脹和疫癘瘡疹。不僅有助於醫治眼睛發紅發炎，還可治療視線昏暗。它們也被用於減輕痛風不適。

使用它不可能出錯。它的糖漿是很好的退燒降溫藥。

土木香 （參見278頁）
Elecampane

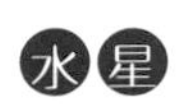

形貌 它吐芽長出許多寬而長的闊葉，靠近地面，兩端都很小，摸起來有些偏軟，葉面是發白的綠色，葉背是灰色，每片都長在短短的柄上，從葉子之間長出許多粗大結實、帶有毛的莖稈，高九十或一百二十公分，上面有一些葉子。葉子在基底處環繞著莖稈，莖朝頂部生出分枝，長著大而美麗的花朵，類似粗毛春菊（Corn Marigold），花瓣邊緣和中間的花絲都是黃色的，花絲之後會變成絨毛，其中長著長形褐色的小種子，會隨風飄走。根大而厚，分枝朝許多不同方向去，外部偏黑色，內裡帶白色，嚐起來有濃郁苦味，但香氣很好聞——尤其是當它們乾燥時，此植物的其他部分沒有任何氣味。

生長地 在英國各地都常見，比起田野和小徑上乾燥和開放的邊界，溼地、陰暗處更常生長，也見於其他荒地。

生長期 六月底和七月時開花，種子則在八月成熟。樹根會被收集起來使用，在吐芽長葉前的春天和秋冬時節一樣都會收集。

藥性及主司星辰 是受水星支配的植物。新鮮的土木香根部用糖漬保存，或製成糖漿或蜜餞，可以溫暖受風寒的胃部，舒緩胃部刺痛，對於脾臟問題引起的體側搔刺非常有效。並可治咳嗽、呼吸急促和肺部喘鳴。將乾燥的根製成粉末，與糖混合後服用，也可以達到相同的目的，對於那些滯尿或月經停止、子宮疼痛，或腎部、腎臟、膀胱中有結石的人也有幫助。

它能抗毒，並阻止蛇毒、腐爛性瘟熱及瘟疫本身的蔓延。

將根和藥草打碎，放入初釀的麥芽酒或啤酒中，每天飲用，可相當有效地使視力清楚、增強，變得更銳利。

根的酒煮湯劑或所榨汁液可以殺死並驅除腹部、胃部和胃囊各種蠕蟲。

以之漱口，或嚼其根，可穩固鬆動的牙齒，有助於防止其衰腐。

飲用此湯汁對吐血、抽筋、抽搐、痛風、坐骨神經痛、關節疼痛的患者有益，外敷或內用皆可，也對那些臟器破裂或有內傷的人有益。

將其根用醋徹底滾煮後，搗碎混和豬板油或豬蹄油製成軟膏，是治療年輕人或老年人疥癬或瘙癢的極佳藥方；用湯劑洗該部位也一樣有效；它還可治各種長年的骯髒爛瘡或潰瘍。上述藥方的主要效力發揮都在於該藥草的根部。

葉子和根部的蒸餾水非常有益於清潔臉部或清除其他部位皮膚的任何瘢點、汙點或斑痕，並使其乾淨無暇。

海濱刺芹 （參見287頁）

Eringo

金星

形貌 一般常見的海濱刺芹的第一批葉子隨年紀增長變得硬而多刺，幾乎是圓形的，邊緣有深深的缺刻，有硬而銳利的尖端，略帶皺摺，呈淡藍綠色，生長在長柄上；但是葉子隨莖長高，因為它們是繞著莖生長的。

莖稈本身是圓形的，結實，有些微的頂冠狀，也有莖節和葉子，葉子裂片更明顯，尖銳而多刺。從那裡長高的樹枝，也伸出其他小枝條，每枝都有幾個微帶藍色的圓形刺冠，下面有許多帶鋸齒的小刺葉，像星星一樣排列，有時可見到呈綠色或白色。根極長，甚至可長到兩百四十或三百公分，接近上段處有圈環狀物，切面光滑，下部沒有節理，外面是褐色，裡面很白，中間有瓤髓，十分美味，但更重要的是，可加工保存並加糖製成蜜餞。

生長地 在與海洋接壤的這個國家，幾乎各縣的沿海地區都可以發現到海濱刺芹的蹤跡。

生長期 夏末開花，之後的一個月內種子會成熟。

藥性及主司星辰 該植物為金星所司，會大量產生種子，增強繁殖精力；性熱而溼潤，處於天秤座之下。

根以酒煮湯有療效，可打通脾臟和肝臟的阻塞，並有助於醫治黃疸、水腫、腰部疼痛和脹氣腹痛，可利尿，將結石排出體外，有助於女性排經。

空腹時喝其湯劑，之後上床睡覺，如此連續服用十五天，對淋病、排尿滯阻困難、結石和腎部、腎臟的所有缺陷都有療效；據說如果持續服用更長的時間，就可以治癒結石。它還被發現對梅毒也很有效。

根部搗碎用以外敷，有助於治療俗稱國王之惡的喉嚨淋巴腺結核病。或者內服，並塗在被任何蛇咬傷的部位，可迅速治癒。如果根部搗碎，並用陳年豬油或鹽醃豬油滾煮，對於骨折、刺棘等插在肉中的傷害，不僅可將它們吸出，且可以治癒該處，讓損傷處重新長出肉。

將葉子的汁液滴進耳朵裡，可治其中的膿皰。

當莖葉還嫩綠時，整株藥草的蒸餾液為了上述所有用途服用，皆有效果，且可治內心抑鬱，並可以之醫治四日熱和每日瘧；扭到脖子、不轉動全身就無法轉頭的人可服此藥。

小米草 Eyebright

（參見287頁）

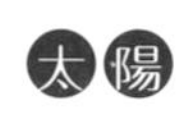

形貌 普通的小米草是一種矮小的藥草，向上長的樣子通常就是一根微黑的綠莖，高度約一手掌張開的寬距，或再高一點點，從根柢蔓生出雜亂分枝上，其上長有幾乎是圓形但有尖端的深綠色小片葉子，邊緣有細缺刻，總是兩片靠在一起，而且很厚。在有葉子的莖節處，從中段以上，長出白色小花，其上有紫色和黃色的斑點或條紋；之後產生小圓頭，內有很小的種子。根長而細小，末端呈絲線狀。

生長地 生長在原野草地上。

藥性及主司星辰 它在獅子座之下，太陽擁有支配它的力量。

如果這種藥草被多多利用而非受到忽略，那麼有一半的眼鏡製造商都要倒了。人人都知道，理性應該教人們喜愛天生自然的雙眼更勝於人造眼鏡；他們可以學習該怎麼做——只要學會利用小米草的優點。

其汁液或蒸餾水，加入白葡萄酒或肉湯中內服，或連續數天滴入眼中，可治引起視力昏暗的所有眼睛不適。有些人以其花製成蜜餞也是為了相同的效果。

無論以上述哪種方式使用它，都有助於增強大腦或記憶。和濃烈的啤酒調和，可一起發揮功效，或者將乾燥的草製成藥粉，和糖、一點荳蔻乾皮和茴香籽混合在一起，然後飲用或在肉湯中食用，或者用上述粉末加糖製成乾藥糖劑，都具有同等強大的療效，有助於恢復隨著年齡增長而衰敗的視力；阿諾多斯・德・韋勒・諾瓦（Arnoldus De Ville Nova）亦言，它使早已失明的人重見光明。

蕨
Fern

水星

形貌 此類植物中有兩種是此處首要說明的，即鱗毛蕨（Male Fern）和蹄蓋蕨（Female Fern）。蹄蓋蕨長得比鱗毛蕨高，但葉子較小，有較多裂片和缺刻，氣味與鱗毛蕨一樣強烈。它們的優點是相同的，因此，我不會對它們進行任何描述或區分。

生長地 生長在英格蘭各縣荒地和樹籬旁的陰涼處。

生長期 在仲夏開花並播種。

蹄蓋蕨是薩塞克斯郡的一種植物，當地稱之為Brake，有些作者認為其種子難得一見。我知道在仲夏夜可見到此物，且容易取得，就我所知，仲夏夜後的兩三天內都還有。

藥性及主司星辰 兩者都在水星的支配下。

這兩種蕨類的根部在蜂蜜酒或蜂蜜水中煮過後飲用，可殺死體內寬胖與長條的蠕蟲，並減輕脾臟腫脹和硬化。

吃了嫩綠的葉子，可清除使胃部不適的腹部膽汁和水質體液。

對於懷孕婦女很危險，會引起流產。

將根部搗碎後放入油或豬油中煮沸製成藥膏，對於傷口癒合或去除肉中刺非常有益。

其粉末用於惡性潰瘍，可使有害的水分乾燥，並使潰瘍更快癒合。

蕨類植物被燃燒後，其煙霧可將蛇虺蚊蚋等有害生物驅走，在沼澤區域，這類生物在夜間肆虐，躺在床上露出臉的人常因此飽受其擾，惱怒煩躁。

此物會導致不孕。

紫萁
Osmond Royal

土星

又稱水蕨（Water Fern）。

形貌 春季發芽（在冬季，葉子會枯死），有許多粗硬莖稈，半圓形，帶淡黃色，另一側平坦，六十公分高，諸多分枝上各面都長有彼此相對的羽翼狀黃綠色葉子，更狹長，並且不像前者那樣在邊緣上形成缺刻。從其中一些莖的頂端長出一長簇的葇荑花，為黃色與綠色、鱗片狀的小突起，以與葉子相同的方式附在莖上，這是花朵和種子的源頭。根部粗糙、厚實且長滿疙瘩，中間有白色瓢髓，被稱為此草的心臟。

生長地 生長在英國許多地方的沼澤、池塘和水域。

生長期 整個夏天都是綠色的，而根只在冬天生長。

藥性及主司星辰 土星主司此植物。紫萁具有前述蕨類植物提到的所有優點，並且對體內和體外的不適症狀比它們更有效，此外，在治療傷口、瘀傷等方面亦具有特殊效果。

飲用其煎藥湯，或煮成如香脂或香膏的

油膏，對治瘀傷、骨折或脫臼非常有用，並且可大大緩解膽汁和脾臟疾病；也用於治療疝氣或器官脹裂。
根與白酒煮成的湯劑極利尿，並清潔膀胱和尿道。

小白菊 （參見279頁） *Feverfew*

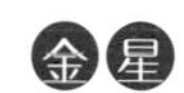

形貌 常見的小白菊有大而新鮮的綠色葉子，邊緣很多撕痕或缺刻。莖硬而圓，上面有許多這樣的葉子，但較小，在頂端有許多獨立花朵，立在小小的莖柄上，由許多白色小花瓣組成，圍繞中間的黃色花絲。根有些硬而短，周圍有許多結實的纖維。整株植物的氣味很濃，味道很苦。

生長地 在英國許多地方都有野生的，但大部分被種植在花園中。

生長期 在六月和七月開花。

藥性及主司星辰 金星支配著這種藥草，並稱讚它能幫助她的姊妹們（婦女們）並做為子宮的一般增強劑，還能補救助產士粗心草率所造成的病痛——只要她們願意將此藥草放在白酒中煮沸了喝。它可以清洗子宮，排出胎盤，女性期盼此草為她們治療的，它都能滿足。若是有人苦於冬天無法買到這種藥草，請告訴他們，他們可以趁著夏天時將其製成糖漿保存。
它主要用於外敷治療子宮疾病，無論是子宮緊繃或上浮，還是硬化或發炎。或者其花朵再加一點肉荳蔻或荳蔻香料，放入酒中煮湯，一天喝一次，是公認的療法，可以迅速使婦女排出經血，並有助於排除死胎和胎盤。坐在水或酒煮成的草藥湯的熱氣上對女性是有療效的；在某些情況下，將滾煮過的藥草熱敷於私密部位也有用。
加一些糖或蜂蜜製成的湯劑，許多人用來治感冒造成的咳嗽和胸悶，是有效的，還可以清潔腎部和膀胱，並有助於將其中的結石排出。
藥草粉末配酒服用，並加一些醋蜜，可以清除膽汁和黏痰，且可以治療那些易喘氣以及飽受憂鬱、沉重或精神悲傷困擾的人。
將小白菊搗碎後塗在頭頂上，對於感冒引起的各種頭痛是非常有效的，對於眩暈症——也就是頭部的晃動或飄移感覺，也有療效。
其湯劑趁溫熱飲用，並將其搗碎後加上一些日曬海鹽粗粒，在瘧熱發作前塗在手腕上，可便其消除。
其蒸餾水可除雀斑及其他臉部斑點和反常痕跡。
將這種藥草在磚上搗碎並加熱，再加一些酒將其弄溼，或在平底鍋中加少許酒和油煎過，然後熱敷塗抹於患處，有助於緩解下腹部的脹氣和絞痛。對過度吸食鴉片也是可採取的一種特別療法。

茴香 （參見287頁）
Fennel

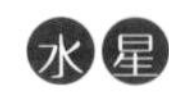

每座園子裡都種有大量茴香，因此無須描述。

藥性及主司星辰 茴香煮魚是一項尚未消失的優良傳統，因為它消耗了那種溼黏體液，而這是魚最能會給人造成的負擔和煩惱——儘管很少有人知道為什麼會這樣。我猜想，茴香之所以如此有益處是因為它是水星植物，在處女座下，因此對雙魚座產生反感作用。

茴香對於消脹氣、刺激排尿液和減輕結石疼痛非常有用，並有助於打碎結石。

用大麥水煮沸葉子或種子後喝下，對哺乳的女性有好處，可以增加泌乳量，並使母乳對孩子更有益。

葉子——或者用種子更好，在水中滾煮過後，可使呃逆打嗝停止，並為經常生病和發燒的人消除其胃部的噁心不適，並減輕了其熱量。

種子在酒中煮過後飲用，對於那些被蛇咬傷、誤食有毒草木或蘑菇的人來說非常有益。更多的種子和根部有助於打通肝臟、脾臟和膽汁阻塞，從而治療脾臟脹氣腫和黃疸，還有痛風和抽筋。種子之醫藥效用高，可治肺部阻塞引發的呼吸急促和喘鳴，它還有助於排出經血，並在生產後清除殘餘物。

根在藥飲中最常使用，而煮成肉湯則用於清潔血液，打通肝臟阻塞，刺激排尿，改善患病後的臉色不佳，並養成良好的身體慣性。

葉子、種子和根部都經常用於飲料或藥湯中，可助肥胖者變苗條。

整株藥草的蒸餾液或溶解的冷凝液——尤其是天然的汁液（在某些郡縣，此草會自行流出汁液）——滴入眼中，將清除妨礙視線的影霧和薄膜。

甜茴香的醫療效用比普通茴香弱得多。

野生茴香的藥性比栽培的茴香更強、更熱，因此對治結石的效力最強，但由於其乾燥性質，在增加泌乳量方面不那麼有效。

豬茴香
Sow Fennel

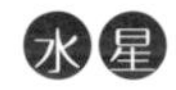

又稱白花前胡，而除了英語俗名豬茴香（Hog's Fennel）和拉丁文Peucidanum外，其他名稱還有硫磺草（Sulphur Wort）和硫石草（Brimstone Wort）。

形貌 一般白花前胡的莖有許多分枝，莖上長有厚而稍長的葉子，多數皆為三片連接在一處，從葉子之間長出一根有冠的直立莖，比茴香小，上有一些節理，在莖節長出葉子，從那裡到頂部都會發展出一些分枝；同樣地，在莖稈和分枝的頂端上立著一簇簇黃色花朵，此後長出一些細而扁平的淡黃色種子，比茴香種子大。根長得頗大而且深，周圍有許多其他突出和纖維，散發著像熱硫磺的濃烈氣味，會流散出淡黃色乳汁或黏稠的汁液，幾乎像樹膠一樣。

生長地 大量生長於肯特郡費弗舍姆附近的鹽沼低地中。

生長期 花在七月和八月滿開。

藥性及主司星辰 這是水星藥草。如迪奧科里斯和蓋倫所言，白花前胡的汁液與醋和玫瑰水一起使用，或者將其汁液混合少量大戟汁液後倒入鼻子，可幫助為以下症狀所苦的人：頭昏嗜睡、狂躁、暈眩、癲癇、長期頭疼難除、麻痺、坐骨神經痛和抽筋，以及基本上所有的肌腱疾病，常與油和醋一起使用。

藥草汁溶入葡萄酒中或放入雞蛋中，對於咳嗽或呼吸急促，以及受體內風寒困擾的人來說，都是有益的。

它可以溫和地滌清腹部，排出脾臟硬塊，緩解婦女的分娩疼痛，並減輕腰子、膀胱和子宮的疼痛。

少量汁液溶解在酒中，滴入耳朵裡，可減輕大部分疼痛，而放入蛀空牙齒中，可減輕疼痛。

對於所有上述疾病，根部的效力都較弱；不過，將根部磨粉後放到腐臭潰瘍處，可以清除它們，且可清除碎裂的骨頭或刺進肉中的其他細物，使其完好痊癒；同樣，它還可使多年不癒的癰瘡乾燥，並且對所有新創傷口都有令人讚賞的療效。

林生玄參 （參見278頁）
Fig Wort

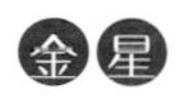

又稱喉嚨草（Throat Wort）。常見的林生玄參長出許多堅硬厚實、四稜形的褐色大莖稈，有九十到一百二十公分高，其上長有硬挺的深綠色大片葉子，一個莖節處有兩片，比蕁麻的葉子更硬且更大，但不發臭；在莖的頂部有許多紫色的花，花開在莢中，有時綻裂而有開口，有點像翅莖玄參。之後產生堅硬的圓頭，中間有一小點，其中有褐色小種子。根部大，白色厚實，上面長了許多分枝，在地面下的上層土中斜向生長，可長年生存，但冬天未留有綠葉。

生長地 常生長在潮溼和陰暗的樹林，以及田野和草地的土地下。

生長期 大約在七月開花，種子在花落後約一個月就成熟了。

藥性及主司星辰 一些拉丁文作者稱它為Cervicaria，因為它適合治頸部病症。而我們稱其為喉嚨麥汁，是因為它適於醫治喉嚨。金星掌控此藥草，而金牛座的影響力也不可忽視。因此，對治國王之惡不可能有比它更好的藥方，因為影響該疾病的月亮在那裡被高舉。內服藥草湯劑，外敷搗碎後的藥草，可溶解由於任何傷口、瘀傷或跌落所導致的血液凝聚積結；而且對於國王之惡或任何其他肉體中長出的癤、結核、突起或囊腫，都同樣有效；並可治痔核或痔瘡。

無法拿到新鮮藥草時，可隨時使用由此製成的藥膏。

整株植物的蒸餾液——無論是根莖還是全株，都可用於相同的醫療用途，並使蝕空潰瘍中多餘且劇毒的溼液乾燥；它可消除臉上所有的發紅、斑點和雀斑，也消除皮屑以及其中的任何腐爛缺陷和痲瘋病疹。

蚊子草 *Filipendula*

金星

形貌 這植物長出許多葉子，長在一根中肋的兩側，有些葉子大點，有些較小，每片的邊緣都有缺刻，有點像野生的艾菊（Wild Tansy），或者更像龍牙草，但是摸起來更硬。在其中有一根或多根莖冒出，長到六十或九十公分高，有葉子長在上面，有時也分成其他分枝，在頂部開展成許多芬芳的白色花朵，每片有五瓣，花瓣中間有一些線，以髓或纖狀的姿態並排而聚，每朵都在一個小柄上，在被風吹了好一會兒之後會掉落飄走，而在原本的位置將出現數個有苞片的小圓頭，像扣子一樣，其內裡有些蓬鬆的種子。根由許多黑色小團塊組成，並由許多細長略黑的絲線緊箍在一起，這些鬚線彼此相纏。

生長地 生長在英國許多地方，在乾燥的田野和草地角落以及樹籬兩邊。

生長期 在六月和七月開花，種子在八月成熟。

藥性及主司星辰 為金星所支配。能有效地打通尿道，治療淋病。可治腎部或膀胱結石、碎石，以及膀胱和腎部的所有其他疼痛，方法是取其根部磨粉，或將其放在白酒中加一點蜂蜜煮成湯。

將其根磨成粉末，混合蜂蜜製成乾糖藥劑，對胃腫脹的人有很大幫助，可消解脹氣——這是胃腫脹的成因；而且對於所有的肺部疾病也非常有效，例如呼吸急促、喘鳴、嗓子嘶啞和咳嗽；可讓黏稠難除的痰或其他任何附近的殘餘物咳出。

無花果樹 *The Fig Tree*

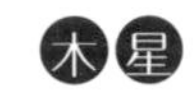

對每個人描述這種就種在自家花園、他們也都熟知的樹，實在是沒必要。它們在我們英式花園中非常繁盛，但比起它們的果實所帶來的任何利益，此植物更適合用於醫療用途。

藥性及主司星辰 這種樹在木星的支配下。

從脫落的葉子或折斷樹枝上流出的乳汁滴在疣上，可將其消除。

葉子的湯非常適合用以洗去頭瘡，對付痲瘋病疹幾乎沒有比這更好的治方了。它也能清除臉部的瘢點，以及白皮屑、疥癬、和流膿的瘡。

如果將其滴入腐蝕中的長年潰瘍處，則可以清除溼液，重新長出肌肉。

由於不可能一整年都有鮮綠的葉子，應在還可能取得時將它們製成藥膏。葉子湯劑內服，或者喝由葉子製成的糖漿，可溶解瘀傷或跌倒引起的血液凝塊，並幫助血液流通。

其木頭灰屑混和豬油製成的油膏可治足跟冰裂和凍瘡。

將其汁液放入蛀空牙齒中可減輕疼痛，滴入耳中也會減輕耳朵的疼痛和噪音，以及耳聾狀況。

由其汁液和豬油所製成的藥膏，對於瘋狗或其他多數有毒生物咬傷是一種極好的療法。

由葉子或鮮綠果實製成的糖漿非常適合治咳嗽、聲音嘶啞或呼吸急促以及所有胸部和肺部疾病；對於水腫和癲癇也非常有用。

據說無花果樹就像月桂樹一樣，從未受到閃電的傷害；同樣，如果你將公牛綁在無花果樹上，無論牠剛才如何暴躁，也會很快變得溫馴和順。至於來自海外的無花果，我無可置喙，因為此書重點並不在於描寫奇特事物。

黃菖蒲
The Yellow Water Flag

月亮

又稱黃鳶尾（Flower Deluce）。

形貌 它長得像鳶尾花，但有著更狹長的葉子，呈暗沉的綠色，葉子連接在一起的樣子同前者。莖通常也長得一樣高，帶有黃色的小花朵，形狀像鳶尾花，有三片垂瓣，另外三瓣呈拱形覆蓋其底部。但是它不像鳶尾花一樣有三片直立花瓣，而是只有三個短片立在該處，繼之而長出的是三個粗而長的四稜形頭，每個都包含一些稍大而扁平的種子，類似鳶尾花之種子。根長而纖細，外部為淺褐色，內部顏色像馬肉，那裡有許多硬質纖維，而且味道不堪入口。

生長地 通常生長在滿溢著水的溝渠、池塘、湖泊和沼澤旁邊。

生長期 七月開花，八月種子成熟。

藥性及主司星辰 在月亮支配下。黃菖蒲的根非常固澀、涼爽、乾燥，因而有助於抑制下痢和流失症狀——無論是血液還是體液，如嘴巴、鼻子或其他部位的出血，以及血便和婦女經血過量。

其花朵、根部與整株藥草的蒸餾液是醫治流眼油的首要良方，既可滴入眼中，也可以用布或海綿蘸溼並後擦塗在額頭上。它還可以治療發生在眼睛之中、眼睛周圍或其他任何部位的斑點和斑痕。

上述蒸餾液熱敷在女性胸部腫脹和發炎發熱處，敷在腫瘤上也有用，而對那些名為Noli Me Tangere的擴散性潰瘍，也能發揮很大的療效。它還有助於醫治男性或女性私處的惡化潰瘍，但是用花製成的藥膏更適合外敷使用。

亞麻草 （參見279頁） 火星

Flax Weed

又稱柳川魚（Toad Flax）。

形貌 尋常普通的亞麻草有許多莖稈，長滿了灰燼色的狹長葉子，從它們之間幾乎是向上地開出不少淡黃色花朵，散發著強烈的難聞氣味，有更深的開口，其圓頭裡有略黑的扁平種子。根偏木質，呈白色，尤其是直直往下的主根，有很多纖維，為多年生，向四周伸展開來，每年都有新的分枝長出。

生長地 在英國到處都有，這種植物生長在路旁和草地上，以及樹籬旁邊、河岸兩側和田野邊界上。

生長期 在夏天開花，種子通常在八月底之前成熟。

藥性及主司星辰 為火星所支配。在薩塞克斯郡，我們稱之為Gallwort，會將其加入雞汁（Chicken's Water）中以治癒膽汁病症。當病患委靡消沉時，它可以減輕他們的負擔。通常用於消除會引起水腫的大量尿液。

連同葉與花的藥草在酒中煎煮成湯劑服用後，可使腹部稍微向下沉，打通肝臟梗阻，並有助於治療黃疸，排出毒素，促使婦女排經，排除死胎和胎盤。草和花朵的蒸餾水對上述所有症狀都有效。

將根部、樹皮或種子磨粉，取一小撮和少許肉桂粉一起喝，連續喝幾天，據說是治療水腫的特效藥。

藥草汁或蒸餾水滴入眼睛，對眼睛各種發熱、發炎和發紅都是確定有療效。

無論是惡性擴展還是形成瘻管的潰瘍，將其汁液或蒸餾水倒入，以醫療棉塞在該處滾一滾，或在其中沖洗後注入，可將其從底部徹底清潔，使其安全癒合。

相同的汁液或蒸餾水也可有效地清除皮膚上的各種瑕疵瘢痕，例如痲瘋疹、瘢點、皮屑、叮咬紅腫、粉刺或斑點，可以單獨使用，也可以與一些羽扇豆粉末一起使用。

小蚤車前草 （參見278頁） 土星

Flea Wort

形貌 普通的小蚤車前草長出的莖有六十公分或更高，莖稈每側到頂部都充滿節理和分枝，在每個莖節處有兩片小而細長的微白淡綠色葉子，有些毛。在每個分枝頂端都有著許多細小、覆有短鱗或穀殼的頭，從其中長出淡黃細線，這些就是花盛開的樣子，就像車前草的花朵一樣。包在這些頭裡面的種子很小，新鮮時閃閃發亮，顏色與大小都像跳蚤，但熟成後會變成黑色。根不是很長，為白色堅硬的木質，每年都會枯萎，如果脫落的話，持續好幾年都會從自身的種子中再次長出來。整株植物有些發白，長了一些毛，聞起來像松香。

還有另一品種，與前者的生長方式沒有

什麼不同，只是莖稈和樹枝稍大一些，向地面彎曲得更多一些，葉子稍大一些，頂端頭略少一些，種子也一樣。根和葉整個冬天仍生存著，不像前者那樣會死亡。

生長地 第一種只長在花園中，第二種在海邊的田野中大量生長。

生長期 在七月左右開花。

藥性及主司星辰 此藥草是寒涼乾燥的土星植物。我想它名為小蚤車前草，是因為種子看來就像跳蚤一樣。種子煎炒後食用可止住拉肚子，而熱性膽汁或強烈惡性的體液引起的體衰，或任何猛藥（例如旋花樹脂）過度滌清體內而導致體衰，也可因此停住。

其種子與玫瑰水製成的黏液，加上少許糖果放到患處，對於所有瘧熱、高燒和其他發炎症狀都非常好，可緩解口渴，減輕舌頭和喉嚨乾燥，嗓子粗啞。

它也可以治療聲音嘶啞，以及體熱或強烈腥鹹體液引起的胸部和肺部疾病，還有胸膜炎。

種子與車前草蒸餾液製成的黏液，混入一兩顆雞蛋黃中，再放一點Populeon（以楊樹葉或嫩枝製作而成的藥膏），是一種最安全可靠的方法，可以減輕痔核或痔瘡的尖銳感、戳刺和疼痛，只要放在一塊布上，然後綁敷其上。

它有助於緩解身體任何部位的所有發炎，並減輕由此引起的疼痛，例如頭疼和偏頭痛，以及所有發熱的膿皰病、腫脹或皮膚病狀（如發炎腫、叮痕、突起、紫斑等），還有關節脫臼、痛風和坐骨神經痛的疼痛，幼兒起疹以及肚臍腫脹，只要搭配玫瑰精油和醋塗抹。

用於治療女性的乳頭和乳房疼痛也很不錯，經常塗抹該處即可。

將藥草汁和少許蜂蜜倒入耳中有助於醫治耳朵分泌液體與其中滋生的蠕蟲。同樣的汁液與豬油混合，用在腐爛和骯髒的潰瘍上，可清潔並治癒它們。

下痢草
Flux Weed

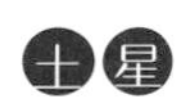

形貌 它以一百二十到一百五十公分高的圓形硬莖直立起來，展開成雜亂的樹枝，在其上長出許多灰綠色葉子，葉緣有細細的缺刻，並分成數個短而近乎圓形的裂片。花非常小，呈黃色，長成穗狀花序，之後會產生小小的長豆莢，裡面有淡黃色小種子。根長且是木質，每年枯萎。

還有另一種，沒有什麼不一樣，只不過葉子有些寬闊。聞起來有令人不舒服的濃濃氣味，而且嚐起來乾乾的。

生長地 在樹籬和公路旁的田野上，以及垃圾堆和其他地方恣意開花。

生長期 開花後迅速播種，兩者皆發生在六、七月間。

藥性及主司星辰 也是土星藥草。下痢草的藥草和種子用於停止體液流失或腹瀉都很有用，只是須混入經常煉鋼淬火的水中喝下。此功效不輸車前草或康復力草，並能抑制男人或女人的任何其他出血，也可鞏固骨折或脫臼的骨骼。

其汁液混入酒中，或煎煮藥草湯來喝，可殺死胃、腹部或在腐爛骯髒潰瘍中生長的蠕蟲。

若製成藥膏，可迅速治癒任何舊瘡，無論其多麼腐臭或惡劣，藥草的蒸餾水有相同的作用，雖然效果較弱，但它是一種不錯的藥物，更適於服用。

之所以稱其為下痢草，是因為它能治療下痢，並使破裂的骨頭等組織聚合在一起。帕拉塞爾蘇斯將它捧上天。居家時時保存此草製成的糖漿、藥膏和膏藥糊是很正確的。

鳶尾花 （參見278頁）

Flower De Luce

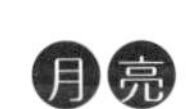

眾所周知，大多數被好好養在花園中，所以我不需要花時間來寫說明。

生長期 那些外貌萎垂的品種在醫療上用途最多；其中小株品種在四月開花，較大的品種在五月開花。

藥性及主司星辰 此藥草屬於月亮所司。來自鳶尾花低垂品種的綠色根部榨汁或煮湯後加一點蜂蜜喝，可排毒並清洗胃中的粗劣黏液和膽汁；它有助於治黃疸和水腫，向上和向下排除那些體液。由於它有些傷胃，所以一定要搭配蜂蜜和甘松服用。同樣的湯汁還可以減輕腹部和體側的疼痛折磨、瘧熱顫抖，治療肝臟和脾臟疾病、腹部的蠕蟲、腎部的結石、積沉體液導致的抽搐和痙攣。

它還可幫助那些遺精的人。

在水與醋中滾煮後喝下，是針對有毒生物叮咬的一種補救方法。

水煮後飲用，可刺激排尿，治療腹絞痛，促進婦女排經血；而加蜂蜜製成子宮托，然後放進體內，可吸出死胎。

它值得推薦用來治咳嗽，排出難除的痰。可大大緩解頭疼，並幫助睡眠。放入鼻孔會使人打噴嚏，從而清除頭部的黏液。

將根部汁液塗在痔核或痔瘡上，可得到舒緩。根部的煎湯漱口可減輕牙疼，並有助於改善口臭。

應正確地取用寬面垂辦鳶尾花，而非球根狀的藍色鳶尾花（某些藥劑師會用），及其根部製成的油——稱為Oleum Irinum，對於痛風和坐骨神經痛以及受寒的所有筋骨關節，都能非常有效地保暖舒緩，而且緩和、溶解並消耗人體任何部位的腫瘤和腫脹——包含子宮部位的。

它可治筋骨抽筋或抽搐。

在頭部和太陽穴塗其油膏，有助於治療從那裡滴流而下的鼻喉部黏膜或稀黏液症狀。

用於胸部或胃部，有助於減少涼冷難除的黏液；它也有助於治療耳朵的疼痛和噪音，以及鼻孔的惡臭。

以鮮綠或磨成粉的根部，有助於清潔傷口，使傷口癒合長出肉，讓皮肉再次覆蓋因潰瘍而裸露的骨頭。且用以清洗和醫治久難療癒的瘻管和潰瘍是非常好的選擇。

圓葉銀魚草
Fluellin, Or Lluellin

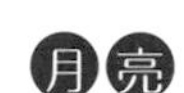

形貌 它長出許多長長的分枝，部分躺在地面上，部分直立，上面長著幾乎是紅色的葉子，但有點尖，有時是圓形再拉長些，無排列秩序，上面有邪惡而微帶綠的白色短毛，長在整枝莖的莖節處，隨葉而出的是小花，一處長一朵，開在短小的柄上，開口有點像金魚藻（Snap Dragon），或者像柳穿魚，有著黃色上顎，下顎略帶紫色，後面有小突刺；之後出現小圓頭，裡面有黑色小種子。根小而帶有線，每年死亡，並因播種而再次生長出來。

還有另一個品種，它具有較長的分枝，完全在地面上拖曳，六十至九十公分長，稍細一些，上面有葉子，葉柄短小。葉子稍大一些，有點偏圓形，有時在邊緣的某些地方有些角，但是它們的下部是最寬的，兩側都有一個小尖，使它們看起來像耳朵，有時是有毛的，但不是灰白的，其綠色比前者更鮮翠。花兒像前者一樣綻放，但其中的顏色比黃色更接近白，紫色部分沒那麼深。是一朵大花，種子和種子包莢也一樣都不小。根與另一種一樣，每年死亡。

生長地 生長在所有的玉米田及其周圍邊界，也長在肯特郡的南弗利特附近、亨廷登郡的巴赫萊特、哈莫頓和瑞克曼茲沃斯的其他肥沃土地上，以及其他許多地方。

生長期 大約在六月和七月開花，整株植物在八月前乾枯。

藥性及主司星辰 它屬於月亮草本。葉子搗碎後與大麥粉一起塗抹在流眼油的眼睛上，這些眼睛是因頭部有東西流下而發燙發炎，這對它們有很大的幫助。對治血液或體液流出也有幫助，如腹瀉、血痢、女性月經，對於各種形式的口鼻或其他任何部位出血，或瘀傷、受傷、靜脈破裂導致出血，都能使其停止。

它極有效地滋補體內所有需要鞏固或加強的部分，且不僅起到治療和閉合新傷口的功效，也能有效地清潔並治癒所有腐臭或長年潰瘍、蝕爛或擴散的癰瘡等類症狀。

這種藥草具有良好的涼爽、乾燥性質，軟膏或膏藥糊可能對任何長瘡帶有發熱劇痛的人有益。

用以治療梅毒潰瘍特別好，如果內服，應可治癒此疾病。

毛地黃 （參見278頁）
Fox Glove

金星

形貌 它在地面上長有許多寬闊的葉片，邊緣有些缺刻，略為柔軟或帶著軟毛狀，呈蒼白的綠色，其中有時會升起紛雜的莖稈，但經常只出現一根，從底部一直到中間都長著上述葉子，從中間到頂部，開著大而長、空心、微帶紅色的紫花，在下邊緣稍長且突出，裡面有一些白色斑點，一朵開在另一朵上方，每朵都有片綠色的小葉子，但是它們全朝同一方向，向下懸垂，莖中段也有一些鬚線，從這裡長出圓頭，頭末端尖尖，其中埋藏著棕色小種子。根部有許多小纖維，其中有一些較大的細絲。花沒有香氣，但葉子有苦辣味。

生長地 生長在大部分地區的乾燥沙質土地上，幾乎英國每個縣的樹籬下或高或低的地方都有。

生長期 很少在七月之前就開花，而種子則在八月成熟。

藥性及主司星辰 該植物在金星的支配下，具有溫和的清潔性質，並且對體質非常友好。義大利人對它很熟悉，並經常使用這種草來治療任何剛造成的傷口——只需將搗碎的葉子綁縛其上；其汁液也可用於舊瘡，用來清洗它們，促使其乾燥癒合。

加一些糖或蜂蜜製成的煎藥湯可用以進行向上和向下的身體排毒淨化，有時會清出頑強的痰液和溼黏體液，並打通肝臟和脾臟阻塞。

從過去的經驗中發現，它可用於治療「國王之惡」，使用方式是將藥草搗碎外敷或用其汁製成藥膏；而後來的經驗發現，可以取其兩把藥草，加上一百二十克的多足蕨，在啤酒中煎煮成湯劑一起服用，此藥劑可以治癒罹患癲癇已有二十多年的潛水員。

我很確定，它製成的藥膏是治療頭癬的最佳藥方之一。

毬果紫堇
Fumitory

土星

形貌 毬果紫堇是柔嫩多汁的草本植物，從一枝四稜的細長弱莖，長出許多分枝，分枝向四處下垂，有六十到九十公分長，上面長有偏白色或稍帶藍色的海綠色葉子，其邊緣有細切痕和鋸齒。分枝頂端有許多小花，一朵疊著一朵聚成一長簇，像一小鳥一樣，呈紫紅色，腹部發白，其後生出圓形小果莢，內有黑色小種子。根為黃色，很小，並且不是很長，還嫩綠時充滿汁液，但隨著種子成熟，很快就腐爛。在康瓦爾郡的玉米田裡，有開著白花的這種草。

生長地 幾乎各地的玉米田以及花園中都有生長。

生長期 五月開花，種子不久就成熟。

藥性及主司星辰 土星司掌此藥草，呈現給世人，做為其影響病症的療法，亦可增強其掌管的身體部位。如果根據我的症候占星學判斷，從糞便可看出土星是某疾病的始作俑者，或者如果從生辰的走勢來看，你擔心自己將會染上土星疾病，則可以通過這種草藥為其預做防備，或將其治癒，因此隨身攜帶此植物製的糖漿是明智的。

由其製成的汁液或糖漿，或放入乳清煎煮的湯劑，加上一些其他有淨化、打通身體效果的藥草和根，會使其作用發揮得更好（它本身效力較弱），對肝臟和脾臟非常有效，從而打通阻塞，並使血液澄清，排除其中的腥鹹、膽汁質和抑鬱性體液，這些體液會導致痲瘋病、疥癬、皮疹和搔癢，及此類皮膚症狀，並且在清除後會增強所有體內部位。

它也能很好地治療黃疸，並通過大量排尿來排除黃疸。

乾燥藥草的粉末持續服用一段時間可治憂鬱症，但對所有前述疾病，種子的藥效最強。藥草的蒸餾水對前述疾病也有很好的效果，且對鼠疫和瘟疫具有很大的抵抗力，要搭配優質糖蜜服用。

蒸餾水加上少量水和玫瑰蜂蜜，經常用來漱口，有助於治療口腔或咽喉的各種瘡傷。

其汁液滴入眼中，可使視線清晰，並消除眼部紅腫和其他缺陷——儘管它會使眼睛暫時有些疼痛並引起流淚。迪奧科里斯認為，如果在眼瞼塗上溶有阿拉伯膠的藥草汁，會阻礙眼瞼上的眼睫毛重新生發（在它們被拔掉後）。

毬果紫堇和酸模的汁液與醋混合在一起，用以輕輕沖洗患部，可以治療臉、手或身體任何其他部位出現的各種癬、痘疹、斑點、叮痕和凸塊。

荊豆叢
The Furze Bush

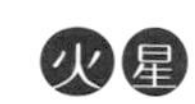

它的這個名字眾所周知，我不需要為它寫任何描述。我的目的是教導我的同胞們他們所不知道的，而不是重複告訴他們從以前大家就了解的事。

生長地 已知它們生長在英國各縣的乾旱貧脊荒地和其他荒廢、布滿碎石或沙礫的土地上。

生長期 也是在夏季月分開花。

藥性及主司星辰 火星草本。它們又熱又乾燥，並可打通肝臟和脾臟阻塞。目前已發現其花朵煮成的湯劑對黃疸是有效的，還可刺激排尿，清除腎臟中產生的礫石或結石。火星對此也有交感作用。

大蒜
Garlick

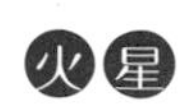

吃了大蒜的人口氣不好聞，你的鼻

子就能幫你辨識它，並且（不必透過額外描述）能將你帶到它在花園中生長的地方，這種大蒜是最好的，也是最有療效的。

藥性及主司星辰 火星主司藥草。這在古代被認為是窮人的糖蜜，可治所有疾病和傷害（除了那些它自己釀出的疾病）。它會刺激排尿和月經，治療瘋狗和其他有毒生物咬傷，殺死小孩體內蛔蟲，中斷並排空頑強難除的黏液，淨化頭部，醫治嗜睡症，是預防和治療任何瘟疫、痛瘡或腐臭潰瘍的良藥；它可消除皮膚上的斑點瑕疵，減輕耳朵疼痛，使膿皰或其他腫脹成熟並破滅。對於所有這些疾病，洋蔥同樣有效。

但是除了前述情況外，大蒜還有一些更獨特的優點，那就是它具有一種特質，可化解以下狀況造成的身體不適：如腐蝕性瘧熱發生或吸入礦物蒸氣，或飲用腐敗和發臭的水，以及誤食附子草（Wolf Bane）、莨菪（Henbane）、毒芹或其他有毒危險植物。它還對水腫病、黃疸、癲癇、抽筋、抽搐、痔瘡與痔核或其他寒症有效。

許多作者都記錄了此藥草可治療的疾病，但隱瞞了它的缺點。它的熱性非常猛烈，而所有猛烈的高溫之物都會向大腦散發出有害蒸氣。在膽汁超量、易怒的人體內，服用它無疑就像是在火上加油；在受憂鬱壓迫的人體內，它會減少體液，激發出強烈幻想，並向頭部發出許多奇怪的異象。因此，將它用以內服須適度考慮，若用在外敷，就可以安心大膽些。

龍膽 （參見279頁）
Gentian

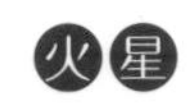

我們最常用的龍膽屬植物已公認是源自海外的，但有兩種常見的龍膽生長在英國，我很樂意為它們進行如下描述，原因除了我經常提到，英國藥草最適合英國人體質外，許多醫生的經驗也已經證明，它們的醫療效用並不輸海外進口的。

形貌 這兩者中較大的有許多細細長根向下紮深入地裡，並度過整個冬季。莖有時多一些，有時少一些，呈棕綠色，有時高達六十公分，若土地肥沃的話，會長許多狹長的深綠色葉子，兩兩成對地直長到頂端。花為長形而空心的，紫色，末端是細尖角。

在英國可見的較小那一類，長著雜亂的莖，長不到三十公分，分出幾支小枝，在那上面長著許多小葉子，就像白色的百金花一樣，有著發白的綠色。在這些莖的頂端生長著許多正藍色花朵，立在長長的莢中，但沒有另一種的花大。根很小，並且充滿鬚線。

生長地 第一種在東部與西部郡縣的諸多地點都可見到，它在潮溼和乾燥的土地上都能生長。例如格雷夫森德旁的朗菲爾德附近，在肯特郡的科巴姆附近，在基爾的利林斯通附近，還有離肯特郡的達特福德不遠、緊鄰一家造紙廠的白堊礦坑裡。

第二種也生長在肯特郡諸多地點，例如南弗利特和朗菲爾德。在貝德福德郡的巴頓山丘上，還有距離聖奧爾本斯不遠的一片白堊荒地上，以及沿著鄧斯特布爾往高闌城（的路上也可見）。

生長期 八月開花。

藥性及主司星辰 它們在火星的支配下，是火星主司的主要藥草之一。它們能治腐爛、中毒，並且沒有比它們更可靠的藥方可預防瘟疫；它大大地補強胃部，幫助消化，使心臟感到舒適並保護它免於感染或昏厥。

乾燥的根部磨粉有助於治療瘋狗和有毒生物咬傷，打通肝臟阻塞，並恢復食欲。藥草泡酒後喝了，因跋涉行旅而疲憊不堪者的精神可因此提振，或者因寒冷或住宿環境惡劣而僵痛無力的關節也可復原。

它可消除體側的刺痛與絞痛；對於跌倒瘀傷是一種很好的救治方法。

它會刺激大量排尿和經血，因此，不建議懷孕婦女使用。

喝它的藥湯對於有抽筋和抽搐困擾的人同樣有益；據說它會打碎結石，相當確定能治疝氣。

它在治療所有感冒症狀方面都非常出色，也可治黏痰過多、疥癬、瘙癢或任何腐蝕性的瘡和潰瘍。

每天早上取半打蘭的粉末，搭配任何合適的飲品來服用，可殺死蠕蟲，是一種值得稱讚的治療方法；對於國王之惡，也是如此內服。

它可治各種瘧熱和黃疸病，也可除牛身上的蠅蛆。當母牛乳房遭到任何有毒生物叮咬時，只要用其任何一種湯劑擦撫它，就能立即治癒。

康乃馨 （參見279頁）

Clove Gilliflowers

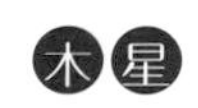

描述這樣眾人皆熟悉的藥草是浪費筆墨。

藥性及主司星辰 這種花是大自然中由木星主司的一種花朵，艷麗、細緻且溫和。

是的，如此溫和，因此它們在暑氣、寒性、乾燥度或溼氣各方面都沒有超量過高的感覺；它們是大腦和心臟的強大補強劑，因此可以根據你的實際情況為心血管或頭部提供幫助。

單純以此植物製成的糖漿和蜜漬物，通常在每個藥劑師那裡都可以拿到，時不時服用其中的任何一種都能大大增強體質——例如患有結核病的患者便需要如此做。

它們在治療疫熱發燒方面也非常好，並能排出毒物。

石蠶屬植物 （參見279頁） 水星
Germander

形貌 常見的石蠶屬植物長出雜亂的莖，葉子小而有些圓，邊緣有缺刻。深紫色的花站在莖的頂部。根由許多小枝組成，在周圍伸展得頗遠，迅速蔓延整座花園。

生長地 通常被我們種植在園子裡。

生長期 在六、七月開花。

藥性及主司星辰 這是最普遍的水星植物。在身體虛弱時，它可以強效地補強大腦和理解力，精神委靡時，可以幫助它們放鬆下來。

如迪奧科里斯所言，它和蜂蜜一起服用可治咳嗽、脾臟硬化和滯尿，並有益於那些有水腫問題者——特別是在疾病初發時，須趁其嫩綠時製成湯劑喝下。

它還可以促使婦女排出月經，甚至排除死胎。

對所有蛇毒，置於在酒中飲用並搗碎藥草後外敷最有效。

與蜂蜜一起使用能清除骯髒的舊潰瘍。

製成油塗抹眼睛，能消除暗淡和潮溼等問題。

同樣有利於治療體側疼痛和抽筋之苦。

湯連續服用四天，可驅走並治癒三日熱與四日熱。

它也可以抵抗各種腦部疾病，例如持續頭痛、癲癇、憂鬱、嗜睡和精神遲鈍、抽搐和麻痺。

將一打蘭的種子磨粉服用，可促使尿液排毒，對黃疸病有好處。

葉子汁液滴入耳朵可殺死其中的蠕蟲。

當它們的頂部開滿鮮花時，將其浸泡在白酒中二十四小時後一口喝下，可以殺死腹部的蠕蟲。

紅籽鳶尾
Stinking Gladwin

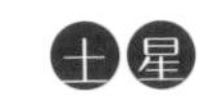

形貌 這是鳶尾花的一種，有許多葉子從根部往上長，與鳶尾花非常類似，但它們的兩側都銳利，中間較厚，有更深的綠色，末端更窄更尖，並且以手指弄碎後有強烈的難聞氣味。在中間冒出一個相當結實的莖，高至少九十公分，頂部有三到四朵花，有點像鳶尾花，有三瓣直立，呈暗沉帶紫的灰色，其中一些支脈變色了；其他三瓣沒有垂下，這其他三小瓣也沒有彎成拱形，不像鳶尾花那樣蓋住下面的葉子，而是與它們脫離或相隔開。花謝之後，出現三個四稜的硬莢，成熟時會打開分為三個部分，裡面有紅色的種子，長久後變黑。根部類似鳶尾花的根，但外部略帶紅色，內部偏白色，味道非常強烈熱辣，氣味和葉子一樣難聞。

生長地 生長在陸地高處，在英國許多地方的潮溼處、樹林地和海邊的陰暗處也很常見，且經常被養護在花園裡。

生長期 直到七月才開花，種子在八月或九月成熟，而成熟的果殼自己打開後，會將種子保存兩、三個月不脫落。

藥性及主司星辰 應該屬土星草本。許多鄉下人用它來排清腐敗的黏痰和膽汁——喝根部煮的湯可做到這點。

有些人為了使它變得柔軟，會將其根部切成薄片浸泡在麥芽酒中。有的人則摘取葉子，對胃虛弱的人很有幫助，其汁液注入鼻子，或讓鼻子嗅聞，會引起打噴嚏，可從頭部抽引出許多腐敗物。其粉末也一樣。

粉末可加在酒中飲用，幫助抽筋和抽搐、患有痛風和坐骨神經痛的人，緩解體幹和腹部絞痛，並幫助那些患有淋病的人。對於那些由於惡劣體液性質強烈而長期腹瀉的人來說，這是相當有好處的，它有著乾燥和收束的特性，可將它們清洗並排除掉。

根在酒中煮沸後飲用，可使婦女月經暢通，也可用來做子宮托，其作用相同，但會導致懷孕婦女流產。

將半打蘭的種子打成粉末，放入酒中飲用，迅速使人大量排尿。以醋代替酒，則能溶解脾臟的硬化和腫脹。

根部對所有傷口（尤其是頭部）都非常有效；與少量的銅綠、蜂蜜和大株的百金花根部一起使用，還可以吸取出任何碎片、棘刺或斷骨，或其他任何插在肉上的東西，而不會引起痛苦。

同樣的東西用醋煮沸，然後敷在出疹或腫脹處，能非常有效地溶解消除它們；是的，甚至被稱國王之惡的喉嚨結核腫脹也能除。

無論在皮膚何處，葉子或根部的汁液都可治癒瘙癢、各種流膿或擴散的疥癬、瘡、瑕疵或疤痕。

一枝黃花 （參見279頁）
Golden Rod

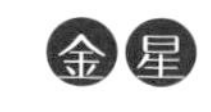

形貌 它往上長出偏褐色的小圓莖，高六十公分，有時更大株，上面有許多狹長的深綠色葉子，葉緣很少缺刻或分莖或白色斑點，但有時會發現它在頂部分出許多小枝，每枝上都有不少黃色小花，所有花都往同一方向彎，成熟的時候變成絨毛，被風吹走。根由許多細纖維組成，這些細纖維在地下長得不深，能在其中生存整個冬天，每年發出新枝，而舊的根部纖維仍深埋地裡。

生長地 生長在英國許多地方的樹林和小灌木叢的空曠處，無論在潮溼還是乾燥的地面上都有。

生長期 大約在七月開花。

藥性及主司星辰 金星支配此藥草，因此可確定它能幫人重拾美貌。

阿諾多斯・德・韋勒・諾瓦（Arnoldus De Villa Nova）推薦用它來治療腎部和腎臟中的結石，刺激大量排尿，從而讓碎石和結石也可能排空。

嫩綠或乾燥藥草的煎煮湯劑或其蒸餾水，對於體內瘀傷非常有效，也可以外敷使用，它可以為人體任何部位和傷口止血；對於體液下瀉、大出血和女子月經也一樣；而且在治療各種疝氣或脹裂也同樣普遍，內服與外敷要一同進行。它是一種強效療傷藥材，無論是體內還是體外的傷害，都不遜於任何藥草，新創傷口、舊瘡和潰瘍可以很快治癒。製成乳液也特別適於醫治口腔、咽喉或男性與女性陰部的瘡或潰瘍。湯劑還有助於穩固牙齦中鬆動的牙齒。

痛風草
Gout Wort

土星

形貌 它是一種低矮的藥草，很少長到超過四十五公分高，雜亂的葉子三片一組長在棕綠色的莖上，周圍有啃嚙痕，帶有令人不快的強烈味道。花的繖形花序是白色的，種子是黑色的，根在地下蔓延，很快就會佔據很大的範圍。

生長地 生長在樹籬和牆邊，通常在田野的邊界和角落，以及花園中。

生長期 大約七月底開花及播種。

藥性及主司星辰 土星支配它。它會被稱為痛風草不是沒原因的，實驗已證實它可治療痛風和坐骨神經痛，還有關節痛和其他風寒不適。包紮著它可以減輕痛風的痛苦，並保護患有這種疾病的人。

紫草
Gromel

金星

關於此植物，我將簡要描述它們主要用於醫療的種類，它們的優點相似，儘管生長方式和形式略有不同。

形貌 大株的紫草長有纖細堅硬而帶有毛的莖，在地面逶迤，蔓延時並往地下紮根，並分成許多其他小枝，上面長有深綠色葉子。在莖節處，除了有葉子外，還會開出非常小的藍色花朵，之後會產生堅硬如石的圓形種子。根部長且為木質，經冬不死，並在春季時發芽長出新莖。

較小的野生紫草長出許多直立且有分支的硬莖，六十到九十公分高，滿是莖節，每節上都長有像前者一樣又小又長且堅硬粗糙的葉子，但數量較少。從葉子中開出小白花，之後就像前者一樣產生灰色圓形種子。根不是很大，但有很多根鬚。

人工種植的紫草也有許多直立、細長、有毛的木質莖，褐色而有冠，很少分枝，葉子像前者，也開白花。之後，有粗糙的棕色果莢包含著白色堅硬的圓形種子，像珍珠一樣閃閃發亮，並且比前兩者都大。它的根部就像上述的第一類那樣，上面有許多分枝和細枝，整個冬天都（如第一類）持續生長。

生長地 前兩者為在荒蕪未耕地的野生植物，也生長在英國許多地方的路邊。最後一類嬌生慣養在喜好珍禽異木者的花園裡。

生長期 三者皆從仲夏就開花，有時持續到九月，與此同時，種子成熟。

藥性及主司星辰 藥草屬於金星；因此，若火星如一般情況那樣導致腹痛或結石，且如果是在處女座造成影響，此藥草就是你的良方。它們被認為與任何草藥或種子一樣具有奇異的藥力，可以使結石破裂並將其排空，腎部或膀胱中的碎石亦然，還可治滯尿，並治療淋病。種子是最有用的，可將其搗碎後在白酒或肉湯等汁液中滾煮，或者將種子磨粉後配前述汁液服用。

將兩打蘭種子磨成粉後，配母乳服用，可以使分娩時痛苦難產的婦女迅速完成生產。

將藥草（當沒有種子時）煮湯或榨其汁液飲用，對於上述所有症狀均有效，但藥效發揮起來卻不那麼強大或迅速。

醋栗叢
Gooseberry Bush

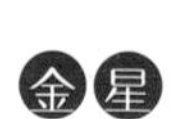

藥性及主司星辰 此植物在金星的支配下。

未成熟漿果燒燙或烘烤過後，能治療食欲不振——尤其是那些因膽汁液而飽受胃痛的人。

它們非常適合用來抑制孕婦欲望。

你可以用糖漬保存它們一整年。

樹葉煮的湯能冷卻熱腫脹和發炎，以及麥角中毒。

食用成熟的醋栗是緩解胃部和肝臟猛烈發熱的極佳療法。

嫩葉可碎結石，並從腎臟和膀胱排出碎石。它對人體會造成的唯一傷害是，有可能會積累消化不全之物，而未消化物會滋生蠕蟲。

白珠樹
Winter Green

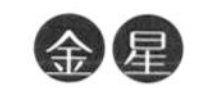

形貌 這種植物從一小小的棕色蜿蜒根長出七、八或九片葉子，每片葉子都站在一長長的腳柄上，柄的寬度幾乎與長度一樣，圓形帶尖端，呈暗沉綠色，摸起來硬硬的，像梨樹的葉子。

從葉子中生出細長柔弱的莖，但是直立的，其頂端開著許多芬芳的白色小花，像星星一樣綻放開，由五片圓形的尖瓣組成，中間有許多黃線繞著一顆綠色的頭，並長有一根莖，隨即會長成種子的容器，成熟時可見是五稜形，上面有一個小尖端，其中包含了和塵土一樣小的種子。

生長地 很少在田間生長，但在北方的樹林中很常見，像是在約克郡、蘭開夏郡和蘇格蘭。

生長期 大約在六月和七月開花。

藥性及主司星辰 白珠樹為土星植物，是一種非常好的癒傷藥草，有著特殊療效，綠葉搗碎後或其汁液用來塗抹，能迅速治好剛造成的傷口。由其新綠藥草搗碎製成的藥膏，或者將其汁液混和豬油或沙拉料理油和蠟，一起滾煮，再加上一些松脂製成的藥膏，是一種德國人極推崇的強效藥膏，德國人用這種藥來治療各種傷口和瘡。

將藥草在酒和水中煮過後喝下，對於腎臟或膀胱頸內部有潰瘍的人很有幫助。能停止所有的體液外流，如腹瀉、血痢、婦女月經以及傷口的出血，並消除因心臟疼痛而引起的任何炎症。

對於難以治癒的惡性潰瘍也同樣有幫助，還有潰瘍或瘻管。藥草的蒸餾水對相同症狀也有效。

歐洲黃菀 （參見279頁）
Groundsel

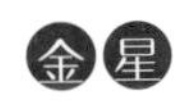

形貌 常見的歐洲黃菀在地面有綠色的圓莖，略帶褐色，向上蔓延長出分枝，其上有長而略窄的綠色葉子，在邊緣有缺刻，有點像橡樹葉，但數量較少，末端是圓形。在分枝頂端立著許多綠色小頭，從中長出數個黃色的細線或拇指狀物，此即其花朵，並以這種型態持續受風吹拂許多天，直到它轉變為絨毛飄落，並帶著種子一起被風吹走。

根小而有鬚，很快就死亡，旋即又因播種而再次長出，因此一年中有許多個月都可看到綠色的植物，有花朵又有種子。如果被侷限在花園裡，至少每年發芽與播種兩次。

生長地 幾乎在任何地方都可生長，在牆壁頂部，也在垃圾堆和耕地一角，尤其是在花園中。

生長期 如前所述，它幾乎一年中每個月都開花。

藥性及主司星辰 為金星草本，是一種強力萬能藥，普遍用於治療各種熱病——無論在人體的哪個部位，只要是陽光照射處；它對人的身體非常安全溫和，但如果胃部不適，服用它便會引起嘔吐。如果胃部沒有問題，則可進行清瀉淨化作用，且它的清瀉作用超乎預期地溫和。

它是溼性的，有些涼，因此會導致排泄，並抑制淨化和嘔吐過程中體內運動所產生的熱量。

你可以將我們研究所得的配方保存如下；取定量的番瀉苷（Sena）、旋花樹脂（Scammony）、藥西瓜瓤（Colocynthis）、輝銻礦（Crocus Metallorum）浸泡液等等。將這種藥草單獨以糖漿、蒸餾水或藥膏形式保存，可以在治療所有熱病時為你解憂，且既安全又迅速。

迪奧科里斯說過，從日常經驗可知，服用這種藥草用酒製成的湯劑，有助於緩和胃痛、膽汁發炎（很可能表現出嘔吐）疼痛。

汁液加入飲料中服用，或者以麥芽酒煮的湯劑，都可以溫和地發揮相同作用。和酒一起喝下可治黃疸和癲癇，以及排尿困難。

在身體走動或晃動後，取一打蘭該藥水加入醋蜜中服用，會刺激排尿，使腎部或腎臟中的碎石排出。

它還有助於醫治坐骨神經痛、腹部翻攪、腹部絞痛、肝臟缺損，並促進女性排經。

新鮮的藥草煮熟，製成糊狀劑，敷於疼痛發熱而腫脹的女性胸部，以及男女性陰部、臀部，或動脈、關節和筋骨，在發炎腫脹時，可以大大減輕不適；與一些鹽一起使用，有助於溶解身體任何部位的結核或硬塊。

草的汁液，或者如迪奧科里斯所說，葉子與花的汁液，加上一些細的乳香（Frankincense）粉，用於身體、神經或筋骨的傷口，有奇特療效。藥草的蒸餾水能有效地做到上述所有治療，但對於黏液流入眼睛造成的眼部發炎或流眼油尤其有效。

寬心草 （參見287頁）

Heart's Ease

土星

有些醫師似乎有恃無恐，存心褻瀆，不怕被熱鐵燙舌頭，將這種草藥稱為三位一體聖草。那些較謙恭有禮的人也稱呼它為一帽三臉（Three Faces In A Hood）、無所事事（Live In Idleness）。

生長地 除了在花園種植的那些寬心草外，它們一般在野外生長，特別是在非常貧瘠的田野中；有時你可能會在高山上找到它。

生長期 整個春天和夏天都開花。

藥性及主司星辰 這種藥草真的是土星植物，有點陰寒，黏黏滑滑的。

將草藥連著花朵以大火熬煮成湯（也可以將其製成糖漿），對於梅毒來說是一種極好的治療方法，這種草藥是一種治性病的強效藥，以它製成的治性病藥劑是治療該病的最佳方法，這一點已受諸多外國醫生認證，而且它比折磨人的放血治療效果更好、更安全。

它的精餾萃取液非常有益於治兒童驚厥抽搐，也可治癲癇，而且對肺部和胸部發炎、胸膜炎、疥癬、發癢等等都可有效治療。

它在天體巨蟹座下。

朝鮮薊

Artichokes

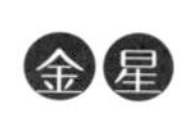

拉丁人稱其為Cinera。

藥性及主司星辰 它在金星支配之下，因此，如果勾起欲望並不奇怪，它也確實有那樣的作用，食用它會使人稍微脹氣，但是它會抑制通常被稱為夢遺的男性精子自發排放現象。

在此，我不介意引述蓋倫在他營養學專著中的一些胡言亂語，蓋倫說，此植物含有大量膽汁質的汁液（然而我無法相信），並表示憂鬱的汁液會從中產生，而那憂鬱的汁液含有稀薄的膽汁質血液。但是可以肯定的是，根部在酒中煮成湯劑，或搗碎後放在酒中蒸餾得到的液體，可使人大量排尿排毒。

儘管有人說它一年四季都是綠色的，但我不這麼認為。

鹿舌草很適合用來醫治脾臟和肝臟的硬化與梗塞、肝和胃發熱、下痢和血痢。其蒸餾液還能很好地舒緩心臟劇痛，並止住呃逆打嗝，治療顎頜脫位與牙齦出血，只要以之漱口即可。

迪奧科里斯曾說，鹿舌草對於蛇類咬傷很有好處。至於它的用法，我在後面的說明已足夠讓那些學醫的人好好鑽研一兩年。

鹿舌草 （參見279頁）
Hart's Tongue

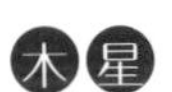

形貌 這植物有許多葉子從根部長出來，每片各自獨立，它們在初生時折疊起來，當它們完全長大時，大約三十公分長，上面光滑呈綠色，但是堅硬，幾乎沒什麼汁液，葉背有條紋，中肋的兩側有橫斷疤，帶著小且有點拉長的褐色痕跡；葉子的底部在中肋兩側都有一點往下彎，末端稍小。根部為許多黑線，摺疊或交織在一起。

生長期 經冬常綠。但是每年春天都長新的葉子。

藥性及主司星辰 木星對該草藥具有支配力，因此這是肝臟的特效藥，既可以在虛弱時補強肝臟，又可以在患病時舒緩肝臟，你應該將其製做成糖漿保存一整年，以便隨時取用。

榛果
Hazel Nut

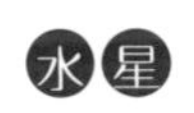

眾所周知，因此無須贅述。

藥性及主司星辰 在水星支配下。碎裂後的內核製成乾藥糖劑，或混和蜂蜜酒（或蜂蜜水）得到的堅果奶，可有效治療長年咳嗽。

燒乾後再放一點胡椒粉，然後喝下，可消解從頭部稀黏液而來的蒸氣。

取兩打蘭乾燥的果莢和外殼，搭配紅酒服用，可止住下痢與女性月經，而包覆果仁的紅色外皮也有如此功效，這對於停止女性月經效果更好。

如果上述的功效為真，那麼為什麼有些低俗的人經常會斷言，吃堅果會導致呼吸急促呢？這真是錯得離譜，增強肺功能的物質怎會造成呼吸急促？我承認，這種觀點遠在我出生之前就有了，我曾認為因襲舊習容易導致犯錯，但從來沒想過它會衍生謠言誹謗；或許人的舌頭生來就是要互相詆毀，以至於人也得說堅果的壞話以保持其舌頭靈活？如果榛果有任何部分會造成阻塞，那也應該是外皮和硬殼，但除非是醫療用藥需要，否則沒有人會發瘋去食用這些部分；至於包覆內核的紅色外皮，你也可以輕易將它剝除。因此，我要為無法言語的堅果討個公道。

山柳菊屬植物 （參見279頁）
Hawk Weed

土星

這種草有好幾種，但它們的優點皆相似。

形貌 它有許多大葉子躺在地上，葉子的兩邊像蒲公英一樣有很多裂痕或撕痕的缺刻，但裂片更大，更像光滑的苦菜（Sow Thistle）。從葉子中冒出一根空心的粗莖，有六十到九十公分高，從中部向上分支出去，在每個莖節上都長有較長的葉子，幾乎沒有切口，上面開著紛雜的淡黃色花朵，由許多細窄的花瓣組成，寬尖且在其邊有切口，形成雙排或更多排，最外層的比內層大，這是大多數山柳菊屬植物（因為有許多種）都有的特徵，然後變成絨毛，並帶著褐色小種子一起被風吹走。根長而有些大，上面有許多小纖維。整株植物充滿了苦味乳汁。

生長地 生長在田野邊側的許多地方，以及在乾燥土地的道路上。

生長期 在夏季開花並飄走。

藥性及主司星辰 土星支配著它。迪奧科里斯說，此草寒涼，有些乾燥和收束性，因此有利於克制胃發熱，以及其中的嚙咬痛楚。可用於發炎和瘧熱發作。

其汁液加入酒中服用，可幫助消化，消解脹氣，防止殘渣留在胃中，且如果可以將藥草外敷於患部，也有助於治療滯尿、毒蛇和蠍子螫咬。

對治所有其他毒素都非常好用。

取微量乾燥的根加進酒和醋中，對於那些有水腫的人是有益處的。藥草湯和蜂蜜一起服用，可消解胸部或肺部的痰液，搭配牛膝草還可止咳。

將此藥草與菊苣一起加入酒煮湯，服用後可治脹氣痛和脾臟硬化；它可以使人好好休息和睡眠，抑制情色春夢，冷卻發熱，淨化胃部，增加造血，並有助醫治腎部和膀胱疾病。

外敷時，配合一點母乳一起使用，特別適合治療各種眼睛缺陷和疾病；尤其在潰瘍剛開始腐蝕或擴散時使用，成功率很高。

綠葉搗碎後，加一點鹽，敷在任何被燒燙傷的地方，在水泡出現前，就可將燒傷治好；還可以治發炎、麥角中毒、所有的冒痘和疹子、熱性和鹹質黏液。同樣的材料以粗磨粉加清水製成膏藥糊來外敷，可用於任何容易發生痙攣、抽筋與脫臼的身體部位，都可以提供幫助並起到緩解的作用。

以其蒸餾水清潔皮膚，可去除臉上的雀斑、汙點、瘢或皺紋。

中滾煮，然後飲用，對於體內的痛苦不適是有療效的。

如果將布或海綿在蒸餾水中弄溼，用來敷在皮肉中任何長期有刺棘或碎片等物殘留的地方，很明顯地可將它們吸出來。這樣一來，你可見到刺棘植物能為自己的刺開藥——幾乎萬物皆如此。

山楂 *Hawthorn*

火星

這是眾所周知的植物，我無意再描述這棵樹而打擾你。它通常做為樹籬灌木，儘管會經過修剪和裝飾，還是會長成一定高度的樹。

據說格拉斯頓伯里的山楂樹每年會在聖誕節那天開花，這卻使那些觀察它開花的人產生了迷信，但這並非什麼大奇蹟，因為在英國許多其他地方也都可能發現類似現象。例如在羅姆尼沼澤的惠依街，以及柴郡的南特威奇附近的一處叫「懷特綠地」（White Green）的地方，在那裡，山楂樹在聖誕節左右和五月開花。

如果天氣寒冷，它要等到一月分才開花，或者等到嚴寒天氣結束。

藥性及主司星辰 它是火星樹種。漿果中的種子打成粉末，然後混入酒中飲用，對於治療結石有效，並對水腫有益。

花的蒸餾液可止下痢。

從絨毛中清除下來的種子，搗碎後在酒

毒芹 （參見280頁） *Hemlock*

土星

形貌 常見的大毒芹長有一根綠色的莖，長一百二十到一百五十公分高，或更高，有時布滿紅色斑點，並且在關節處長著非常大的翼狀葉片，這些葉子又分成許多其他翅狀葉，一葉緊靠著另一葉，其邊緣有缺刻，呈暗沉綠色，向頂部分枝，枝頂充滿了白色的繖狀花序，隨後產生略白的扁種子。根長，白色，有時彎曲，內部中空。整株植物的每個部分都有濃郁而薰人的難聞氣味，令人感覺很不舒服。

生長地 生長在英國所有郡縣，長在圍牆和籬笆旁及荒野和未耕種的地方。

生長期 在七月左右開花並播種。

藥性及主司星辰 土星擁有對這種藥草的支配力，但我好奇為什麼它不能用於治療異常性陰莖持續勃起——儘管它對於這種症狀非常有益。我想，這樣主張者的判斷首先是基於土星與金星在這些官能的對立傾向，因此他會禁止將此土星植物施用於這些部位，以免引起不孕或破壞繁殖精力，如果它確實有這樣的作用，但仍用於生殖部位，將會抑制性欲念頭。

毒芹性質極寒，非常危險，特別是內服。它應用於身體任何部位（除了私處）的炎症、腫瘤和腫脹可以是很安全的，還可以藉由冷卻和排熱作用用於醫治高溫劇烈體液引起的麥角中毒、丘疹、腫塊和蔓延性潰瘍。

葉子搗碎後敷在眉毛或額頭上，有益於治眼睛紅腫，還可以消除眼矇和眼翳；這是已經證實的藥。

取一小撮這種藥草，加上其分量減半的日曬海鹽，混在一起磨打，塗在手腕背部，持續二十四小時，然後換藥三次後移除。

將根部在灰燼下烘烤，用雙層溼紙包裹，直到變軟嫩，然後塗在痛風的手部或手指上，有助於迅速消除不適。

如果有任何人想吃歐芹卻誤食毒芹草葉，或要吃防風草根而誤食毒芹根部（兩者長得很像），因而產生某種癲狂感覺或感官混亂，好像變得愚蠢或喝醉了，補救措施是（如普林尼所說）在其影響到心臟前，飲用最純的頂級葡萄酒，或將龍膽放進葡萄酒中飲用，或者喝少量的醋，對此特拉古斯（Tragus）已確認過，他曾經這樣治癒了誤食毒芹根部的女人。

麻
Hemp

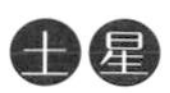

英國的每位好主婦都熟知此物，所以我不需要再做任何描述。

生長期 播種時間為三月末或四月初，在八或九月成熟。

藥性及主司星辰 它是土星植物，對諸多事物有好處，而不是僅僅製造束縛而已。

大麻的種子可消脹氣，過量使用會將風全驅散，繼而使繁殖用的天然精子乾掉。然而，在牛奶中煮沸後服用，有助於治燥熱乾咳。

荷蘭人用種子製成乳液，以其成功治癒黃疸——尤其是在發病初期（只要沒有伴隨著瘧熱的話），它會打通膽阻塞並使膽汁消解。種子的乳液或水煎劑可以使下痢和持續不斷的體液流失停止，緩解腹痛，並減少腸子中令人討厭的體液，也可止住口鼻或其他地方的出血，只要取一些葉子，和出血者的血液一起煎過後食用。用來殺死人或牲畜體內的蠕蟲非常有用。汁液滴入耳朵可殺死蠕蟲，並引出蠼螋或其他寄居生物。

根煮成的湯可減輕頭部或任何其他部位的發炎，藥草本身或其蒸餾水可起到類似作用。根的湯劑也可減輕痛風疼痛、關節中體液結塊的不適、筋骨的疼痛和萎縮，以及臀部疼痛。

將新鮮汁液加少許油脂與奶油混合後，可用於任何被火燒燙傷的地方。

莨菪（參見280頁）土星
Henbane

形貌 常見的莨菪有著又大又厚、柔軟帶毛的葉子，躺在地上，呈灰綠色，葉緣有深深的切口或裂痕；從葉子冒出許多粗短的莖，有六十到九十公分高，開展出許多小分枝，小枝上的葉子少些，並長有許多空心花朵，極少出現在果莢上方，通常在一側有撕裂，五瓣末端為偏圓尖端，一朵疊著一朵生長，呈黯淡黃色，愈接近邊緣，顏色愈淡，其中間帶有許多紫色的脈，花的底部為帶著黃的暗紫色，中間有一小小、相同顏色的斑點，它們每一朵都立在堅硬密實的苞莢中，在花謝之後，它們會長得非常像歐細辛的果莢，且在頂端有點尖，其中包含很多小種子，非常像罌粟種子，但是有點暗，偏灰色。

根部碩大、白色、濃密，在地下朝多方分枝出去，就像防風草的根（但不是那麼白），因此會使人誤認。整株植物的氣味比根部更重更濃，難聞且會引人昏睡，有點令人反感。

生長地 通常生長在路邊、樹籬旁，以及牆下。

生長期 在七月開花，每年再從自己的種子發芽。我懷疑我參考的作者將七月誤認為六月，有些還寫成五月。

藥性及主司星辰 我很疑惑占星家究竟是如何看待此草的，他們將它歸為木星草本，而像米薩杜這樣有洞察力的人，竟也和其他人持一樣的意見，這種藥草其實是由土星支配，我通過以下論點證明這一點：凡是性喜生長在陰森幽暗處的植物都是土星草本。莨菪的兩個種類都最喜歡在這種有土星特質的地方生長，在他們清空公廁的地方附近可以找到一卡車這種植物，而且幾乎找不到任何溝渠旁沒有長著這種草的。因此，它是土星藥草。

莨菪的葉子可以冷卻眼睛或身體任何部位的所有發炎症狀；如果將這些草酒在酒中煮過——無論是直接熱敷或熱罨（熱罨，音「掩」，用熱湯或熱藥汁做局部淹浸的方法。如用濕熱毛巾罨頭面醒酒，以布浸熱藥汁濕罨患處去痹消腫），可緩解私密處、女性胸部或其他部位的各種腫脹，效果很好；它還可以緩解痛風、坐骨神經痛以及因炎熱引起的關節疼痛。

加醋後塗在前額和太陽穴上，有助於緩解發燒時的頭痛和睡眠不足。藥草或種子的汁液，或從種子中提取的油，都可以這樣使用。

種子的油脂滴入耳中，有助於醫治耳朵的聵聾、幻聽和蠕蟲；藥草或根部的汁液同樣有用。

藥草或種子或兩者的煎劑可殺死人或牲畜身體上的蝨子。

乾燥的藥草、莖梗和種子燃燒後，以其煙燻患部，可以迅速治癒手腳上的腫脹、凍瘡或蹦裂。

食用莨菪後身體不適者的補救辦法是飲用摻合甜葡萄酒的山羊奶、蜂蜜水或松子仁；若沒有這些東西，則可用茴香籽、蕁麻籽、水芹籽、芥末籽或蘿蔔籽；搭配葡萄酒食用洋蔥或大蒜也行，這些都有助於幫助他們脫離危險，並使他們重新恢復應有的體質狀態。

請注意，這種草藥絕對不能內服。外敷使用時，製成油膏或膏藥糊最受推薦用來治痛風，可以冷卻梅毒病症中腎部的發熱。敷在牙痛的臉側，可停止牙痛。可消除發炎，並治療前述疾病。

樹籬牛膝草 *Hedge Hyssop*

火星

此植物有許多種類。第一類是是義大利原生種，只有雅好奇花異木者的花園裡才會種植。至於英國種常見的野生種，我將為你介紹其中兩種。

形貌 首先是一株光滑低矮的植物，不到三十公分高，味道很苦，有許多四稜的莖，從底部到頂部岔出許多分枝，莖節也多，每個莖節處有兩片小葉子，葉子靠近基底處比末端寬，邊緣有些缺刻，呈暗沉綠色，布滿葉脈。花站在莖節處，呈淡紫色，上面有一些白色斑點，外形像死蕁麻的花一樣。種子又小又黃，根在地下蔓延得頗遠。

第二類很少長到十五公分高，會長出許多小枝，在那枝上面長出許多小葉子，彼此相對，有點寬，但很短。它的花就像另一種的花一樣，不過為淡紅色。種子小而微黃，根部也像另一種一樣會蔓延開來，其苦澀也不輸另外那種。

生長地 第一類生長在潮溼低地和水邊。後者在漢普斯特德荒野公園的沼澤或許可見到。

生長期 在六或七月開花，種子不久就成熟了。

藥性及主司星辰 它們是火星藥草，和火星一樣暴躁不友善，是最猛烈的排毒劑，尤其會清除膽汁和痰液。除非經過有技術的煉金術士調整，並且只用最純正萃取物，否則將它們內服是不安全的。服用它們對水腫、痛風和坐骨神經痛都有很大幫助。

外用藥膏可殺死蠕蟲，用此膏塗腹部，對消除長年髒臭潰瘍非常有用。

黑嚏根草 *Black Hellebore*

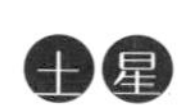

也稱為熊掌葉（Bear's Foot）、聖誕草（Christmas Herb）或聖誕玫瑰（Christmas Flower）。

形貌 它從根部長出紛雜的淺綠色葉子，每根葉子都離地面約一掌高。每片葉子分為七、八或九個裂片，缺刻從葉子中間到兩側末端，經冬常綠。如果天氣溫和的話，大約在聖誕節期間，花朵會出現在莖柄上，每朵由五片大而圓的白色花瓣組成，有時靠近邊緣處是紫色的，中間有許多淡黃色的拇指狀物。種子被分在幾個小隔艙中，就像樓斗菜的小莢，只是種子更大。種子呈黑色，長圓形。根由數不清且略帶黑色的鬚線組成，所有根鬚結合在一起形成一顆頭。

還有另一種黑嚏根草，它在樹林中到處生長，很像前一種，只是葉子較小且更狹窄，在冬天會死亡，而前一種並不會。

生長地 第一類被好好養在花園。第二種常見於北安普敦郡的森林中。

生長期 第一種在十二月或一月開花；第二種在二月或三月。

藥性及主司星辰 它是土星藥草，因此，如果它有某種慍悶的狀態並不奇怪，而且，相較於未處理過的原材，經過煉金術士的技術提煉過會更安全。若有人食用它而身體不適，常見的治療方法是服用山羊奶；如果你無法獲得山羊奶，則必須用手邊現有之物將就應用。

其根部對所有憂鬱疾病都非常有效，尤其是那些長期存在的疾病，例如四日熱和瘋病。

它有助於醫治癲癇、痲瘋、黃疸和黑黃疸、痛風、坐骨神經痛和抽搐；從過往經驗可知，在英國野外生長的黑嚏根草根部，其藥性不像從海外引進的那樣猛烈傷身，而是維持更溫和的本質。

根部用以製成陰道栓劑，可引發大量經血排放；被打成粉末後，撒在骯髒的潰瘍上，則會消除死肉，並立即治癒。不但如此，它能在壞疽始發時就治好。內服一次二十粒就足夠了，然後用其一半量的肉桂粉輔助調整。

鄉下人曾經用它來當馬刺趕牛。如果牲畜咳嗽或中毒，他們會在牠耳朵上鑽個洞，並在其中塞一支根部，會在二十四小時內見效。

一些獸醫將其用於許多其他用途，我都認為萬萬不可。

漢葒魚腥草 （參見280頁）

Herb Robert

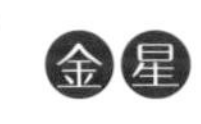

農民對漢葒魚腥草讚譽有加，將其用來治牲畜疾病。

形貌 其偏紅色的莖長到六十公分高，上面長著許多葉子，葉子長在的帶紅色的長莖上，末端裂分成三或五個部分，每個裂片在邊緣有缺刻，有時會轉變成微紅色。

在莖的頂部出現許多由五瓣組成的花，伸展開來比鴿子的腳大得多，且顏色更紅。花謝後後長出黑頭，就像其他植物一樣。根小而帶鬚，整株植物氣味很濃郁，幾乎是發臭。

生長地 常生長任何地方的路旁，在溝渠和荒地上到處都有。

生長期 主要在六、七月開花，種子不久就成熟了。

藥性及主司星辰 在金星的支配下。不僅有人推薦用這種草治療結石，它還被推薦用來止血，無論在什麼部位、如何流血，它都能迅速治好所有新創傷口，對私處或其他部位的長年潰瘍也有效。你可以相信上述為真，且很簡單就知道其理由，只要想想它是金星藥草，還有個男人的名字（Robert）。

輪葉一枝花
Herb True Love

金 星

又稱做四葉重樓。

形貌 一般的輪葉一枝花在土地最上層裡有蔓延的小根，有點像匍匐冰草根部，但沒那麼白，長出帶葉子的莖，有些不帶漿果，而其他則有。每支莖都光滑無節，呈黑綠色，如果有漿果的話，莖會長到高約十五公分，否則很少那麼高，在頂部的四片葉子一片緊挨著一片，以十字交叉或船隻帶板綁在一起的樣子（因而被稱為真愛之結）；它們彼此之間隔著距離，有點像昏睡木的葉子，但又寬一些，有時有三片葉子，有時五片，有時六片，有時這些葉子比其他的大。四片葉子的中間升起一小條細長的莖，莖高約二・五公分，頂部有一朵像星星一樣張開的花，由四片淡黃綠色的狹長尖瓣組成，另外四瓣位於它們之間，比它們小。中間有一個深紫色圓鈕或圓頭物，周圍有八根黃色帶著粉的細小線，有三種顏色，使它顯得更加醒目和可愛。當其他葉子枯萎時，中間這個圓鈕或圓頭將變成一個偏黑色的紫色漿果，充滿汁液，像葡萄一樣大，裡面有許多白色種子。整株植物沒有任何明顯的味道。

生長地 它生長在樹林和小矮林中，有時在田野角落或邊界中生長，且在英國多處荒地皆有，而在肯特郡的奇斯爾赫斯特和梅德斯通周圍的樹林、矮林和其他地方都有大量生長。

生長期 在四月中旬或五月出現，並在不久後開花。漿果在五月底成熟，在某些地方則是六月。

藥性及主司星辰 金星主司此草；樹葉或漿果能有效地排出各種毒物，尤其是烏頭鹼中毒，以及具傳染性的鼠疫和其他瘟疫疾病。

馬提歐利（Matthiolus）說，有些人長期疾病纏身，而有些人（被認為是）由於巫術而變得愚蠢，他們只要將此植物的種子或漿果磨粉後，每天取一小撮，連續服用二十天，就能恢復到原本的健康狀態。

根部磨粉後置於葡萄酒中服用，可以迅速緩解腹痛。

葉子對剛造成的傷口也非常有效，可以清潔並治癒骯髒的舊瘡和潰瘍，在消解私處、鼠蹊部或身體任何部位的各種腫瘤和腫脹方面，效力很強，能迅速緩解所有炎症。葉子的汁液塗在疔瘡上或塗在那些有膿皰或瘡在根基聚集的手腳指甲上，可在短時間內治癒它們。

在上述治病用藥雖未提到植株本身，但它很適合種植在每位優雅女性的花園。

牛膝草 *Hyssop*

木星

牛膝草是每座花園的常客，眾所周知，故可省下我撰寫說明的時間。其優點如下。

藥性及主司星辰 木星草本，屬於巨蟹座。它能增強巨蟹座和木星所影響的身體各個部位；在我對疾病的占星診斷中可以找到對它們的詳細描述。迪奧科里斯曾說，牛膝草與芸香和蜂蜜一起煮，飲用可治咳嗽、呼吸急促、氣喘和肺部因風濕病而產生的黏液滲流，還可與醋蜜一起服用，能藉由排便清除掉劣質體液。

和蜂蜜一起服用可殺死肚子裡的蠕蟲。

加上新鮮現採的無花果搗碎，有助於放鬆腹部，如果再加了鳶尾花和水芹的根，會更有效。

它修復並滋補被黃疸病破壞的膚色；與無花果和硝石一起服用，有助於減輕水腫，治療脾臟。

與酒一起煮，用來清洗發炎處最好，搭配溫水使用可消除毆打、瘀傷或摔倒產生的烏青斑點與痕跡。

和無花果一起滾煮後，用於清洗和漱口，是醫治扁桃腺炎或咽喉腫脹的好藥。在醋中煮沸後用來漱口，可治牙齒疼痛。

煎煮湯劑中的熱蒸汽經由漏斗吸入耳中，可減輕炎症和耳鳴。

搗碎後，撒上鹽、蜂蜜和孜然種子，可以幫助那些被蛇咬傷的人。

它的油（膏塗在頭上後）可殺死蝨子，並消除頭部瘙癢。

無論採用哪種方法，都可以幫助那些癲癇患者。

它有助於排除頑強黏痰，並且製成糖漿或舔舐劑後對各種胸部或肺部的感冒不適症狀有效。

搗碎藥草後加少許糖敷於患部，可以迅速治癒割傷或新傷口。

啤酒花 *Hops*

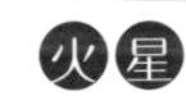

此物已是眾所周知，因此無須描述。我的意思是，每個家庭的好丈夫好主婦都熟悉那種人工種植品種。

形貌 野生啤酒花和另一種的生長情況類似，伏在它們旁邊的樹木或樹籬上，其樹枝像前者一樣粗糙，但它的露頭較小，數量卻遠遠較少，因此這種野生種在英國各地一年中幾乎看不到一、兩處露頭，它們的主要區別在此。

生長地 性喜生長在低溼的土地，在英國各地都能找到。

生長期 四月發芽，六月下旬開花。要到九月中下旬才能收集它們的頭。

藥性及主司星辰 在火星的支配下。對身體的作用是打通肝臟和脾臟的阻塞，以清理血液，放鬆腹部，從腎臟中清除結石，並刺激排尿。

啤酒花的頂部煮湯，無論是野生種還是人工種植的，其效果相同。在清潔血液時，它們便有助於治好梅毒以及各種形式的瘡、瘙癢和身體冒出的其他症狀，還有所有的皮疹、輪癬和蔓延的瘡、瘢點和各種皮膚變色。

啤酒花的花和植株的湯劑確實有助於排出任何人誤食的毒素。

半打蘭的種子磨粉，搭配飲料喝下，可殺死體內蠕蟲，促使婦女排經，並排出尿液。

由其汁液和糖製成的糖漿，可以治癒黃疸病，緩解因發熱而引起的頭痛，並調節肝臟和胃的熱量，在治療源自膽汁與血液的長期瘧熱發燒時，開立此藥是有益的。野生種和人工施肥養護的特性都相同，且對所有上述疾病均有效。根據所有的這些療效驗證，啤酒似乎比麥芽酒更好。

火星主司該植物，而訴諸理智想想便知道它是如何發揮這些作用。

苦薄荷 （參見280頁）
Horehound

水星

苦薄荷有兩種，分別為白色和黑色。黑色種也稱為寶蓋草，但是這裡我們談的是白色種。

形貌 一般的苦薄荷會長出四十五或六十公分高的四稜、帶有毛的莖，在莖節處有兩片皺巴巴的粗糙圓形葉子，呈無精神的蒼綠色，挺好聞的，但味道很苦。花不大，白色，有開口，開在莖節周圍、粗糙帶硬刺的圓形花托裡，旁有葉片從莖的中部向上長，之後在裡面可見圓形的黑色小種子。根是黑色的堅硬木質，有許多根鬚，並且可存活多年。

生長地 在英國許多地方都可見，生長在乾燥的土地和荒廢的綠地。

生長期 七月開花，八月種子成熟。

藥性及主司星辰 水星藥草。將乾燥的草連同種子一起煎服，或嫩綠藥草的汁液與蜂蜜一起服用，可用於治療呼吸短促、咳嗽，且可對治長期生病或積在肺部黏液的稀薄蒸氣所導致的身體損耗。與鳶尾（Iris）或香鳶尾（Orris）的根部一起服用，有助於排出胸腔中難除的痰。此藥會開給婦女來促使經血或胎盤排出，並且可用以醫治那些中毒或被毒蛇叮刺咬傷的病患。

葉子與蜂蜜一起使用會清除潰瘍，停止流膿或蔓延的瘡，治療指甲長到肉中的狀況。這也有助於減輕體側疼痛。

其汁液與葡萄酒和蜂蜜一起使用，有助於視力清晰，塞入鼻孔，則可滌清黃疸，和少量玫瑰油一起滴入耳朵中，可減輕疼痛。

蓋倫說，它打通肝臟和脾臟阻塞，並清除了胸部和肺部的痰液，而外敷使用時有清潔和消解功用。

馬提歐利說，苦薄荷煮湯，可用於醫治肝硬化、身體瘙癢和皮疹擴延的人。

服用其粉末或湯劑可以殺死蠕蟲。

搗碎苦薄荷的綠葉，用陳年豬油滾煮成藥膏後塗抹，可治癒狗咬傷的患部，減輕遭荊棘刺傷或類似狀況受傷所引起的腫脹和疼痛；與醋一起使用，可清洗並治癒皮疹。

藥房裡有一種由苦薄荷製成的糖漿，治長年咳嗽非常有用，可以消除頑強痰液，能消除老年人肺部寒涼的稀薄黏液，並可治哮喘或呼吸短促。

馬尾草（木賊） Horsetail

土星

此植物有很多品種，但我不會為它們做長篇大論的描述，這會讓讀者或我自己覺得煩，這樣做無疑如諺語所言，是在燈心草中找打結處；所有這些不同品種都不過像是打結的草叢，細瑣難辨，有些有葉，有些沒有。以下為最常見顯著種類的外型描述。

形貌 剛開始長出時，大株的馬尾草有著類似蘆筍的頭，然後會長成堅硬、粗糙、空心的莖，在許多處都有莖節直至頂部，有三十公分高，樣子看起來好像莖的下部塞進上部一樣。在莖節上，每側長有一簇小而長、像燈心草葉的硬葉的灌木叢，每個部分都像馬尾——它也因此得名。在莖的頂端出現小葇荑花序，像樹木的花序。根在地下爬行，多處有分節。

生長地 這種（和多數其他品種一樣）生長在潮溼的土地上。

生長期 在四月發芽生長，七月綻放葇荑花序，大部分在八月播種，然後枯萎消失到土地裡，在春天重新往上長出。

藥性及主司星辰 此藥草屬於土星，但無害，對以下症狀極有好處（其中，光滑的而非粗糙的馬尾草，其葉子療效最佳）。可極有效地止住體內或體外出血，無論是飲用汁液或湯劑，或以其汁液、湯劑或蒸餾水外敷塗抹都是非常有效的。

它也可止住男性或女性的各種腹瀉、血痢和血尿，不僅可以治癒體內潰瘍，治療內臟、膀胱等的脫皮剝落，還可治所有其他類型的腐臭、潮溼和流膿潰瘍，很快就能將新傷口的上緣接合在一起。

它可以治癒兒童疝氣。

飲用其在酒中煮成的湯劑，會刺激排尿，並有助於治結石和淋病。

其蒸餾水一天喝兩三遍，一次少量，可

以緩解腸蠕動，並有效防止因頭部蒸汽而產生的咳嗽。

加熱馬尾草的汁液或蒸餾水用來沐浴，對於發燒、發炎、膿皰或紅疹，以及其他皮膚冒發的症狀都有幫助，而且對男性和女性下半身的腫脹熱和炎症也同樣有幫助。

長生草 *Houseleek Or Sengreen*

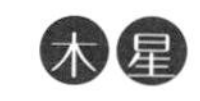

這些都是我的同胞們所熟知的，所以不需要寫任何描述。

生長地 通常生長在牆壁和房屋側面，七月開花。

藥性及主司星辰 它是木星的藥草，根據米薩杜（Mezaldus）的研究，它可以保護自己生長其上的草木免受火焰和閃電的傷害。一般常見的長生草對所有體內和體外及眼睛或身體其他部位發熱都有療效；用長生草汁液製成的奶酒對治各種瘧熱都特別有用，因為它能冷卻並調和血液和精氣，還可解渴。

將汁液滴入雙眼或耳朵中，還可以抑制所有眼睛中流出的熱黏漿液或刺激性含鹽黏液。

它也有助於治療腸子中其他體液流失，以及女性的經血過量。

它可以冷卻並抑制所有其他發熱炎症、麥角中毒、燙傷和灼傷、帶狀皰疹、腐蝕性潰瘍、癰瘡、皮疹和輪癬等，並能大大減輕發熱病因性的痛風疼痛。

經常將手腳浸入其汁液中洗浴，然後將樹皮和葉子放在患部，可消除手腳上的凸疣和雞眼。

敷在太陽穴和前額，也可緩解頭痛、狂躁或因缺乏睡眠導致的腦部異常發熱。

葉子搗碎後放在頭頂或頭部傷疤上，可很快地止住鼻血。

藥草經蒸餾所得的汁液可用於醫治上述所有症狀。

葉子在蕁麻或蜜蜂叮刺的任何部位輕輕擦拭，很快就能消除疼痛。

狗舌草 （參見287頁） *Hound's Tongue*

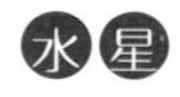

形貌 大株的普通狗舌草在地上長有許多長而略窄、柔軟有毛的深綠色葉子，有點像牛舌草葉子，從葉子之中往上長出大約六十公分高的粗糙毛莖，上面有一些較小的葉子，且在頂部分成許多分枝，每根分枝的基部有一小片葉子，稍長，在同一根的一旁開著許多花，該分枝在開花前會下彎或向內彎曲。花開為漸次綻放，花朵由暗沉的紫紅色小花瓣組成，從花托中冒出，中間立著一些絲線。有時會開一朵白花。花謝之後，會產生粗糙的扁平種子，中間有一個小尖頭，很容易戳刺進碰觸到它的任何衣物，而且不太容易再脫落。根為黑色，濃密且長，不易折斷，充滿黏稠汁液，帶有惡臭氣味，聞起來有點濃烈，葉子也是。

生長地 生長在英國各處潮溼的地方、荒地以及未開發之地，在公路、小徑和籬笆旁。

生長期 大約在五月或六月開花，種子不久就成熟了。

藥性及主司星辰 是水星支配的植物。根製成藥丸和湯劑或其他形式後非常有療效，可抑制稀薄的刺激性黏液從頭部滲入眼睛或鼻子、流淌到胃或肺部，並且止咳和治療呼吸急促。

葉子在酒中煮（如迪奧科里斯的做法，但其他人更喜歡將它用水煮，並添加油和鹽）可舒緩腹部或使其向下打通。

也可將一些葉子貼在傷口上，有助於治療瘋狗咬傷。

搗碎的葉子或其汁液放在豬油中煮並用來塗抹，可治熱性的刺激體液造成的掉髮，也可敷在任何被燒燙傷的部位；葉子搗碎後鋪在任何新傷口上，很快就癒合了。

將根部在炭爐下烘烤，用糊劑或溼紙或溼的雙層布包裹，製成栓劑，然後將其塞入或敷到臀部，能非常有效地緩解痔瘡或痔核的疼痛。

藥草和其根部的蒸餾水適用於上述的所有症狀，既可內服飲用，也可外用來沖洗任何生瘡部位，因為它可以治癒各種的傷口、刺傷以及那些梅毒所引發的腐臭潰瘍。

米薩杜補充說，將葉子放在腳下會阻止狗向你吠叫。它被稱為狗舌草，是因為它能纏住狗的舌頭讓牠噤聲，不管是真是假，我從未嘗試過，但我正是用這種藥草治癒了瘋狗咬傷。

冬青
Holly

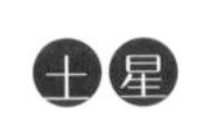

描述大家都知道的樹並無必要。

藥性及主司星辰 土星植物。漿果可排除脹氣，因此被認為對腹痛者有益。漿果對此症有很強的效用，如果你在早晨空腹時吃十幾顆成熟但還未乾燥的漿果，它們會清除體內的黏稠痰液；但若將漿果乾燥並打成粉末，它們會收束身體並停止下痢、出血和女性排經。

樹皮以及樹葉用來熱罨骨折處及脫臼處都非常好。

普林尼說，樹的枝條可保護房屋避免閃電襲擊，保護人免受巫術侵擾。

聖約翰草
St. John's Wort

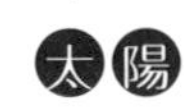

這是一種非常美麗的灌木，為原野風光增色不少。

形貌 普通的聖約翰草會長出褐色、直立、堅硬的圓莖，六十公分高，從側面到頂部開展出許多分枝，在每一處都有兩片小葉子，一片緊挨著另一片，葉子為深綠色，有點像小百金花的葉子，但很窄，每片葉子上都布滿細小孔隙，只有對著光照才看得出來。在莖和枝的頂部長著有五瓣的黃色花朵，其中間有許多黃色的細線，這些線被弄碎後會產生偏紅色的汁液，很像血液；在花之後產生小圓頭，裡面有聞起來像松香的黑色小種子。根是堅硬木質，上面有許多的細鬚和纖維，微褐色，在土地中生長多年，每年春天重新發芽。

生長地 生長在樹林和矮樹叢中，無論是陰涼處或暴露在陽光下。

生長期 大約在仲夏和七月開花，種子在七月或八月下旬成熟。

藥性及主司星辰 它在天體獅子座和太陽的支配下。若你遇到一位羅馬教會的天主教徒——而且如果還是一名律師的話，他可能會告訴你，是聖約翰通過授權書將此藥草轉讓給他。它是奇特的癒傷藥草，用酒煮沸後喝，可治內傷或挫傷。製成藥膏後，它會打通阻塞，溶解腫脹並使傷口閉合。

將藥草和花煮湯，特別是種子的湯劑，與酒混和，再加結草（Knot Grass）汁液一起喝，可治各種嘔吐和吐血，對那些被有毒生物咬傷的人有好處，對於那些無法排尿的人也有幫助。

將兩打蘭的聖約翰草種子磨成粉末，然後加入一點肉湯喝，可溫和地將胃部的膽汁或血液凝塊排出。

在瘧熱發作前，趁葉子和種子煮的湯微溫時喝下，無論是三日還是四日熱，都可以降低發作強度，且經常使用，可以將其消除。

其種子大受推薦，連續喝四十天，可以緩解坐骨神經痛、癲癇和麻痺。

常春藤
Ivy

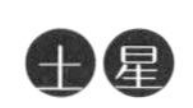

無人不曉，幾乎每個孩子都知道，生長在樹林中附在樹上，伏在教堂、屋舍等的石牆上。有時獨自一株成長——儘管很少如此。

生長期 直到七月才開花，漿果直到聖誕節才成熟，那時已有冬天結霜。

藥性及主司星辰 在土星支配下。每天大約兩次，將一小撮約一打蘭（如迪奧科里斯所說）的花放在紅酒中喝，可治下痢與血痢。大量內服會對神經和筋骨造成傷害，外用時，對於治療這些症狀卻非常有幫助。

普林尼說，食用黃色的漿果對黃疸病有好處。若能在縱情暢飲前先吃此漿果，可防止醉酒，並對吐血的人有幫助；以白色漿果內服或外敷，都可殺死腹部的蠕蟲。

漿果是防止瘟疫的特殊療法，漿果製成粉末後連續飲用兩三天也可治好瘟疫。放在葡萄酒中飲用，有助於打破結石，刺激排尿和婦女排經。

常春藤的新鮮葉子用醋煮熟，熱敷在那些脾臟不適、兩肋刺痛者的體側，可大大舒緩。將上述藥劑與一些玫瑰水和玫瑰油一起使用，塗在太陽穴和額頭，儘管是長時間頭痛，也可減輕。

新鮮的常春藤葉子在酒中煮沸，用來清洗難以痊癒的長年腐臭潰瘍，可以有效地清潔除去它們。它還可以使新生的傷口快速痊癒，並有效治好所有灼傷和燙傷，以及由此而來的（或因人體其他部位的體液、鹽質痰液而引起的）各種表皮潰瘍。

漿果或樹葉汁液塞入鼻孔，可清除頭和腦部的稀薄黏液——這些黏液可能會流入眼睛和鼻子，它還可治癒鼻子的潰瘍和惡臭。將同樣的汁液滴入耳朵，可治長年流膿的瘡，飽受脾臟疾病困擾的人可持續以常春藤製成的杯子來喝飲料，能減輕很多痛苦，飲料應該在其中停留一小段時間再喝。卡託（Cato）說，將酒倒入這樣的杯子中會浸泡通透，這是它們之間的反感作用所致。

葡萄酒和常春藤之間似乎有很強的反感作用。因為如果一個人因喝酒過度而感到不適，那麼最快的治療方法就是將幾片常春藤葉子搗碎後，置入同樣的酒滾煮後喝下。

杜松木
Juniper Bush

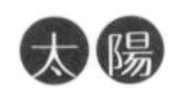

這樣有名的灌木不需再描述了。

生長地 它們在許多樹林中繁茂地生長，肯特郡、埃塞克斯郡布倫特伍德附近的沃尼公園、高門之外的芬奇利公園。也在德威治附近緊鄰著紐方威爾斯之處、米切姆和克羅伊登之間的公園、白金漢郡阿默斯罕附近的高門等許多地方。

生長期 漿果在第一年還不會成熟，但在成熟前會有兩個夏天和一個冬天持續維持生綠模樣。成熟時它們都是黑色的，因此，你在灌木叢上見到的總是綠色漿果。漿果大約在落葉時就成熟了。

藥性及主司星辰 這種令人讚賞的太陽灌木有著難以與之匹敵的優點。漿果的熱性為三級，但乾燥性僅一級，是最值得推薦的抗毒藥，並且具有極強的抗瘟性，不輸任何植物。對治有毒生物咬傷是極好的藥，刺激大量排尿，因此非常適合治排尿困難和淋病。

其治療水腫的功效如此強大，飲用由藥草灰製成的鹼液即可治癒該病。

它可促使排經，緩解子宮疼痛，大大地補強胃部，並消除脹氣。

在治療身體任何部位的脹氣或腹絞痛方面，幾乎沒有比此漿果中提取的精萃油更好的藥。不曉得如何萃取油的同胞們，可以每天早晨空腹時吃十或十二個成熟漿果來達到療效。

它們對咳嗽、呼吸急促和結核病、腹部疼痛、疝氣、抽筋和抽搐都非常有益。

可以幫助孕婦安全、迅速地分娩，也可以大大地增強大腦，幫助記憶，並通過加強視神經來改善視力。

在治療各種瘧熱方面都非常優異；有助於治痛風和坐骨神經痛，並使身體四肢更強壯。

對於壞血病患者，其木材的灰燼是一種快速的補救方法，只要用它們來擦拭牙齦，便可獲得效益。

漿果可止住體液流失，治療痔瘡或痔核，殺死兒童體內蠕蟲。

用木材灰燼製成的鹼液來沐浴身體，可治癒瘙癢、疥癬和痲瘋病。

漿果可打碎結石，恢復食欲，對所有的麻痺症狀和癲癇病都非常有益。

獐耳細辛
Kidneywort

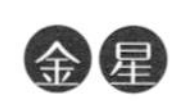

形貌 它從根部長出許多厚而扁平的圓形葉子，每個葉子都有長長的莖柄，固定在葉子下面，大約在中間處，有時葉子邊緣有些不平整，是淺綠色的，葉面有些發黃，像碟子一樣。從葉子之間生出一或多枝柔嫩光滑的空心莖，高十五公分，上面長著兩三片小葉子，通常沒有下面的葉子圓，而是有些長，葉緣裂開。頂部多少會分枝長成長枝條，上面開有許多花，圍繞一個長穗，一朵疊著另一朵，花是空心的，像是微帶白色的綠色小鈴鐺。花謝後長出小頭，裡面有很小的棕褐色種子，如果土壤濕潤，種子落地後會在冬天之前茂盛地發芽生長。根是圓形的，通常是光滑的，外面是灰色的，內部為白色，在根的頭部有細小的纖維。

生長地 在英國許多地方都繁茂地生長，尤其是在整個西部地區，在石牆和泥牆上，也在石頭上，且生長在石質地面、老樹的底部，有時甚至生長在朽爛和腐敗的枯木上。

生長期 通常在五月初開花，之後種子迅速成熟脫落。因此，大約在五月底，莖和葉通常會枯萎、乾燥並消失，到了九月之後葉會重新長出，因此活著度過整個冬天。

藥性及主司星辰 金星支配著這種在天秤座下的藥草。飲用其汁液或蒸餾水對所有發炎和異常發熱都很有效，可以冷卻虛弱發熱的胃，讓肝臟或腸道去火。將藥草本身、其果汁或其蒸餾水用來外敷，可治療丘疹、麥角中毒和其他體外發燙症狀。上述汁液或蒸餾液有助於治療腎臟痠痛、被結石刮傷或侵蝕，或腎臟內表皮潰瘍。

它還會利尿，可用於治水腫，並有助於打碎結石。

被用來沐浴或製成藥膏後，可以舒緩痔瘡疼痛或冷卻痔瘡靜脈。可以減輕痛風、坐骨神經痛的痛苦，治療脖子或喉嚨的硬塊或結核（又稱為國王之惡）也同樣有效。

如果要治療足跟裂和凍瘡，可用其汁液洗浴患部，或用它製成的藥膏塗抹，也可以用一些葉子表皮敷於其上。它也用於新傷口，能止血並快速治好傷。

矢車草 （參見280頁）

Knapweed

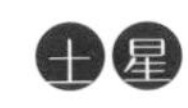

形貌 常見的品種有許多長而偏暗綠色的葉子，從根部長出來，邊緣有缺刻，有時在莖桿上兩三處的兩側都有些裂痕或撕裂，長有一些毛。從葉子之間長出長的圓形莖，高一百二十或一百五十公分，分成許多分枝，在分枝頂部豎立著綠色鱗狀頭，從它們的中段伸出許多暗紫紅色的花絲或花藥，在它們枯萎脫落之後，會出現許多黑色種子，位於大量絨毛之中，有點像薊種子，但是較小。根是白色的堅硬木質，並且有雜散的纖維附著在其上。

矢車草不會死亡，而是整個冬季都長有葉子，每年春天都發新芽。

生長地 生長在大多數田野和草地上，或在它們的邊界和樹籬周圍，在許多荒原上也遍地開花。

生長期 通常在六月和七月開花，種子不久就成熟了。

藥性及主司星辰 土星擁有這藥草的支配權力。這種矢車草有助於止血——無論是嘴巴、鼻子或其他體外部位，還是那些在體內破裂的靜脈、體內傷口，以及腹部的血流。

它能阻止稀薄而刺激的體液蒸散，防止它們從頭流到胃和肺。

它對因跌傷、毆打或其他原因而瘀傷的人是有益的，喝下此藥草與其根部在酒中的煎劑，並以之外敷患部，對於那些內臟脹裂、患有疝氣的人是有益的。

它對各種膿瘡，無論是腫瘤和瘺口潰瘍都非常有用，可以使水分乾燥，並極溫和地治癒它們，無劇烈刺激；對於頭部或其他部位的瘡或癬同樣有效。

它特別適用於治喉嚨痛、小舌（懸壅垂）和頜骨的腫脹，止血效果好，並可治好所有的新傷口。

結草

Knotgrass

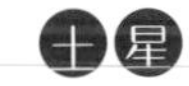

結草是眾所周知的植物，無須再多加描述。

生長地 生長在英國各縣的公路旁、田中的人行小道上，以及舊牆側。

生長期 在晚春時冒出，並一直持續到冬天，直到所有的樹枝枯死。

藥性及主司星辰 在我看來，是土星支配著這種藥草，但有些人認為是太陽。

常見的結草汁液用來使口腔出血停止最為有效，只要搭配紅酒飲用即可；鼻子流血時，可將汁液塗在額頭或太陽穴上，或噴入鼻孔。同樣有效的是冷卻和調節血液和胃的熱量，並抑制血液和體液流出——如腹瀉、血痢、婦女月經和遺精。

在刺激排尿、治療淋病及減輕由此產生的熱量是特別有益的。並具有強大效力能使人藉由尿液排出腎臟和膀胱中的礫石或結石，只要取一小撮的藥草磨粉加入酒中連續服用多天即可。

在酒中煮沸後飲用，對於那些被有毒生物叮咬或咬傷的人是有幫助的，而且可非常有效地避免所有溼黏體液流到胃部，並殺死腹部或胃部的蠕蟲，減輕血液和膽汁的熱性、刺激和腐敗所引起的體內疼痛。

單喝其蒸餾液或與藥草或種子的粉末一同服用，對於上述所有目的均非常有效，被認為是冷卻各種炎症最主要的療法之一。用來外敷可使發燒、熱腫脹和膿皰消退，治壞疽、瘻管潰瘍或汙穢發臭的潰瘍；對於男性和女性私處發生的各種潰瘍和瘡尤其有效。

它可療治所有剛發生的新傷口，並可迅速治癒。

其汁液滴入耳朵，可將髒臭化膿的部分清除。

非常普遍應用在上述症狀中，以及關節斷裂和撕裂傷。

羽衣草 （參見280頁）

Ladies' Mantle

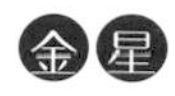

形貌 它的根部有許多葉子，它們長在長長的毛莖上，幾乎是圓形的，邊緣上有一點缺刻，裂分成八到十個部分，使它看起來像一顆星星，有很多角和尖端，且周圍有凹陷，呈淺綠色，摸起來稍硬，剛開始是被折疊或有折角的，多處有揉皺痕跡，還有一點毛，因為莖也帶有毛，從葉子之間向上長到最高六十到九十公分，莖的質地較柔嫩，因此無法直立而彎向地面莖的頂端分出兩三分枝，有著黃綠色小頭，偏白的綠色花朵會從中長出，花謝後，產生微黃小種子，類似罌粟籽。根部略長而黑，上面長著許多細鬚與纖維。

生長地 自然生長在赫特福德郡、威爾特郡和肯特郡以及英國其他地方的草場和樹木旁。

生長期 在五月和六月開花，種子期結束後，在整個冬季都保持綠色。

藥性及主司星辰 金星擁有這種藥草的支配力。羽衣草非常適合那些發炎的傷口，並且對於停止出血、嘔吐、各種體液流失、跌打損傷的瘀血非常有效，還可治疝氣；乳房大的女性，可服用此藥並搭配外敷，乳房會變得較小而硬挺。

蒸餾水持續喝二十天有助於受孕，若女子偶爾坐在用此藥草製成的浴劑中，也可安胎。

它是治療傷口的特效草藥之一，因此受到德國人高度讚揚推薦，他們對各種傷口都內外兼施地使用它，喝水煎服的藥湯，不論是拿來清洗傷口或將浸過藥湯的塞條放入傷口中，都可以很好地使瘡的潺溼處變乾燥，並減輕其中的發炎狀況。能快速治癒所有新傷口，而不會有任何腐敗的後遺症，還能治各種舊瘡——即使是有瘻管與蛀空的。

薰衣草
Lavender

水星

幾乎在每個花園中都有，這是眾所周知的植物，因此不需要描述。

生長期 大約在六月底和七月初開花。

藥性及主司星辰 由水星支配；能非常有效地發揮作用。薰衣草對於寒性成因引起的所有頭部和大腦的疼痛不適特別有用，例如中風、癲癇、浮腫或遲鈍不適、抽筋、抽搐、麻痺和經常昏厥。它增強腸胃，使肝臟和脾臟免受阻塞，並可激發婦女月經，排除死胎和胎盤。

薰衣草的花浸在葡萄酒中，用來洗浴患部，有助於讓滯尿者排尿，治療脹氣或腹痛不適。

用薰衣草、苦薄荷、茴香和蘆筍的根以及少許肉桂製成的煎劑非常利於治癲癇、暈眩或頭昏腦脹。用煎劑漱口也對牙痛有好處。

取兩勺從薰衣草花中提取的蒸餾液，可幫助嘶啞失聲的人，還可以治療心臟顫動和狂躁，暈厥昏迷，此蒸餾液不僅可內服飲用，還可塗在太陽穴上，或放到鼻孔嗅聞。但是當體內充滿血液和體液時，使用它並不安全，因為它含有熾熱而細微的氣。

從薰衣草中提取的精萃油，通常被稱為穗薰衣草油（Oil Of Spike），其藥性強烈且滲透力大，因此要謹慎使用，幾滴就足夠了，可以與其他東西搭配使用來治體內或體外不適。

薰衣草棉
Lavender Cotton

水星

是一種普通的花園藥草，我不多做描述，只要注意它在六月和七月開花。

藥性及主司星辰 它在水星的支配之下。可以抵抗毒藥、腐蝕，並能治療有毒生物咬傷。

每天早晨空腹食用一打蘭的乾燥葉子粉末，可使男性停止遺精，使女性不分泌白帶。

將種子打成粉末，像土荊芥一樣拿來食用，不管孩童還是較年長者體內的蠕蟲都可殺死。藥草本身也一樣，浸入牛奶，喝此牛奶即可。

用它的湯沐浴身體，有助於療治疥癬和瘙癢。

草甸碎米薺 *Ladies Smock*

月亮

是多數草地旁的漂亮裝飾。

形貌 根由許多小白線組成，從那裡冒出許多長著羽翼狀葉片的長莖，葉片由圓形柔嫩的深綠色葉子組成，在一根中肋上一葉接一葉，最大片的在末端，葉子之間出現許多嫩而軟的綠色圓莖，略帶條紋，其上長著較小的葉子。頂端有非常像紫羅蘭的花朵，但是外形更圓且不長，呈微帶藍的白色。種子微紅，會長成細小樹枝，味道尖銳咬舌，藥草也是如此。

生長地 生長在潮溼之處，靠近溪邊。

生長期 在四和五月開花，較低的葉子在整個冬季都保持綠色。

藥性及主司星辰 在月亮的支配下，其各種效用均不亞於水田芥。對壞血病患者非常有好處，能利尿，打碎結石，並好好地溫暖受寒虛弱的胃，使人從食欲不振恢復並幫助消化。

萵苣 *Lettuce*

月亮

是眾所周知的植物，通常用來做生菜沙拉，因此完全不必寫任何描述。

藥性及主司星辰 月亮對它有支配力，也因此它能冷卻並滋潤火星造成的燥熱，而火星位於巨蟹座，是處於下降情況，並且由太陽所掌管，所以萵苣才能夠冷卻火星的燥熱。

將萵苣汁與玫瑰精油混合或煮沸後，塗抹在前額和太陽穴上，可幫助睡眠，並緩解熱性因素引起的頭痛。

煮沸後食用，有助於放鬆腹部。

它能助消化，緩解口渴，增加乳母的泌乳量，緩解膽汁引起的胃腸疼痛。

外敷塗抹於心臟、肝臟或腎部部位，或者在其蒸餾液中放入一些白檀或紅玫瑰，用來沐浴上述部位，不僅可以抑制發熱和發炎，而且可以舒緩並增強這些部位，還可以使尿液降溫。

蓋倫建議老年人將萵苣與香料一起使用。若是缺乏香料，可添加薄荷等類似的熱性藥草，或加入像是檸檬、萊姆或柳橙的種子，以減輕其中之一的寒性和另一者的熱性。萵苣的種子和蒸餾水對所有症狀都發揮相同的作用，但是萬萬不可用於呼吸急促，或是肺部有缺陷或吐血的人身上。

睡蓮 （參見280頁） *Water Lily*

月亮

其主要有兩種，即白色和黃色種。

形貌 白蓮花長著非常厚且大的深綠色葉子，鋪在水面上，由長而粗的腳柄支撐，這些莖柄是從巨大濃密、圓且長的黑色塊莖向上長出，其質地像海綿一般鬆軟，上面有許多節瘤，外面是綠色，裡面像雪一樣白。花由多排長而略厚的狹長花瓣組成，愈向內愈小且愈薄，中間環繞著一個頭，上面有許多黃色的鬚線或花藥。花謝後，在那裡會站著像罌粟花一樣的頭，充滿了泛油光且苦澀的種子。

黃色的與前者幾乎沒有什麼不同，只不過它的花瓣數量較少，種子更大更有光澤，根的內部和外部都發白。兩者的根部都有些甜味。

生長地 常見生長在大片的水池和死水中，有時在英國各地的緩慢河流與小水溝中。

生長期 最常在五月底開花，而種子在八月成熟。

藥性及主司星辰 月亮草本，因此像前一種植物一樣涼爽溼潤。睡蓮的葉子和花朵寒冷而潮溼，而根和種子卻寒冷又乾燥。葉子確實可以冷卻所有體外和體內瘧熱造成的發炎，花製成糖漿或蜜餞也有如此作用。糖漿可冷卻頭部的異常發熱來幫助人歇息，並使瘋狂的人大腦安定下來。

種子和根部可以有效抑制傷口或腹部的血液或體液流出，但是最常使用根部，它可更有效地冷卻、收束和抑制男人或女人的所有瀉下情況。根部同樣適合那些尿液又灼熱又有尖銳感的人，只要加在酒和水中煮沸後喝湯即可。

花的蒸餾水對於上述所有疾病都非常有效——無論是內服還是外敷，且極推薦用來去除面部或身體其他部位的雀斑、斑點、曬斑和瘢痕。

由花朵製成的油，像玫瑰油一樣，用於冷卻熱腫瘤，緩解疼痛和治療瘡痛，效果很好。

歐鈴蘭 （參見281頁）
Lily Of The Valley

水星

又稱為雄百合（Male Lily）。

形貌 根很小，像草根一樣在地下蔓延得很遠。葉子很多，在葉子上長出十五公分高的莖，上面長著許多白色花朵，像小鈴鐺一樣，外翹的花瓣的邊緣有濃郁但好聞的氣味。漿果是紅色的，與蘆筍的漿果沒什麼不同。

生長地 在漢普斯特德荒野公園以及英國許多其他地方大量繁殖。

生長期 五月時節開花，種子約在九月時成熟。

藥性及主司星辰 水星掌管的植物，因此可以增強大腦，修復衰弱的記憶力，使它再次變強。

將蒸餾水滴入眼睛，有助於治發炎，以及被稱為針眼與眼翳的症狀。

花朵泡在酒中蒸餾出的醇劑，可恢復言語失能，治療麻痺，在治療中風方面尤其優異，可撫慰心靈並增強活力。

傑拉德曾說，把花朵放入玻璃瓶裡拴緊，放到蟻丘中，一個月後再去拿，你會在玻璃杯中找到一種酒液，外用可治痛風。

白百合
White Lilies

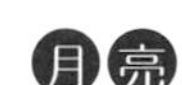

要描述在每個花園都如此普遍的一種植物是沒什麼必要的；因此，我要講述的並非白百合是什麼，而是它有什麼用途。

藥性及主司星辰 它在月亮的支配下，對火星有反感作用，可驅除毒素。根部搗碎後在酒中滾煮後服用，在治瘟熱方面效果極好，因為它可以將毒排出體外。

將白百合汁液與大麥粉一起調和、烘烤，然後製作成麵包食用，是治療水腫的好方法。

由根和豬油製成的軟膏，對治頭部燙傷非常好，可將被割傷的筋骨收攏，並清潔潰瘍。

根可放入任何合適的湯劑中熬煮，可助生產痛苦的婦女迅速分娩，並排除產後餘物。

烤過的根部與少量豬油混合，就可製成極好的藥膏，可催熟並破壞疫瘡。

這種藥膏非常適合用於私處腫脹，可以治灼傷和燙傷，而不留下疤痕，且可以使頭上的乾禿處微微生出毛髮。

甘草 （參見280頁）
Liquorice

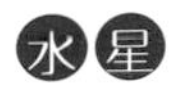

形貌 英國的甘草有著許多木質莖稈一起往上長，每隔一段距離就有許多狹長的綠色葉子，並在莖稈的兩側併在一起，最後末端形成奇數片，非常像剛從從種子長出的年輕白蠟樹。若持續多年留在一個地方不移除，也無其他侵擾，將會長出許多花排在一起的穗狀花序，在莖上一朵又一朵，形狀像豌豆花，但是很淡的藍色，之後變成有點平坦和光滑的長莢，裡面包含圓形堅硬的小種子。根系向下延伸，深入地下，其他細小根系和纖維也隨其生長，並從主根上朝四周吐芽長出細根，因此漸漸繁多，根部外表呈褐色，內部呈黃色。

生長地 被種植在田野和花園中，在這片土地上的許多地方都有種植，有極好的利益用途。

藥性及主司星辰 在水星的支配下。甘草加上一些鐵線蕨和無花果在白開水中煮沸，對於乾咳或聲音嘶啞的人、喘息或呼吸急促的人，以及胸部和肺部不適者、由鹹質體液蒸氣引起的肺結核或肺癆的人來說，都是很好的飲品。

對於所有腎部的疼痛、淋病和尿液灼熱也有好處。

細磨的甘草粉通過羽毛管吹入長針眼和眼翳或有黏液蒸氣的眼睛，可洗淨並治療它們。

甘草汁做為湯劑對所有的胸部、肺部、腎部和膀胱疾病均有效。
在玫瑰水中蒸餾出的汁液，與一些黃蓍膠混和，是一種很好的舔舐劑，可防止聲音嘶啞、氣喘等。

地錢 （參見288頁）

Liverwort

木星

植物學家認為，有超過三百種不同的地錢。

形貌 普通的地錢植物生長得十分密集，並且會在潮溼陰暗的地方大量散布於地面上，有許多綠色小葉子，或者說它們緊挨著彼此，邊緣有不均勻的缺刻並起皺。
從葉子中長出一小根細長的莖，最高二・五或五公分，頂部長有星形小花；根非常細小。

藥性及主司星辰 它在木星支配下，並居於巨蟹座之下。對於所有肝臟疾病它都是一種奇特的草藥，既可以冷卻、清潔肝臟，又可幫助治療發炎的任何部位，甚至黃疸。
搗碎後以少量啤酒滾煮，然後飲用，可以冷卻肝臟和腎臟的發熱，並可治男人遺精和女人的白帶分泌。這是阻止溼疹、輪癬和其他腐蝕化膿的瘡與疥癬擴散蔓延的特殊療法，且對於因暴飲暴食而肝臟敗壞、導致身體起疹冒痘的人而言，也是一種極好的療法，可以補強肝臟並使其堅不可摧。

千屈菜 （參見281頁）

Loosestrife

月亮

又稱水枝柳（Willow Herb）。

形貌 常見的黃色千屈菜高至一百二十或一百五十公分，甚至更高，莖稈大而圓，有一點冠毛，從中段到頂部分叉出大而長的枝條，在這些枝條的分節上都長著長而窄的葉子，但在下方的較寬，通常在一節處有兩片，有時三到四片，有點像柳葉，邊緣光滑，在分枝較上方莖節的為淺綠色。頂部還站著許多五瓣的黃色花朵，其中間有許多黃色的線，會轉變成小圓頭，裡面有小而帶角的種子。根在地下蔓生，非常像匍匐冰草，但更大，每年春季向上抽芽長出棕褐色的頭，那之後又長成莖。它沒有氣味或味道，僅讓人覺得澀。

生長地 生長在許多地方，可見於溼潤的土地上和水邊。

生長期 花開從六月到八月。

藥性及主司星辰 為月亮所支配。藥草有益於治療口鼻或傷口的各種出血，以及腹瀉和血痢，可以飲用或灌腸使用。也能抑制女子經血過量。
千屈菜是一種用於治療新傷口的特殊良藥，可止血，如果將藥草搗碎而僅用其汁液外敷，可以迅速地使受傷部位的開口閉合。
常用於含漱液中，治療嘴巴生瘡，也可用於私密部位。
若有蒼蠅和蚊蟲在夜間滋擾沼澤區域的居民，可搗碎後燒出煙霧將之驅散。

神香草葉千屈菜 *Grass Polly*

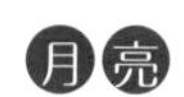

形貌 它長有許多木質的方稜莖，滿是莖節，至少約九十公分高；在每一莖節立有兩片長葉，比前者短窄，且更鮮綠，有些帶褐色。莖被分岔成許多十五公分長的穗狀花序長柄，一朵接一朵地成束生長在小花托中，與薰衣草的穗狀花序很像，每朵花都有五個末端圓鈍的花瓣，為紫羅蘭色或者略略轉變成帶紅色；花落後，花托中產生小圓頭，裡面裝有小種子。根像黃色種的一樣在地下蔓延，但比較大，而第一次破土出現的葉子頭部也一樣較大，更偏棕褐色。

生長地 通常生長在河流邊以及溼地的溝渠側，如蘭貝斯及其附近，以及英國許多地方的溝渠。

生長期 在六月和七月開花。

藥性及主司星辰 它是一種月亮藥草，以巨蟹星座為標誌；在維護視力良好這方面，我想沒有比它更好的藥草，要治療眼睛痠痛，也沒有什麼比內服且同時外用此草的效果更好。此草性寒。這種藥草絕不亞於前者，不僅具有前者的所有優點，而且從經驗中發現，它還有它自身特有的藥效。像是其蒸餾水對眼睛遭受打擊傷害以及失明都可補救，使水晶體的水液不會消失或受到傷害；理性的學者以經驗充分證明了這一點，將之視為祕方私藏已久。它能清除灰塵或任何進入眼睛的東西，並維持視力。
它也適用於治療傷口和刺傷，只要以下列方法將其製成藥膏：在每三十毫升的水中，加兩打蘭無鹽的五月奶油（May Butter），並加等量的糖和蠟，以小火讓它們一起煨煮。冷卻後將醫療塞條浸入此液體中，再放進傷口處，以亞麻布對折後覆蓋，並塗上藥膏；這也是經證實有效的藥方。
它同樣可清潔並治癒髒臭潰瘍與各種瘡，以蒸餾水清洗患部可抑制發炎，如果是夏季，再放一兩片綠葉覆蓋其上，冬天的話就用乾葉子。趁此蒸餾水還溫熱時，以之漱口，偶而也喝下一些，可治扁桃腺炎或喉嚨的淋巴腺結核。以此蒸餾水熱敷，可消除皮膚所有斑點、疤痕與疥癬；喝下一些可解口乾舌燥。

圓葉當歸 （參見281頁） *Lovage*

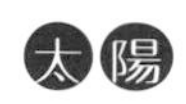

形貌 它有許多長著羽翼狀葉子的長長

綠色莖，葉子像野芹菜一樣裂分成許多部分，但比野芹菜更大片，每片葉子邊緣都有缺刻，最前端的最寬，在靠近莖的最小片，光滑，呈暗沉綠色。從葉子之間長出雜亂的空心綠色莖，有一百五十到一百八十公分高，有時甚至會長到兩百五十公分左右，到處都是關節，但是其上的葉子比下面的葉子少；隨著這些葉子朝頂端開展出大枝，頂端有黃色的大繖形花序，之後產生微褐色的扁平種子。

根長得很粗大且深，蔓延得很開，可存活很久，外部偏褐色，內裡接近白色。整株植物都散發著強烈而芳香的氣味，嚐起來熱辣刺激且咬舌。

生長地 通常種植在園子裡，如果環境適合，會長得很好，變得十分巨大。

生長期 七月底開花，八月播種。

藥性及主司星辰 太陽草本，在金牛座之下。若土星使喉嚨不舒服（土星是此病症的始作俑者，特別是處在金牛座時病灶即出現），此藥草正是解方。它打通、治療並消解體液，且極能刺激月經與尿意排放。

乾燥的根磨粉後取一打蘭泡入酒中，可以很好地溫熱腸胃，助消化，並消耗其中的所有生硬多餘的水分；可減輕所有體內的翻攪疼痛，消脹氣，抵抗中毒和感染。

喝此藥草的湯劑已知對任何類型的瘧熱皆有效，是廣受讚譽的療法，它可以治風寒造成的身體和腸胃痛苦不適。種子對於上述所有目的（除了最後一項之外）均有效，並且效用更強大。

用圓葉當歸的蒸餾水洗漱嘴巴和喉嚨，有助於治療喉嚨的扁桃腺炎，飲用三到四次可改善胸膜炎。滴入眼睛裡，可以消除眼睛的發紅或暗淡。

圓葉當歸可以消除臉上的斑點或雀斑。將葉子搗碎，用少許豬油煎過，趁熱放到發炎腫痛或化膿聚積處，膿包很快就會破裂。

地艾 （參見281頁）

Lungwort

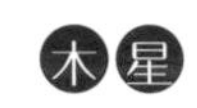

形貌 這是地錢的一種，生長在各種樹木上，尤其是橡樹和山毛櫸，有寬闊、略灰的粗糙葉子，葉子有許多凹折、起皺，且其邊緣有缺刻，有些帶斑點，在其上側也有許多小斑點。從未見過它長出莖梗或花朵。

藥性及主司星辰 木星似乎支配著這種藥草。在醫生治療肺部疾病以及咳嗽、氣喘和呼吸急促時，它非常有用，人畜皆可以治療。

放入洗劑中可用來抑制潮溼體液流向潰瘍，以免其阻礙癒合，且可洗淨男人或女人私處的其他各種潰瘍。

在啤酒中煮過後，是治療馬匹氣喘極好的藥方。

茜草 （參見281頁）
Madder

火星

形貌 人工種植的茜草長出許多柔弱、四稜、帶紅色的長莖，長長地拖曳在地面上，非常粗糙，毛茸茸的，且充滿莖節；每節上都有許多長而窄的葉子，像星星一樣，立在又圓又毛的柄周圍，靠近頂端處生出許多淡黃色小花，然後產生小圓頭，最初呈綠色，然後變淡紅色，而成熟時是黑色的，其中含有種子。根不是很大，但很長，在地底延伸長度達人身高的一半，鮮嫩時為非常澄清的紅色，朝四面八方展開。

生長地 要能夠獲取其優點，就只能養在花園或大片田地中。

生長期 在夏天快結束時開花，種子很快就成熟了。

藥性及主司星辰 火星藥草。具有開放打通的藥性，並在打通以後進行收束和補強。可打通肝臟和膽汁阻塞並清潔這些部位，這是對黃疸確定有效的療法。它也能打通脾臟阻塞，並減少黑膽汁。它可用於治療麻痺和坐骨神經痛，對於身體從內到外的瘀傷也很有效，因此廣泛用於外傷藥飲中。要用於所有上述目的，可將其根部依病因所需在酒或水中煮沸，然後放入一些蜂蜜和糖。

種子搭配醋和蜂蜜服用，有助於治脾臟腫脹和硬化。

以葉子和枝枒的水煎劑熱罨對月經停滯的女性非常好。將葉子和根搥打後塗在有雀斑、瘢點、白色皮屑或任何此類皮膚異常處，可將之徹底清洗並清除。

鐵線蕨 （參見281頁）
Maiden Hair

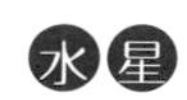

形貌 常見的鐵線蕨是從許多堅硬的黑色纖維長出很多黑色發亮的脆莖，幾乎不到一手掌張開的距離長，有很多甚至不及那一半長，在每一側都長著非常十分濃密、小而圓的深綠色葉子，像蕨類植物一樣在葉背上有孢子囊群。

生長地 生長在肯特郡西部的古老石牆上，以及英國許多其他地方。它同樣喜歡生長在泉水、水井、多岩石的潮溼陰涼處，並且總是呈現綠色。

銀杏葉鐵角蕨
Wall Rue

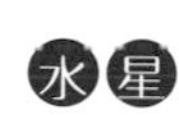

形貌 它有非常細的淺綠色莖，幾乎和頭髮一樣細，混亂地長出許多條短短的柄，接著淺綠色的葉子，顏色略微接近人工種植的芸香，而且外形上差別不大，但在葉緣有雜亂的缺刻，比較厚，葉面光滑，葉背有細微斑點。

生長地 它生長在英國許多地方，像是達特福德、肯特郡阿什福德的橋樑、白金漢郡的比肯斯菲爾德、亨廷頓郡的沃利、薩福克郡的弗拉明翰城堡、薩塞克斯郡梅菲爾德的教堂牆壁上、薩默塞特郡，以及英國的許多其他地方；在冬季和夏季一樣都保持綠色。

藥性及主司星辰 此藥草與鐵線蕨都在水星支配下，之後的土馬騣也是。兩者的優點也是如此相似，因此儘管我已經分別描述了它們的外貌和生長環境，但在說明其優點時，還是將它們合在一起寫，優點如下。

喝鐵線蕨的水煎劑，可以幫助那些患有咳嗽、呼吸急促、黃疸、脾臟疾病、尿滯的人，並有助於徹底破壞腎臟結石（銀杏葉鐵角蕨對所有這些疾病也都非常有效）。

它能刺激月經排放，並停止胃部和腹部的出血和下痢，乾燥藥草尤其有效。因為它在嫩綠時，會使腹部放鬆，將胃和肝臟中的膽汁和痰液排空；它可以清潔肺部，並通過淨化血液，為整個身體帶來良好的膚色。

藥草放入甘菊油中煮，可消除硬塊，減輕腫脹並讓溼瘡乾燥。

用它製成的鹼液非常好，可以清除頭上的皮屑、乾瘡和膿瘡，使頭髮停止掉落或脫落，並讓頭髮長得濃密、漂亮和不褪色。為此用途，有些人會將其在酒中煮沸，在其中放一些野芹菜籽，然後放一些油。

對付所有頭部疾病，停止掉髮和修復頭髮，銀杏葉鐵角蕨的作用都與鐵線蕨一樣有效；此外，它的粉末混入飲料中連續服用四十天，可治小孩起疹子。

土馬騣
Golden Maiden Hair

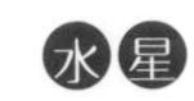

介紹完鐵角蕨之後，請允許我補充這項。我不再贅述，僅向你描述其外貌。至於其優點，請參考前者，因為關於前者的任何藥性都可以在這種藥草上見到。

形貌 它有許多褐紅色小髮絲，從根部長到地面形成葉子的樣子。到了夏天，在它們中間會長出相同顏色的小莖，上面纏著非常細的黃綠色細絲，托著一金黃色的小頭，比小麥穗小，站在一個大外殼中。根很小且帶有鬚。

生長地 生長在泥塘和沼澤之類的地方，也可見於陰暗乾燥的地方，例如漢普斯特德荒野公園等地。

錦葵&藥蜀葵 （參見281頁） 金星
Mallows & Marshmallows

錦葵已廣為人知，無須描述。

形貌 普通藥蜀葵有許多柔軟帶毛的白色莖，向上長到九十或一百二十公分高，展開成許多分枝，葉子柔軟而有毛，比其他錦葵屬的葉子要少，但較長較尖，（大部分）僅切分成很少的裂片，但切很深。花很多，但比其他錦葵的還小，白色，或偏藍，之後像其他錦葵一樣，會產生又長又圓的果莢和種子。根莖多而長，從一個頭長出來，有拇指或手指大，非常柔韌粗糙，類似甘草，外部為發白的黃色，內部更接近白色，充滿了黏稠的汁液，放入水中會變稠，就像是果凍一樣。

生長地 普通的錦葵屬植物生長在英國每個郡縣。大部分鹽沼中都有常見的藥蜀葵，從伍爾維奇到大海一帶、肯特郡和埃塞克斯郡沿岸，及許多其他地方。

生長期 整個夏天都開花，甚至持續到冬天才凋落。

藥性及主司星辰 金星影響著這兩者。任何一種的葉子和根都在酒或水中煮沸，或與歐芹或茴香根在肉湯中滾煮，確實有助於打通身體，在治療瘧熱或其他瘟熱失調時非常好用，可將煮過的葉子熱敷在腹部。它不僅可以消除熱、膽汁液和其他令人不適的體液，而且還可減輕由此引起的腹部疼痛；因此，可以用於灌腸達到這些醫療目的。乳母們也使用同樣的方法來促進泌乳。

任何一種常見的錦葵種子用牛奶或葡萄酒製成的煎劑，如果繼續服用一段時間，都可以很好地治療脫皮、肺結核、胸膜炎和其他熱性因素導致的胸部和肺部疾病。葉子和根的作用相同。它們對腸道脫皮、子宮硬塊及其所有發熱灼痛的疾病也有很大幫助。其汁液混入葡萄酒中飲用，或在其中煮成湯劑，可以幫助女性輕鬆快速地分娩。

普林尼說，任何一種錦葵，無論誰吃了一勺，那天都會免於一切疾病的折磨，而且對癲癇症特別有益。

花朵製成的糖漿與蜜餞，對於相同的疾病非常有效，而且能打通身體便祕。

搗碎葉子，加上少許蜂蜜後敷在眼睛上，可消除其膿腫。將葉子在任何被蜜蜂、黃蜂或類似生物叮到的地方上揉碎或磨擦，可很快消除原本會發生的疼痛紅腫。

迪奧科里斯則說，根和葉的湯劑有助於治療各種中毒，毒素會很快地經由嘔吐排出。

葉子搗碎並滾煮後，加上一些豆類或大麥花，以及玫瑰精油，所製成的膏藥，是對付所有硬塊腫瘤和發炎、膿皰病、私處或其他部位腫脹的特殊療法，可減輕痛苦；塗抹於患部，還可治肝臟或脾臟硬化。

錦葵汁加入陳年的油中煮過後用來外敷，直接以之塗抹或用湯劑洗浴，可以使皮膚免於粗糙，去除頭部或其他部位的皮屑、頭垢或乾癬，還可以防止頭髮脫落。用以治療燙傷和灼傷、麥角中毒及人體任何部位的發燒、紅腫和疼痛，都很有效。

用油或水（兩者都適當處理過）煮其花朵，放入少許蜂蜜和蔥（Allum），是極佳的含漱劑，能在短時間內清洗、清除或治癒任何口腔或喉嚨瘻痛。

如果用樹葉、根部和花朵煮的湯洗腳，則有助於治療黏液從頭部流下來的症狀。如果用它洗頭，則不會有頭髮掉落和脫落問題。

普林尼曾說，綠葉與硝石一起打成漿，用來塗抹，可吸出肉中的棘刺。

藥蜀葵對於上述所有疾病的藥效更好，葉子也可用於使腹部舒緩鬆弛，將之用在湯劑或灌腸劑中可緩解身體所有疼痛，打通狹隘尿道，使其滑順，因此結石可能從腎部、腎臟和膀胱中出來，可較容易且無痛苦地下降，減輕痛苦。但是，其根部用於這些症狀更是特別有效，還可用於治療咳嗽、聲音嘶啞、呼吸急促和氣喘，只要用酒或蜂蜜水煮沸後飲用即可。

根和種子在酒或水中煮過後，可使腐蝕性、刺激性體液強度減弱，減輕疼痛和治療瘻痛，藉此成功地治好腸道脫皮或血痢。對於筋膜撕裂、抽筋或抽搐的人有好處；用白葡萄酒煮過後服用，可治俗稱國王之惡的喉嚨膿皰病，和那些在耳朵後積生的硬核，以及女性乳房腫脹發炎。

根部乾燥後，放入牛奶中煮沸，特別適合百日咳患者飲用。

希波克拉底會給受了重傷、即將失血而暈倒的人喝其根部的湯劑或其汁液，並且將其與蜂蜜和松香混合，塗抹在傷口上。同樣地，將根在酒中煮沸，可用於受挫傷、摔傷或毆打傷害的人，或骨頭、關節脫臼以及肌肉、筋脈腫脹疼痛的人。

根部的黏液，混合亞麻仁和胡蘆巴的稠液，被廣泛用於糊劑、藥膏和膏藥糊中，可以減輕和消解所有硬腫、發炎，並緩和身體任何部位的疼痛。

新鮮或乾燥的種子與醋混合，可清潔去除皮膚瘢塊，以及所有其他曬傷變色。

你可能還記得，稱為血痢的疾病剛出現肆虐時距今還不久；醫師們不知道該如何處理，稱之為內瘟，因為要理解它已達他們才智的極限。我的兒子也患有同樣的疾病，他腸子的排泄物極多。我本人正在此鄉，受派前往，我開給他的唯一藥物是，將搗碎的錦葵在牛奶和飲料中煮沸，兩天後（感謝上帝的賜福保佑）就治癒了他。而在此，為了向上帝表達我的感謝，將此知識傳遞給祂創造的生物，流傳給後代。

楓樹
Maple Tree

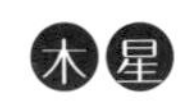

藥性及主司星辰 在木星支配下。葉子或樹皮的水煎劑都能大大補強肝臟，因此，只要服用，你將發現它有此功效。用以

打通肝臟和脾臟阻塞都非常好，並可減輕從身體兩側發作的疼痛。

除此之外，這種藥草與蜂蛇之間，存在著相互毀滅的反感作用。

野馬鬱蘭 *Wind Marjoram*

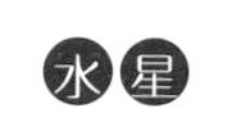

又稱牛至草（Origanum）。

形貌 野生或田裡的馬鬱蘭根部會在地下大為延展，蔓生持續很長時間，會生長出雜亂的棕褐色堅硬四稜莖稈，上面長著深綠色的小葉子，很像甜馬鬱蘭葉，但較硬且稍寬；在莖的頂部豎立著一束深紫紅色的花。種子很小，比甜馬鬱蘭的種子黑一些。

生長地 在玉米田的邊界和一些矮林中大量生長。

生長期 在夏天後半段開花。

藥性及主司星辰 這也是在水星的支配之下。野馬鬱蘭可以大大提升胃部和頭部健康，飽受胃部酸液困擾的人找不到比這更好的藥了。

它可以使衰弱不振的食欲恢復，治療咳嗽和肺部結核；可以為身體清潔膽汁液，排出毒素，並治療脾臟疾病。

有助於治療有毒生物咬傷，並幫助誤食毒芹、莨菪或鴉片而中毒的人。

它會刺激女性排尿與月經，治療水腫、壞血病、疥癬、瘙癢和黃疸。

其汁液滴入耳朵，可治耳聾、耳朵疼痛和耳鳴。

甜馬鬱蘭 *Sweet Marjoram*

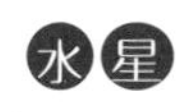

甜馬鬱蘭是眾所周知的植物，每個人的花園裡幾乎都有，因此無論是甜馬鬱蘭還是盆栽馬鬱蘭，都毋須再添上何描述。

生長地 常生長在花園中；有些在野外生長，常見於英國各地的玉米田和牧場邊界裡；但這些不是我的重點。種在園子裡的才是最常用也最有用的。

生長期 在夏天結束時開花。

藥性及主司星辰 水星藥草，在白羊座之下，因此，對在同一行星影響下的大腦及身心其他部位是極佳的藥方。常見的甜馬鬱蘭用於頭、胃、筋骨和其他部位的寒性疾病，無論是內服或外敷，都能使之溫暖而舒適。

煎煮成湯可治任何呼吸不順的胸腔問題，對肝臟與脾臟阻塞有益。

可治子宮寒冷不適、脹氣以及舌頭分解導致的言語障礙。

它加上一些香根蓍草、長胡椒粉，或橡實或牛至草，煮成湯，對排尿困難、腹痛難耐的人是有益的。

如果將其用做子宮托，可以促進婦女的月經。

將其製成粉末，並與蜂蜜混合，然後用來塗抹，可消除毆打和淤傷的黑斑；將其與細麵粉混合敷在眼睛上，對眼睛發炎和流眼油患者有好處。
將其汁液滴入耳朵裡，可以減輕耳朵疼痛以及耳鳴。
可混入還溫熱的軟膏和藥膏中，能舒緩像是關節和筋骨等身體部位；也用於腫脹以及脫臼處。
磨粉後吸入鼻子裡，可使人打噴嚏，從而淨化大腦。
放進口中咀嚼，會吐出大量的痰。
用這種草製成的油可以帶給僵硬難以彎曲的關節和筋骨溫暖舒適，使之變得柔軟能彎折。
馬鬱蘭廣泛用於所有芳香劑或粉末等，用於美化氛圍或使人愉悅。

金盞花 （參見281頁）
Marigolds

太陽

在每個花園中都有許多，且是眾所周知的植物，因此不需要描述。
生長期 整個夏天開花，如果氣候溫和的話，有時在冬天開花。
藥性及主司星辰 太陽植物，在獅子座下。可增強心臟，能使身體排泄，此驅逐性藥效很強，對天花和麻疹的療效比番紅花稍遜。
金盞花的汁液與醋混合在一起，將任何發熱腫脹部位浸泡在其中，可立即緩解並消腫。
不論是新鮮還是乾燥的花朵，都廣泛被用於奶酒、肉湯和飲料中，用以安定心神，且消除任何可能使人心神不寧的惡性或瘟病體質。
用乾燥的花磨粉，與豬油、松節油和松香製成膏藥糊，塗抹在胸部，都會補強心臟，在發燒中對於心臟有幫助——無論是否為瘟熱所導致。

大星芹 （參見281頁）
Masterwort

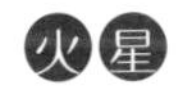

形貌 常見的大星芹有許多莖梗，長著羽翼狀、裂分為幾部分的葉片，大部分為三個裂片，並排站立在較大主葉兩側的小腳柄上，另外類似的三片在莖的末端，稍寬，邊緣裂分成三或三個以上的部分，所有葉片邊緣都有缺刻，呈深綠色，有點像歐白芷的葉子，但它們長得較靠近地上，莖柄較小。從葉子之間往上長出二或三根短莖，高約六十公分，細長，在下面的莖節處長有類似的葉子，但葉片的缺刻愈來愈少，帶有白色的繖形花序，之後產生細薄扁平的黑色種子，比蒔蘿種子大。根更大一些，在地面下往旁邊生長，而非向下深鑽，長出雜亂的頭，在舌頭上咀嚼有刺激尖銳的味道，是整株植物中最熱、最強烈的部分，緊挨著它的種子外面有點黑，聞起來很香。

生長地 為英國花園中的尋常植物。

生長期 大約八月底開花和播種。

藥性及主司星辰 火星藥草。大星芹的根比胡椒更熱，對於胃部和身體的寒涼不適疾病非常有用，可向上和向下發揮強效的溶解作用。

也可以與酒一起用於湯劑中，早晚服用可治所有感冒、肺部蒸氣或呼吸急促。它還會利尿，有助於打碎結石，從腎臟排出礫石。

促進婦女月經，排除死胎。它對於子宮悶窒絞痛以及其他類似的女性疾病特別有用。

它對防止水腫、抽筋和癲癇也有效。

酒煮的水煎劑含在嘴裡漱口，會從大腦中吸出大量的水和痰，從而清除掉壓迫它的東西，緩解其不適。

服用大星芹是有好理由的，它具有罕見的性質，能對抗各種寒性毒素，還能引發排汗。但是，為了避免藥草本身或種子（雖然效果不那麼強，但效果類似）的味道太刺激，最好的方法是從藥草和根中取用蒸餾水。

可以用汁液滴入，或用醫療塞條浸泡後，敷於新傷口或骯髒的爛瘡，那些被塗過毒液的武器所殺傷的患者，很快就可以清洗並治癒。

同樣也可治療由寒性病因所引起的痛風發作。

長春蓍
Sweet Maudlin

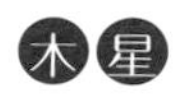

形貌 常見的長春蓍有著稍狹長的葉子，葉緣有啃嚙痕。莖高六十公分，頂上有許多黃色的花，簇擁在一起，高度相等，呈繖形或簇狀，有點像艾菊。之後產生白色小種子，幾乎和土荊芥種子一樣大。

生長地與生長期 種植在園子裡，在六、七月開花。

藥性及主司星辰 它的醫療優點與脂香菊相同，不再重複，以免本書變得太厚重。請參考脂香菊一項（參見89頁）。

歐楂
The Medlar

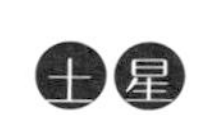

形貌 這種樹能長到將近榲桲樹那樣大，伸展出相當大的樹枝，葉子比蘋果或榲桲的葉子更長，更窄，而且邊緣無缺刻。

小枝的尾端立著白色的花朵，由五片大而寬的花瓣組成，花瓣中間有一些白色刻線，之後產生棕綠色的果實，成熟後上面有五片綠葉組成的冠。剝落或掉落後，果實的頭部看上去有些空心。果實熟成之前非常粗糙，且裡面通常有五個硬核。

還有另一種與前述植物沒什麼不同，但

在幾個部分長有棘刺，而前者則沒有。通常果實很小，不太香。

生長地與生長期 英國土生植物，大部分在五月開花，在九月和十月結果。

藥性及主司星辰 此果是土星植物，而且可肯定的是，論加強蓄積能力，土星藥草中幾乎找不到比它更好的。因此，它可抑制女性欲望，畢竟土星是掌管善智的長者，不能忍受女性胡思亂想。

果實腐爛之前就使之乾燥製成膏藥糊，搭配其他方便使用的物品，貼在後腰處，可防止孕婦流產。對阻止男人或女人的血液或體液流失極有效，葉子也有這種藥性。

當口腔、喉嚨和牙齒有大量的血液或體液外流引起腫脹疼痛時，將其湯劑拿來漱口可洗淨它們，非常有益。

對於經血過多的婦女來說，這是一個很好的沐浴醫療方式；對於因痔瘡流血過多的人來說也是。

如果用乾燥的歐楂打爛後與紅玫瑰汁混合，再加入幾瓣丁香和肉荳蔻，還有一點紅珊瑚，製成膏藥泥或糊劑，塗在胃部附近的肚子上，可以有效地幫助嘔吐厭食者。

乾燥葉子磨粉後撒在出血的新傷口上可以止血，使傷口迅速癒合。

將一些歐芹的根部浸泡在酒中一整晚或在稍加滾煮過，將歐楂籽磨成粉，配這樣的酒飲用，會破壞腎臟中的結石，有助於將其排出。

草木樨
Mellilot

形貌 有許多綠色莖稈，高六十到九十公分，從粗糙、堅硬而且長的白色根部生長出來，這種根莖並非每年死亡，在環繞莖節處有小而略長、氣味濃郁的葉子，三片併在一起，邊緣有不均勻的缺刻。花是黃色的，且聞起來像其他三葉草一樣香，但很小，一朵疊一朵，長成長穗狀，長達一掌寬以上，之後變成彎曲的長豆莢，其中含有帶點棕色的扁平種子。

生長地 大量生長在英國許多地方，例如在薩福克邊緣和埃塞克斯，亨廷登郡和其他地方也有，通常是在玉米田與草原角落。

生長期 在六月和七月時開花，之後很快就會成熟。

藥性及主司星辰 草木樨用酒煮過後塗抹在患部，可平息眼睛或身體其他部位發生的所有硬腫塊和發炎症狀，外敷時可添加烤過的蛋黃或細麵粉或罌粟種子或苣蕒菜。用其製成的鹼液清洗，可治在頭部擴散的潰瘍。新鮮的藥草用來塗抹或與上述任何東西一起煮沸後使用，可以治胃痛；滴入耳朵可治耳朵疼痛；浸入醋或玫瑰水中，可用來減輕頭痛。

草木樨或洋甘菊的花朵常被一起用在灌腸液中，可以驅除脹氣，減輕痛苦。也製成藥膏用於相同目的，以減輕脾臟或其他部位的腫瘤，並有助於身體任何部位的發炎症狀。

其汁液滴入眼睛可收奇效，去除使視線模糊或變暗的薄膜或皮翳。

經常用藥草和花朵的蒸餾水或用其製成的鹼液洗頭，對於突然發狂失去理智的人是有效的。還可增強記憶力，舒緩頭部和大腦，並使它們免於疼痛和中風。

法國山靛&狗山靛
French & Dog Mercury

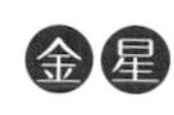

形貌

法國山靛

這是一根長得高高的四稜綠色方莖，莖稈高六十公分左右，每個關節處有兩片葉子，枝條也一樣從莖稈兩側長出，周圍有鮮綠色葉子，稍寬而長，有羅勒葉大，邊緣有細密齒痕。接近莖稈和枝條的頂端處，在雄性山靛的每個莖節處都出現了兩個綠色小圓頭，一起站在短柄上，成熟後成為種子，不會開花。雌莖較長，呈尖穗狀，周圍有小綠色外殼環繞著，這些外殼是花朵，像葡萄串一樣細小，沒有種子，但在莖上維持長久不脫落。根由許多細纖維組成，它們每年初冬來臨時就死亡，並因自身播種而再次長出。一旦環境適合它播種，該地面永遠都不會缺少這種植物，甚至這兩種都存在。

狗山靛

剛才已向你講述了被稱為法國山靛的植物，現在也向你描述另外這種。同樣分為雄性和雌性兩種，有許多細長莖且長得比法國山靛低，莖上完全無任何分枝，其根部的每一節有兩片葉子，比雌性的稍大，但更尖且布滿葉脈，摸起來有些硬，為深綠色，邊緣較少缺刻或鋸齒痕。在葉子的接縫處會長出比前者更長的莖，上面長著兩顆有毛的圓形種子，是前述山靛的兩倍大。其味道濃郁，聞起來氣味有些濃烈。雌性的葉子硬得多，葉柄較長，莖稈也更長。從莖節處長出來的花穗像雌性法國山靛。它們的根都很多，充滿了許多細小的纖維，這些纖維在地下蔓生，非常容易糾纏在一起，不像前一種山靛那樣會枯死，而是活過冬天，每年吐出新枝，因為老的枝條會躺到地底去。

生長地 在英國許多地方可見野生的雄性和雌性法國山靛，在肯特郡蘭尼沼澤的一處名為布魯克蘭的村莊旁也有。

肯特郡及其他地方都有狗山靛；但是雌性種比雄性種少見。

生長期 兩者都在夏季時開花，並且在那時播種。

藥性及主司星辰 有人說它們是水星藥草，但我認為它們是金星藥草，我這麼說不是沒有信心的，因為我從未聽說過水星曾與女性如此相關，我相信水星更專注在學識認知方面。

將山靛葉子煮湯，或其汁液加入肉湯中，或將其汁液加點糖後飲用，可清除膽汁質和水質的體液。

希波克拉底極稱讚它對婦科疾病的療效，並將其用於治療私密部位，以減輕子宮痛苦。它的湯劑可用來促進女子排經血和排出胎盤；而以沒藥或胡椒粉一起煮湯，或將葉子用以外敷，可治淋症與腎部和膀胱疾病。希波克拉底還會將其汁液滴入患部，然後將此部位浸入白酒中洗淨，以解決眼睛疼痛、流淚、耳聾和耳痛的問題。

和公雞加水一起煮湯是對抗瘧熱最安全的藥物。

它還可以清除胸部和肺部的痰液，但會使胃有點不適。

其汁液或蒸餾水吸入鼻孔，可清除頭部和眼睛的黏膜和黏液。

有些人在早上空腹時喝六十到九十克、加一點糖的蒸餾水，以使身體暢通，並清除體內粗劣黏稠的抑鬱體液。

馬提歐利說，雄性和雌性山靛的種子用苦艾煮沸後飲用，能快速治好黃疸。

用葉子或其汁液在疣上擦拭，可以將其消除。

草汁與醋混合在一起，可以治療所有化膿的疥瘡、皮疹、輪癬和搔癢處。

蓋倫說，以膏藥糊的形式應用於任何腫脹或發炎，可消腫並緩解發炎，因此可用在灌腸，將惡性體液從腹部中排空。

狗山靛雖很少使用，但能以相同的方式達到相同的療效，清除體內的水質體液和黑膽汁。

薄荷
Mint

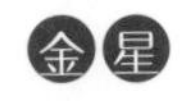

在各種薄荷中，綠薄荷是最普遍的，我只介紹它如下：

形貌 綠薄荷有許多圓形莖，其上長著長而狹窄的深綠色葉子。花朵站在枝的頂端，呈尖頭狀，淡藍色。其氣味或微香有點類似羅勒。它像其他所有同種植物一樣，以根部在地下增生。

生長地 是花園裡常見植物。而且由於它很少產生任何好的種子，得靠大量增生的根部來補償，一旦在花園中生根成長就很難完全被淘除。

生長期 大多數直到八月初才開花。

藥性及主司星辰 金星藥草。迪奧科里斯說它具有治癒、黏合和乾燥的功效，因此，其汁液和醋一起喝能止血。

它會催情，挑動身體的欲望。

取其兩三根枝條，和四顆石榴打成汁喝，可止呃逆打嗝與嘔吐，並減輕膽汁影響。與大麥粉揉合後鋪在患部上，可消除膿皰，抑制女性泌乳或治療乳房腫脹、下垂或過度豐滿，效果最好。

與鹽一起使用，可以治瘋狗咬傷。

和蜂蜜酒和蜂蜜水一起用來擦拭，可緩解耳朵的疼痛，消除舌頭的粗礪感。

如果先將葉子浸入牛奶或在其中煮沸之後才喝，牛奶就不會在肚子中凝固造成不適。簡而言之，這對胃非常有益。

它經常做為抑制女性月經與白帶分泌的強效藥來使用。

塗抹在前額和太陽穴上，可減輕頭痛，且用它洗幼兒頭部，可防各種起疹、瘡或癬。也利於對抗有毒生物的毒素。

薄荷的蒸餾水可用於上述所有目的，但效用較弱。不過，若使用化學方法正確萃取其醇劑，其藥效比藥草本身更強。

瑟米恩·西悌（Simeon Sethi）說，它可治療肝臟寒冷，增強腹部，促進消化，抑制呃逆與嘔吐。

它有利於防止心臟刺痛，激發食欲，消除肝臟阻塞，並激發身體欲望；但是，絕對不能服用太多，因為它會使血液稀薄而接近乳清狀，並轉變成膽汁，因此體內膽汁豐富的人必須避免食用它。

這是一種治瘋狗咬傷的安全藥物，搗碎後加鹽並敷在受傷處即可。

它乾燥後磨粉，在用餐後服用，有助於消化和健脾。

與酒一起服用，對於在生育過程中痛苦不堪的婦女有幫助。

它對治腎臟碎石和結石有益，也用來治療淋病。

嗅聞後有益於頭部和記憶。

以其湯劑漱口，可治好牙齦和口腔痠痛，補救口臭問題。

就像芸香和芫荽一樣，以其煎湯漱口並含在口中，會使口腔上顎回到其原本的位置。

至於那些生長在溝渠中的野薄荷或馬薄荷（因其眾所周知，我省略了其外觀描述），其優點是可用於消除胃部脹氣，治療腹痛和易喘氣的人，外敷使用對那些夜間有春夢和遺精困擾的人來說，這是一種特殊的補救用藥。

將其汁液滴入耳朵可減輕耳朵痛苦，並破壞在其中繁殖的蠕蟲。

對治毒蛇咬傷是有益的。

以其汁液熱敷，可治國王之惡或喉嚨的硬核。

其水煎劑或蒸餾水有助於改善牙齒蛀蝕引發的口臭，吸入鼻子可以滌清頭部。

普林尼說，從經驗中發現，食用葉子，並塗抹在臉上，可以治癒痲瘋病，與醋一起使用，有助於治療頭皮屑或頭部脫皮問題。

用在受傷的人則危害甚大。據說受傷的人若是吃了薄荷，他的傷口永遠無法痊癒，那將是漫長的折磨。

槲寄生
Misselto

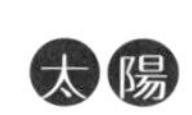

形貌 從所附生的樹枝或樹幹向上生長，帶有木質的莖，自身長成雜亂的樹枝，然後又分成許多其他較小的枝條，彼此交織在一起，被覆著灰綠色的樹

皮，在每個莖節處和末端都有兩片葉子，葉子有些長而狹窄，在基底較小，而末端較寬。樹枝和莖條結球或關節處長有黃色的小花，會長出圓形、白色、透明的小漿果，三或四顆在一起，充滿了黏稠的汁液，每顆中都有黑色種子，被植入地下或在其他任何地方都從來沒有見過其發芽。

生長地 很少在我們周遭的橡樹上生長。但是，在英國各地，可見它生長於其他諸多樹木上，如木材用樹與果樹等都有，也大量地生長在樹林中。

生長期 在春天開花，但漿果要到十月才成熟，整個冬天都在樹枝上存活著，除非烏鶇和其他鳥類吞食它們。

藥性及主司星辰 毫無疑問是在太陽的支配下；在橡樹上生長的東西也帶有某些木星性質，這也是理所當然的，因為橡樹是木星的樹之一。生長在梨樹和蘋果樹上的植物也一樣帶有木星特性，因為木星影響著此無根植物附生其上的樹。但是，為什麼生長在橡木上的槲寄生療效最佳，我不知道，只能說它最稀有、最難得到。

克盧修斯（Clusius）斷言，生長在梨樹上的槲寄生很普遍，並要求人在採收後，不應讓它接觸地面。他還說，將它掛在脖子上，可以治療巫術危害。

槲寄生的葉子和漿果都燥熱。其果實黏液可減輕硬核、腫瘤和膿皰，使之成熟並消解它們，並從身體中較遠末梢處吸出或濃或稀的體液，進行消化和分離。與等量的松香和蠟混合在一起，可用以減輕脾臟硬化，並有助於治療長年潰瘍和瘡。

與山達樹脂／雄黃（Sandaric）和雌黃混合使用，有助於去除髒臭腐壞的指甲，若添加生石灰和酒糟，則效果更佳。

如馬提歐利所說，橡樹上的槲寄生（品質最好）製成粉末，做為飲料供那些癲癇病患服用，確實可以治癒他們，不過應該要連續使用四十天。一些人因其醫療優點而非常稱讚此草，以至於他們將其稱為Lignum Sanctiæ Crucis，意為聖十字木，認為它可以迅速地治療癲癇、中風和癱瘓，不僅可內服，懸掛在病患脖子上也行。

特拉古斯說，任何槲寄生的新鮮樹枝搗碎後榨出的汁液滴到長膿皰的耳朵裡，幾天內就會起到治癒與緩解作用。

便士草
Moneywort

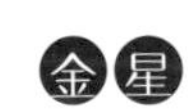

形貌 常見的便士草從細小多鬚的根長出許多長而纖弱的枝條，躺在地上蔓生，長六十到九十公分或更長，在一個個彼此等距的莖節處都長著兩片葉子，幾乎是圓形的，但末端尖尖的，表面光滑，呈漂亮的綠色。從中段開始，長有

葉子的莖節處都會出現一朵黃色的花，有時會有兩朵，每朵都站在一小腳柄上，由五瓣組成，末端窄尖，中間有一些黃色的線，花謝處會冒出小小的圓頭種子。

生長地 在英國幾乎所有地方都茂密地生長，通常在樹籬旁潮溼的土地上，以及草地中間。

生長期 在六月和七月開花，種子很快就成熟了。

藥性及主司星辰 金星支配著它。便士草可以很好地抑制男性或女性各種體液外流，無論是腹瀉、血痢、內出血或外出血，還是胃部虛弱造成的反胃逆流。對於肺或其他體內的潰瘍或破皮也非常有用。對於所有傷口——無論是否為新傷口，都可以快速治癒，對於所有會擴散的長年潰瘍來說也極其有益。

為了上述所有目的，以下做法都是有效的。可服用藥草汁，或取經常用以將熱鋼鐵淬火的水，將粉末加入其中再喝；或以嫩綠藥草在酒或水中煮湯後飲用，或用來外敷或沐浴，或將塞條浸入其中後再放進傷處。

銀扇草 （參見281頁）

Moonwort

月亮

形貌 通常長出來只有一片深綠色、厚而平坦的葉子，站在短的腳柄上，柄高不超過兩個手指的寬度；但是，當它開花時，可能會帶有一條細長的莖稈，高十到十二・五公分，中間只有一片葉子，葉子兩側裂分成許多部分，有時在一側有五到七個裂片，有時更多；每個裂片像中肋部分一樣小，但是愈長愈寬，尖而圓，在其中有如半月，以此得名（其英文名有「月亮草」之意）。最上面的分裂部分比最下面的部分大。莖稈高出葉片五到七・五公分，上面長著許多細小枝條，每枝都像瓶爾小草那刺人的尾端，呈褐色（我會將其稱為花朵或種子，但實在不確定是什麼），經過一段時間後，它們便分解成了粉塵。根部小而多纖維，有時，這種植物會有許多如前述的葉子，從一根莖稈長出許多分枝或莖頂，而每枝彼此都分開。

生長地 生長在丘陵和荒地上有很多草的地方，那是它性喜生長的環境。

生長期 只能在四月和五月找到；因為在六月，當炎熱的天氣到來時，大部分都會枯死。

藥性及主司星辰 月亮藥草。和瓶爾小草比起來，銀扇草涼而乾燥，因此被認為更適合用於身體內外所有傷口。

葉子在紅酒中煮沸，喝了可抑制女性經血過量和白帶分泌。

它還可以止血，使嘔吐和其他體液流失停止。

它可治療毆傷和挫傷，並鞏固所有的骨折和脫臼。

可治療疝氣撕裂傷，但大多數情況下，與其他草藥一起主要用於製造精油或香膏，以治療體內或體外的新傷口（如我之前所說），這是非常好用的。

銀扇草這種藥草（有人說）可以開鎖，馬匹若踩在其上，腳上的馬蹄鐵便會脫落：有人嘲笑這些說法，其實這些人才是傻瓜。我知道鄉下人管它叫「為馬脫鞋」，而且，我曾聽官員說過，在蒂弗頓附近德文郡的懷特唐，發現了三十塊馬蹄鐵，是從埃塞克斯伯爵擁有的馬腳上拉下來的，其中許多才剛裝上去不久，不知為何就掉了，這引起了眾人的注意。此藥草通常就生長在荒地上。

苔蘚 *Mosses*

土星

我不再多做描述來煩讀者，我只想說明其中最主要的兩種，即覆地苔蘚和樹苔，兩者都是大家熟知的。

生長地 覆地苔蘚生長在潮溼的樹林中、山丘底部、崎嶇不平的地面、陰暗的溝渠以及許多其他類似的地方。樹苔只在樹上生長。

藥性及主司星辰 各種苔蘚都在土星的支配之下。覆地苔蘚被認為最好是在酒中煮沸後飲用，它可使結石破碎，讓結石藉由尿液排出。

將這種藥草搗碎並在水中煮沸後使用，可緩解熱性因素引起的所有炎症和疼痛。因此可以減輕痛風疼痛。

蓋倫說，樹苔有冷卻和收束效果，並也稍帶有消化和緩和的特質。但是每種樹苔都帶有它所生長其上的樹木特質，因此，長在橡樹上的具有更強的收束力，磨粉後配酒服用，在抑制男性或女性體液流失方面效果很好，對治嘔吐或出血也有效。

有經血過量問題困擾的女性，非常適合用它在葡萄酒中的煎劑作沐浴。同樣的煎劑，喝了可停止反胃或呃逆打嗝；同時，如阿維森納所說的，它可以安撫心臟。

人們認為其粉末配飲料喝了一段時間後可治水腫。

將新鮮的苔蘚浸入油中一段時間後，再將油煮沸並塗在太陽穴和額頭上，可大大緩解熱因性頭痛，以及眼睛或其他部位裡的熱黏液或體液的滲流。

古代人經常將它用於軟膏和其他藥物中來對治精神不振，並增強和舒緩筋骨；對此，如果它在當時如此有效的話，我認為沒有任何理由否定它現在仍有相同療效。

益母草 *Motherwort*

（參見282頁）

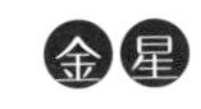

形貌 這植物有著堅硬、粗糙、強壯的

棕褐色四稜莖，至少高九十或一百二十公分，開展成許多分枝，分枝兩側長有長柄的葉子，每一節兩片葉子，葉子稍寬而長，呈現粗糙或皺巴巴的樣子，有許多暗沉綠色的粗大葉脈，邊緣有深深的缺刻，幾乎裂開。

從樹枝的中間到樹枝（長而小的）頂部，有花朵隔著一定距離圍繞它們生長，花朵有尖銳、粗糙、堅硬的花托，其顏色比香蜂草或苦薄荷更偏紅色或紫色，但姿態和形狀與苦薄荷相同，之後產生小而圓的黑色種子，數量很多。根長出許多長鬚和細纖維，在地底下牢牢抓住土壤，呈暗黃色或棕褐色，並像苦薄荷一樣存活很久，氣味與另一種沒有太大區別。

生長地 在英格蘭只生長在花園裡。

藥性及主司星辰 金星藥草，在獅子座下。要排出心臟中的黑膽汁蒸氣，增強其活力，使人快樂、開朗、愉悅，沒有比這種草更好的藥草了。它可以糖漿或蜜餞的方式保存。

此外，它使女性在懷孕期間時能舒適快樂，並安置好其子宮，因此我們將其稱為益母草。它被認為對於治療心臟顫抖、昏厥和暈眩很有用，因此被拉丁人稱為Cardiaca（即心臟之意）。

將其粉末以一小勺的量加入酒中飲用，對於分娩陣痛的女性很有幫助，可對子宮悶窒或上升症狀有療效，可能正是由於這些作用，它才有益母草這個名字。益母草還能利尿和促進婦女排出月經，清除對胸部產生壓迫的冷痰，殺死腹部的蠕蟲。

有益於暖和弄乾積聚在人體靜脈、關節和筋骨中的寒涼體液，使之消解和散去，並可治抽筋和抽搐。

鼠耳草 （參見281、288頁）
Mouse Ear

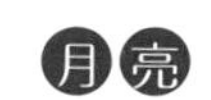

形貌 是一種低矮的藥草，像草莓植物一樣，以細鬚在地上蜿蜒爬行，發芽長出細小的根部，在其上生長著許多細小、稍短的葉子，在地面上呈圓形排列，並且毛茸茸的，被弄碎後會產生偏白色的乳汁。

從葉子中間冒出兩到三枝小莖稈，高約一掌距寬，上面有幾片較小的葉子，其頂部通常只有一朵花，由許多淺黃色的花瓣組成，末端很寬，稍有缺口，排列成三排或四排（最上面的較大），很像蒲公英的花，在背面邊緣有點紅，尤其是在乾燥的地面上生長時；以花的姿態站了很長一段時間後，就變成絨毛，會和種子隨風飄走。

生長地 生長在溝渠邊上，有時也會生長在溝渠中（如果乾燥的話），也在沙地上生長。

生長期 大約在六月或七月開花，整個冬季都保持綠色。

藥性及主司星辰 也是月亮藥草。儘管學者們直斥煉金術士之錯，竟試圖用這種藥草和銀扇草來凝固水銀，但羅馬人不會以成功來論斷事情。如果要完全固定，那應是倚靠月亮的影響力。

其汁液摻在酒中或其藥草煮湯，早晚飲用可以治黃疸病——儘管得持續服用很長時間，且在服用後兩、三小時不能喝其他東西。

對結石及其痛苦，這是一種特殊療法，對於腸子的其他不適和絞痛也是。

和菊苣、百金花一起煮湯，用以治療水腫，以及有水腫傾向和患有脾臟疾病的人，被認為非常有效。

它是一些特別的療傷藥草，既可用於內外傷口，也可止住口鼻出血；它可治血痢及女性大量經血。

有一種在義大利和其他地方的藥劑師用此草汁和糖製成糖漿，開給那些有咳嗽或肺結核的人服用，他們對這藥評價極高。同樣的藥方對於疝氣或內臟脹裂也特別有用。

綠色的青草搗碎後迅速包紮在任何割傷或傷口上，會很快的使其開口接合起來。而且其汁液、湯劑或乾藥草磨粉都有奇效，可抑制各種——特別是口腔和私密部位——的蔓延和腐蝕性癰瘡、潰瘍惡化。

鼠耳草的蒸餾水可用於上述所有疾病，且可以醫療棉條浸溼後用來洗淨體外的傷口和瘡。

艾蒿 （參見282頁）

Mugwort

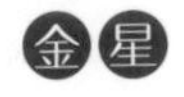

形貌 常見的艾蒿有許多葉子躺在地上，裂片明顯，或是葉緣被深深地切開，有點像苦艾，但更大，表面是深綠色，葉背灰白。莖高到一百二十或一百五十公分，上面長的葉子就如下面的葉子，但稍小一些，往頂部有許多分枝，上面開有很小的淡黃色花朵，像鈕扣，掉落之後，有小種子被包覆在圓頭中。根長而堅硬，從根部長出許多細小纖維，因此根部牢牢固定在土地裡，但是莖和葉子每年都會倒下，且根在春天重新發芽。整個植物氣味明顯，用插枝方式比用種子更容易繁殖。

生長地 在英國很多地方都有許多，生長在水邊，以及小型水道旁，還有不少其他地方。

生長期 在夏天結束時開花並播種。

藥性及主司星辰 金星藥草，因此可以維護金星影響的身體部位，治療其轄下的金牛座和天秤座所主管部位的疾病。與其他藥草相較，艾蒿煮沸後，熱煎劑供女性使用以促進排經，幫助分娩，並排出胎盤，效果很好，乃至於對子宮的阻塞和發炎也有效。

它能打碎結石，打通阻塞的尿道。

其汁液混和沒藥，做為子宮托放置，效果相同，根部也一樣。

和豬油一起製成的藥膏，可以去除在脖

子和喉嚨周圍長出的細紋、硬塊和結核，如果加一些野雛菊，可以更有效地緩解脖子上的疼痛。

新鮮的藥草本身或其汁液是對服用鴉片過量的一種特殊療法。

乾燥的葉子磨成粉後取三打蘭，加在酒中服用，對於坐骨神經痛來說是一種快速且確定有效的療法。

和洋甘菊、龍牙草一起製成的湯劑，趁熱用它沐浴不適的地方，可以消除筋骨疼痛和抽筋。

桑椹樹 *The Mulberry Tree*

水星

它生長在哪裡是眾所周知的，所以不需要描述。

生長期 在七月和八月結果。

藥性及主司星辰 水星影響著這種樹，因此其性質有如水星特性一般多變。桑樹分為不同部分。成熟的漿果，由於其甜味和溼滑的水分，可以打通身體，未成熟的則有收束效力——尤其是在乾燥的時候，這樣它們就可以很好地止住體液流失、下痢和女性過量經血。

根的樹皮可殺死體內的寬蟲（Broad Worm）。

藥草汁或漿果汁製成的糖漿可治療口腔、咽喉的所有發炎或痛瘡，以及下顎脫臼。

葉子的汁液可治療被蛇咬傷和誤食烏頭鹼的人。打爛葉子與醋混和，可以敷在任何被燒燙傷的地方。

用樹皮和樹葉製成的湯劑可以在口腔和牙齒疼痛時用來清洗它們。

如果桑椹樹的根部有一點縫隙或切口，且在收穫時在根部旁邊的地面上打一個小孔，它會流出某種汁液，第二天會變硬，對於治療牙疼、解開硬核、淨化腹部都很有用。

據說桑椹葉塗在患部會讓口鼻出血或痔瘡流血停止。滿月時摘下的樹枝，綁在經血過量的女人手腕上，能在短時間內使其停止。

毛蕊花 （參見282頁） *Mullein*

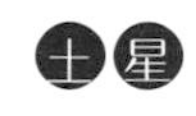

形貌 常見的毛蕊花有許多漂亮的大葉子，白色且帶有細絨毛，末端較尖，葉邊緣有缺刻。莖上升到一百二十或一百五十公分高，上面覆蓋著類似的葉子，但是數量較少，所以在莖上直至開花處都看不到太多葉子，這些花分布在莖每一側，大部分沒有任何分枝，且許多以長穗狀排列在一起，其中一些呈黃色，另一些則較淺，由五片圓形的尖瓣組成，其後有小的圓頭，其中含有褐色小種子。根長，白色，木質，在生出種子後會枯萎。

生長地 生長在英國許多地方的道路和小徑旁。

生長期 在七月左右開花。

藥性及主司星辰 在土星支配下。迪奧科里斯建議，取少量的根加入酒中服用，可治腹瀉下痢。

喝水煎湯，對於那些有脹裂、抽筋和抽搐以及飽受長年老咳嗽之苦的人都是有益的。含著湯劑漱口則可減輕牙痛。

以花朵長時間浸泡製成的油，對於痔瘡來說效果非常好。取九十毫升花朵的蒸餾水，在早晨和傍晚喝，連續幾天，據說是治療痛風的最佳方法。

根部放在紅酒或水中（如果是治瘧熱的話，就取經常為燒紅鋼鐵淬火的水）煮湯，可以止住出血，這同樣也會打通膀胱和腎部的阻塞物。

服用其葉子和鼠尾草、馬鬱蘭和洋甘菊花的水煎劑，並用來沐浴筋骨受寒或抽筋而僵硬的部位，可帶來極大的放鬆和舒適感。

葉子和花朵的汁液撒在粗糙的疣上（也可用乾燥根部的粉末摩擦），可消除之，但對平滑的疣沒有幫助。

乾燥花的粉末特別適合那些因腹痛或膽囊痛而困擾的人。

根部煮湯劑，以及葉子的湯劑，對溶解腫瘤、腫脹或喉嚨發炎都有很大作用。

種子和葉子在酒中煮沸，用來外敷，可迅速吸出刺入皮肉中的棘刺或碎片，緩解疼痛，並治癒傷口。

葉子搗碎後用雙層紙包裹，並用熱灰和餘燼覆蓋以烘烤一會兒，然後取出再熱敷至鼠蹊部或恥骨處發生的任何發炎腫脹或膿皰癤瘡，會使它們溶解並癒合。

搗碎種子放到酒中煮沸，撒在關節脫臼的任何部位上，然後重新復位，便可消除所有腫脹和疼痛。

芥菜 （參見282頁）

Mustard

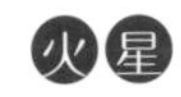

形貌 普通芥菜有大而寬的粗糙葉子，非常參差不齊，帶有不均勻和不規則的缺刻，有點像蕪菁葉，但是數量比較少也較粗糙。莖往上長超過三十公分高，有時高達六十公分，在頂部呈圓形，粗糙且分枝，上面長的葉子像下面的一樣，但數量較少，裂口較淺，在頂部上面開著黃色的花，一朵疊一朵，之後會有小而粗糙的豆莢，其末端細瘦扁平，其中包含圓形的淡黃色種子，嚐起來有刺激性、辣熱並咬舌。根小而長，木質，每年枯萎。

生長地 這是我們常見的植物，僅生長在花園和其他人工種植管理的地方。

生長期 一年生植物，七月開花，種子在八月成熟。

藥性及主司星辰 這是一種極好的飲食配菜，適合那些需要清血液或胃部虛弱的人，由於是火星藥草，對膽汁多的人則無濟於事，不過對於年老或患有寒疾的人同樣有用。白羊座與它有關聯，因此它可以增強心臟，抵抗中毒。

胃虛弱而消化不良或食欲不佳的人，可取一打蘭芥末籽、一打蘭肉桂，打成粉末，一半量的乳香脂製成粉末，再加阿拉伯膠溶解在玫瑰水中，製成錠劑，飯前一或兩小時服用約半蘭的量；讓老人家多吃這種藥，他們會充滿感激。

芥菜籽具有熱性的優點，可以分解、調節和吸出骨頭碎片和以及其他卡在肉裡的物質。

用來促進婦女排經是有效的，可治療癲癇、昏昏欲睡、睏倦健忘的，可內服和外用，擦拭鼻孔、額頭和太陽穴，便能提振精神，安撫心神；因為它有強烈刺激性，能使人通過打噴嚏，排出黏膜分泌物和其他黏性體液而淨化大腦，這些體液在肺和胸部中會引起咳嗽，因此，在上述藥物中添加一些蜂蜜可以起到很好的止咳作用。

種子在酒中煮成湯劑，喝下後會利尿，抵抗毒藥、蘑菇的毒性、蠍子或其他有毒生物的毒液（但是要及時服用）；在瘧熱渾身發冷前服用，會改善、減輕和治療該症狀。

其種子單獨或以其他方式（在乾藥糖劑或飲料中）服用，會大大地激發身體的欲望，並有助於治療體側疼痛、脾胃以及腸道蝕痛。

用做含漱液，可使顎頷脫位恢復；如果用來塗抹，還能溶解喉嚨周圍的腫脹。咀嚼它可治療牙齒疼痛。

將其外敷至坐骨神經痛的疼痛部位，可分解體液，減輕疼痛、痛風以及和其他關節疼痛。可經常施用，緩解體側或腰部、肩膀或身體其他部位的疼痛，塗在反覆起水泡的部位，並藉由將病因吸引到身體外部來治癒疾病。

它也用於治療頭髮脫落。

將種子搗碎與蜂蜜混合，直接（或以蠟合製後）塗抹，可除去瘀傷等的痕跡和烏青斑痕、皮膚的粗糙或瘡痂，以及痲瘋疹和蝨子之害。

它也可治頸部扭傷。

開花期的蒸餾水，常用於飲用以治療上述任何疾病，或用來洗漱嘴巴，治療下顎脫位和咽喉疾病，外敷則可以治疥癬、瘙癢或其他類似疾病，並清除臉部的瘢塊、斑點、雀斑和其他異常情況。

蘿芥

The Hedge Mustard

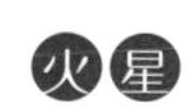

形貌 通常只長有一根微黑的綠色莖，有許多分枝，粗糙，易彎曲但不折斷，有時有較多莖，上面布滿了分枝，長著粗糙或堅硬多皺褶的葉子，在許多部分的邊緣上有撕裂或切口，有些較大，有些較小，呈濁綠色。花小而黃，以長穗狀長在枝頭上，漸次開花，因此開花期

很長。莖的底部將有一個小的圓莢，直立並靠近莖，而此時頂端的花自行生長，莢中包含黃色小種子，氣味刺激強烈，植株也一樣。根往下長，細長而木質，持續存活且每年不斷發芽生長。

生長地 在英國很常見，經常長在路旁和樹籬邊，有時也生長在曠野中。

生長期 通常在七月開花。

藥性及主司星辰 火星支配這種藥草。對所有的胸部和肺部疾病、聲音嘶啞都特別有益，服用其湯劑在短時間內能讓那些完全喪失嗓音且幾乎沒精神的人康復。將其汁液與蜂蜜或糖製成糖漿或舔舐劑，對於相同的目的及其他各種咳嗽、喘息和呼吸急促症狀同樣有效。

對於那些患有黃疸、胸膜炎、背痛和腰痛、腹部不適或腹絞痛的人，將這藥方用於灌腸也是有益的。

種子被認為是毒藥和毒液的特殊療方。對坐骨神經痛、關節痛以及口腔、咽喉或耳朵後的潰瘍和癰瘡很有用，對睪丸或女性乳房的硬塊和腫脹同樣有效。

指尖草 （參見282頁）
Nailwort

或稱瘭疽草（Whitlow Grass）。

形貌 這種普通的草本植物很小而沒有根——除了幾條根鬚。高度也從未長到超過手掌寬，葉子很小，略長，與蘩縷葉子很像，從葉子中往上長出細長的莖，上面開出許多白花，一朵疊一朵，而且很小。然後產生裝有種子的小扁袋，它很小，但味道很濃。

生長地 通常生長在老舊的石牆和磚牆上，偶爾會在礫石地面上生長——尤其是當附近有草或青苔為其遮擋提、供陰影時。

生長期 在一年中很早的時期就開花，有時在一月和二月開花。在四月底之前找不到它們。

藥性及主司星辰 被認為對關節和指甲下的膿皰病極好，這種症狀被稱為瘭疽、膿性指頭炎（Felon）、或指頭皰疹（Nail Wheal）。

荊芥 （參見282頁）
Nep

又稱貓薄荷（Catmint）。

形貌 常見的花園荊芥發芽長出堅硬的四稜莖，上面覆有灰白短毛，約九十公分或多一點，滿是分枝，每處莖節都有兩片像香蜂草一樣寬闊的葉子，但有較長的尖角，更軟，白色，更偏灰白，邊緣有切口，散放濃郁的甜味。花在樹枝的頂部長成一簇簇，在下方也同樣聚集在許多莖上，呈發白的紫色。根由許多長鬚或纖維組成，在地上抓得更牢固，在整個冬季都長有綠葉。

生長地 僅種植在一般的花園中。

生長期 在七月左右開花。

藥性及主司星辰 金星藥草。荊芥通常用於婦女疾病——無論是內服或外敷，單獨施用或與其他能搭配的藥草一起煎煮後用來沐浴，或坐在其上煙熏，皆可促進月經排出；而且經常使用它，可治不孕，消脹氣，治癒子宮疼痛。

也可用於感冒或鼻喉部黏膜引起的頭痛，可治頭昏眼花，並特別適用於胃和腹部脹氣。對於抽筋或感冒疼痛有用，可使困擾該部位的風寒消散，並用於治感冒、咳嗽和呼吸急促。

它的汁液加在葡萄酒中飲用，對於那些因事故而受傷的人來說是有益處的。

將荊芥青草搗碎後塗在臀部，躺兩三個小時，可減輕痔瘡疼痛；其汁液製成軟膏也同樣有效。

頭部用其湯劑洗淨，可去除疥癬，對身體其他部位也可能有效。

蕁麻
Nettles

火星

是眾所周知的植物，因此不需要描述。在最黑暗的夜晚，摸索碰觸就可以找到它們。

藥性及主司星辰 這也是火星支配的藥草。你知道火星又熱又乾燥，也知道冬天寒冷而潮溼，那麼你可能也因此了解為什麼在春天吃蕁麻會消耗掉冬天溼冷留在人體中的多餘黏稠液。將根或葉煮沸，或將其中任何一種榨成汁，或同時將二者與蜂蜜和糖製成乾藥糖劑，都是打通肺部氣管和通道最為安全可靠的藥物——此處是氣喘和氣短的發生處，還有助於吐痰排出頑強黏痰，那會引發化膿的胸膜炎。

用來洗漱嘴巴和咽喉同樣有助於治療扁桃腺腫脹。

其汁液還可以有效使下顎頷復位，醫治並緩解口腔和喉嚨的發炎痠痛。

喝下葉子與酒煮的水煎劑，對於刺激婦女排經、解決子宮悶窒問題及該處的其他疾病特別有用。

也可搭配一點點沒藥外敷使用，此藥或其種子都可利尿，並排出腎部或膀胱中的礫石和結石，許多服用過的人都證明是有效的。相同的方法可殺死兒童體內蠕蟲，減輕體側的疼痛，並溶解脾臟以及消身體中的脹氣——儘管其他人認為這種方法只會激發性欲。

葉子汁液連續服用兩到三天，可止住口腔出血。

若被有毒生物螫刺、瘋狗咬傷，或誤食毒芹、莨菪、茄屬植物、曼陀羅草等會使感官麻痺變鈍的有毒植物，可喝下種子治療。

還可治嗜睡症，特別是外敷使用，只要在昏疲嗜睡時擦拭額頭或太陽穴，以及用少量鹽撒在毒獸刺傷或咬傷的地方。

藥草的蒸餾水對上述疾病也有效（儘管作用不那麼強）；用於外傷和瘡處進行沖洗，可清潔皮膚上的瘢點、痲瘋疹與其他畸形病變。

種子或葉子搗碎後放入鼻孔，可止血，並除去在裡面增長的息肉。

葉子的汁液、葉子或根的湯汁特別適合清洗長年爛臭的瘡或瘻管、壞疽，以及身體任何部位中種種腐爛、耗損或蛀蝕的疥癬、瘡痂和瘙癢；用上述湯汁擦洗，或在傷口上塗抹搗碎的青綠藥草，也可治療新傷口。

儘管肉與骨頭是分開的，同樣的方法也適用於疲憊損耗的筋骨，讓它們恢復精力，或者將那些脫臼關節重新安置，以增強、乾燥和舒緩它們，也可治那些飽受痠痛和痛風困擾的部位，以及體液逸流至關節或筋骨上造成的不適；它會減輕痛苦，使逸流體液乾燥或溶解。

由它的汁液、油和少許蠟製成的藥膏非常好，可用來塗抹僵冷麻木的肢體。

少量的綠色蕁麻葉和矮接骨木（也稱Deanwort）葉子搗碎後塗抹到痛風、坐骨神經痛或關節痛的任何部位，有令人稱讚的療效。

茄屬植物 *Nightshade*

（參見282頁）

土星

形貌 常見的茄屬植物長有直立中空的圓形綠色莖，高約三十或四十五公分，有許多分枝叢生，在其上長出許多綠色的葉子，有些寬闊，末端尖，柔軟而充滿汁液，和羅勒葉有些類似，但更長且邊緣有些不規則的缺刻。在莖和分枝的頂部出現三四朵白花，每朵有五片小尖瓣，它們一起站立在莖上，一朵在另一朵之上，中間有黃色尖頭，由四或五個聚在一起的黃線組成，之後會變成很多下垂的綠色漿果，大小相當於小豌豆，充滿綠色汁液，其中含有白色扁圓的小種子。根是白色的，開花結果時變成偏木質，上面有許多細纖維。整株植物口感似水無味，但漿果的汁液有些黏稠，具有涼爽和黏合的特質。

生長地 就在我們周遭自然生長，在牆下、垃圾堆、常見的小路、樹籬和田野旁，以及在英格蘭這兒的花園中，無須特意種植。

生長期 每年枯死，自己播種後又長出，但要等到四月下旬才開始發芽。

藥性及主司星辰 是一種寒冷的土星植物。普通的茄屬植物完全可以用來冷卻治療體內或體外發炎，對於使用它的人來說，完全沒有危險，就像其餘的茄屬植物一樣；但必須適度使用。僅整株藥草的蒸餾水內服是最合適和最安全的。汁液澄清後，與少許醋混合在一起服用，可以很好地洗淨發炎的口腔和咽喉。

將草藥或漿果的汁混合玫瑰油和少許醋和鉛粉，在鉛製研缽中研磨，用以外敷，可塗抹眼睛的各種發炎症狀。也對帶狀皰疹、輪癬以及各種化膿、抽痛和腐蝕性潰瘍都非常有益。其汁液滴入耳朵，可減輕因熱或發炎引起的疼痛。而且普林尼說，這對咽喉下的熱腫脹是有好處的。

請當心，不要把致命毒茄誤認為這一種；如果你不懂，那就兩者都別碰，書中還有其他足夠的藥物供你去使用，以免造成傷害。

橡樹 *The Oak*

木星

眾所周知（其木材為英國航海帶來榮耀和安全），因此無須描述。

藥性及主司星辰 木星支配這種樹。橡樹的葉子和樹皮以及橡實殼斗確實有很好的黏合和乾燥效果。樹的內部樹皮與覆蓋橡籽的薄皮，常用來止住吐血和血痢。該樹皮的湯劑和橡實殼斗的粉末都會能使嘔吐、吐血、口腔出血或其他血流的現象停止，不論男女。

也可止腹瀉，還有男性夢遺。

橡實磨粉加入酒中可利尿，並抵抗有毒生物的毒素。

橡籽和樹皮與牛奶加水煎煮製成的湯，可以抵抗有毒草和毒藥的作用，當人們誤食而導致膀胱潰爛，出現血尿的情形時，也可用以抵抗斑蝥的毒。

希波克拉底說，他會用橡樹葉的煙熏治療有子宮悶窒困擾的婦女。而蓋倫將其搗碎用來塗抹，治療新傷口。

在橡樹芽破裂成葉子之前取得的蒸餾水，可以內服或外敷使用，以減輕發炎症狀，還可以阻止男人或女人的各種體液流出。

對瘟熱和發燒同樣好用，因為它能對抗感染作用並降低發熱。

它可以冷卻肝臟的熱，破壞腎臟的結石，並停止月經。葉子的湯具有相同的效果。

在老橡樹的空洞中發現的水對於防止任何腐臭或擴散的疥癬非常有效。葉子的蒸餾水（或調和劑更好）是我所知道治女性白帶的最佳療法之一。

燕麥 *Oats*

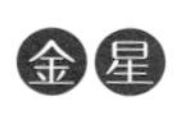

太普遍了，無須多加描述。

藥性及主司星辰 燕麥片用日曬海鹽炒熟，塗在身體兩側，可消除體側或腹部的刺痛與脹氣疼痛。

由燕麥粉和一些月桂油製成的膏藥糊可止癢和治痲瘋病以及臀部瘻管，並溶解頑固難除的膿皰。

將燕麥粉用醋煮熟後拿來外敷使用，可以去除臉上和身體其他部位的惱人雀斑和斑點。

紅門蘭屬
Orchis

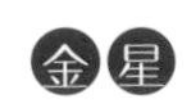

它有諸多品種，數量之多已可填滿一整頁紙。

形貌 描述它那麼多的品種會沒完沒了，因此，我將僅描述其根部，因為要使用它們須謹慎。它們每種在內裡都有另一個根，其中一些是圓的，其他的則像一隻手。這些根每年都會逐漸發生變化，當一根往上長並變得飽滿時，另一根則消瘦而枯死。要用於藥物的是飽滿的根，另一種完全沒有用，或者根據某些人的體液，它會毀壞了另一種根的藥性，使之失效。

生長期 從四月初到八月下旬可能會發現其某些種類的花朵。

藥性及主司星辰 它們在金星夫人的支配之下，有淫熱性質，並極能撩動欲望，據說，枯萎乾死的根能抑制欲望。

它們也被認為能殺死兒童體內蠕蟲。

將其搗碎後敷到患部，可以治癒國王之惡症狀。

洋蔥
Onions

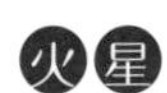

如此有名，因此不需要花時間寫關於它們的描述。

藥性及主司星辰 火星掌握著它們，它們便具備這方面素質，可吸收腐敗，如果你取一顆洋蔥將皮剝除，然後將其放在糞便上，會發現它在半天之內腐爛，因為它吸取了腐爛物；然後，將其搗碎並塗在鼠疫瘡上，很有可能會發生一樣的情況。洋蔥易使人脹氣放屁；但是它們確實會引起食欲，增加口渴，舒緩腹部和腸胃，促進女性月經，治療瘋狗和其他有毒生物咬傷。

與蜂蜜和芸香一起使用，可使精子增加，尤其是其種子最有效。

如果將洋蔥整夜浸泡在水中，讓兒童空腹時喝下，會殺死他們體內的蠕蟲。

以餘燼烤它們，並與蜂蜜、糖和油一起食用，有助於減少咳嗽，排掉濃痰。

將其汁液吸入鼻孔，可以清醒頭部，並可治療嗜睡（但據說經常食用洋蔥會引起頭痛）。

許多鄉下人認為它是預防傳染病的良方，所以不妨在空腹時搭配麵包和鹽來吃洋蔥。

將洋蔥挖空，以糖蜜填充，然後用餘燼烘烤，去掉其最外層皮，捶打成糊，是緩解瘟疫、瘡痛或其他腐爛潰瘍必不可少的膏藥。

洋蔥汁適合治火焰、熱水或火藥造成的燒燙傷，與醋一起使用，可以去除皮膚上的所有瑕疵、斑點和斑痕，滴在耳朵裡，可減輕耳痛和耳鳴。

也可與無花果一起捶打後外敷，有助於使膿皰和其他瘡成熟分解。

韭菜與洋蔥的性質類似，在餘燼下烘烤後食用，是治療蕈菇食用過量的一種做法，煮沸後拿來熱敷，可治療痔瘡。在其他方面，韭菜與洋蔥具有相同的特性，儘管效力不強。

紫景天 （參見282頁）
Orpine

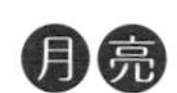

形貌 常見的紫景天會長出許多粗硬的莖稈，葉子肥厚，肉質厚實，雜亂無序，邊緣幾乎沒有缺刻，呈綠色。花朵為白色或偏白色，成簇狀生長，此後產生小而蓬鬆的果殼，裡面有像粉塵一樣的種子。根是許多粗壯圓形的白色根莖團塊；在某些地方這種植物長得不像在其他地方那樣大。

生長地 在英國幾乎每個縣都很常見，也在一般園子中嬌生慣養著，人工種植的長得比野生的還大，野生種生長在田野和樹林的陰暗面。

生長期 大約在七月時開花，種子則在八月成熟。

藥性及主司星辰 月亮藥草，了解月亮崇拜傳統的人便知道我所言不虛。我們這裡雖然很少使用紫景天做為內服藥物進行治療，但是特拉古斯根據他在德國的觀察表示，其蒸餾水有益於治療腸胃刺痛或脫皮，治療肺部、肝臟或其他體內潰瘍。也可以用在子宮，連續飲用一段日子對所有這些疾病便有幫助。它可以抑制血痢中的刺激體液，以及人體或傷口中的其他外流現象。其根部也能起到類似的作用。

紫景天可以外敷使用，以冷卻或減輕創傷疼痛時的發熱或發炎，並減輕疼痛；另外，為了治燙傷或灼傷，要取其汁液加一些綠色的沙拉料理油攪打後用來塗抹患部。

葉子搗碎後敷在手腳上的新傷口，可迅速治癒，而包在喉嚨處對扁桃腺炎有很大的幫助。

也可治疝氣與內臟破裂。

若能將其汁液與蜂蜜或糖製成糖漿，可以一次取一兩匙來治扁桃腺炎是沒問題的，然後你會發現這種藥令人愉悅，並且很快便能治癒。

歐芹
Parsley

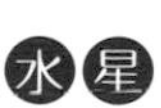

　　這是大家都熟知的植物，所以我不需要詳細描述了。

藥性及主司星辰 在水星的支配下。能舒緩胃部，有助於刺激尿液和女性月經排放，消除腸胃脹氣，並稍微打通身體，但根部的打通效果更強。它打通肝臟和脾臟的阻塞，因此被認為是五種能暢通身體的根部之一。

蓋倫讚揚它可治癲癇病，並大大利尿，

尤其若能將根部像防風草一樣煮沸後食用，效果最為出色。

歐芹的種子可以有效地刺激尿液和婦女月經排放，有助於消除脹氣，打碎結石，減輕疼痛不適；對任何有毒生物的毒液、嗜睡所帶來的危險以及咳嗽同樣有效。

歐芹的蒸餾水是保母們熟悉的藥物，當小孩發生他們稱為「Frets」的胃或腹部脹氣痛時，就會給孩子服用此方。對年紀大許多的人也有效。

如果將歐芹與麵包或粗麵粉一起使用，敷在發熱發炎或腫脹的眼睛上，會有很大幫助。

用奶油煎過，並塗在因脹乳凝塊而堅硬的女性乳房上，可迅速使其軟化，而且還能去除擦傷或跌落造成的烏青斑痕。

將其汁液加少許酒倒入耳朵中，可減輕疼痛。

特拉古斯用以下方式調製了一種極好的藥物，可用以治療黃疸和癲癇、水腫和腎臟結石：

歐芹、茴香、茴芹和藏茴香的種子，每種取三十公克；歐芹、地榆、虎耳草和藏茴香的根部，各取四十五毫升；將種子搗碎，將根部洗淨並剪短；讓它們整夜浸泡在白葡萄酒中，早晨放入密閉的土鍋中煮沸，直到三分之一或更多一點的水乾掉；過濾澄清後，早晚各服用一百二十毫升，服用後三個小時內不喝東西。

以上配方會打通肝臟和脾臟阻塞，並通過排尿解除水腫和黃疸症狀。

野斗蓬草
Parsley Piert

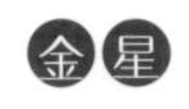

形貌 根雖然很細小，但能持續存活很多年，從中長出許多葉子，躺在地上，每根葉子都站在長長的小葉柄上，葉子有人的指甲寬，葉緣的缺刻很深，有點像歐芹葉，但是灰暗的綠色。莖非常細弱，約有三或四根手指長，長滿樹葉，幾乎淹沒莖稈，莖上的這些葉子幾乎沒有腳柄，或者很短。花朵是如此之小，幾乎看不見，種子也非常小。

生長地 是全國普遍可見的藥草，性喜生長在貧瘠、多沙、潮溼的地方。在漢普斯特德荒野公園、海德公園和托希爾田野可以找到很多。

生長期 可能整個夏季都可以找到，甚至從四月初到十月底都可見。

藥性及主司星辰 為金星所支配。它的應用非常普遍，可利尿液和打碎結石。是一種非常好的沙拉食蔬。

通常士紳階層喜歡像醃漬海蓬子（Samphire）那樣，將它醃漬起來以供整個冬天使用。我不能教他們怎麼做，但是我可以告訴他們，這是一種非常有益健康的藥草。如果願意，他們還可以使藥草乾燥或製成糖漿後保存。

你可以取其粉末一打蘭放入白葡萄酒中，它會使碎石從腎臟排除，且不會疼痛。它也可以治療淋病。

防風草 （參見288頁）
（參見288頁）

Parsnips

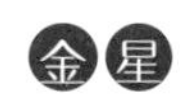

人工種植的品種很普遍（人們經常取其根食用），我不再多加描述打擾你。但是這植物野外生長的品種用途更多，我將在這裡為你描述。

形貌 野生的防風草與園子裡的區別不大，但生長得沒那麼漂亮大片，沒有太多的葉子，而且根更短，更偏木質，不適合食用，因此更具藥用價值。

生長地 不消多說便可能明白，人工種植的品種會生長於何處。

野生種在許多地方，如羅切斯特和其他地方的沼澤中，都是自然野生的，在種子播種後第二年的七月開花，八月初左右種子成熟。

藥性及主司星辰 人工種植的防風草為金星所轄。這種防風草的營養豐富，有益健康，但會使人稍微脹氣，因此被認為可激起欲望。但如果需要的話，它可以很好地鞏固定身體。它有益於胃部和腎部，並刺激排尿。

但是野生的防風草則具有削減、稀釋、清除和暢通的性質。它可以抵抗並醫治蛇咬傷，減輕體側的刺痛不適，並消除造成腹絞痛的胃腸脹氣，且利尿。人們經常使用其根部，而更常使用種子。野生種比人工種植的好，證明了大自然是最好的醫者。

花土當歸

（參見282頁）

Cow Parsnips

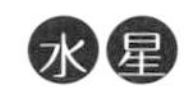

形貌 這種植物有三到四片寬大、開展成羽翼狀的粗糙葉子，通常躺在地上，或者有一點點高起，下面長著長而圓的毛茸茸腳柄，通常裂分成五個部分，兩裂片成一組相對站立，另有一裂片在末尾，每片葉子幾乎是圓形的，但是有些葉子的邊緣有很深的缺刻，而另一些葉子則沒有那麼深，呈淡綠色，氣味很濃。莖從葉子之間往上長，是富有硬皮而多毛的圓莖，高六十到九十公分，上面有一些節和葉，在頂部分枝，上面長著大繖形的白花，有時帶點紅色，然後產生扁平、發白、有翅的細種子，總是兩兩連接在一起。根長而白，有兩到三根長鬚伸入地下，氣味強烈難聞。

生長地 生長在潮溼的草地上、田野的邊界和角落，以及溝渠附近。

生長期 在七月開花，在八月播種。

藥性及主司星辰 水星植物。如蓋倫所說，其種子具有強烈的削減特性，因此是治療咳嗽和呼吸急促、癲癇和黃疸的合適藥物。根部可用於上述所有目的，且如果想用它來刮除在瘻管上生長的硬皮，也很有用。
飲用其種子，可以清除腹部中的難除黏痰，減輕肝臟疼痛、女性子宮疼痛，煙熏使用和飲用一樣有效，並且對於熟睡不醒或昏沉嗜睡者，同樣可以通過在他們的鼻子下燃燒煙熏而產生作用。
種子和根用油煮沸，然後用來揉搓頭部，不僅對那些陷入狂熱的人有幫助，而且也能夠醫治嗜睡或困倦的人，如果與芸香一起使用，還可治療長期頭痛困擾。它也有助於治療化膿的疥癬和帶狀皰疹。
花的汁液滴入分泌液體、充滿穢物的耳朵中，可清洗並治癒它們。

桃樹
The Peach Tree

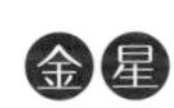

形貌 長得沒有杏樹大，但散布的樹枝開展的範圍相當寬，從這些分枝抽長出微細略紅的枝枒，枝枒上長有狹長的綠色葉子，葉緣有缺刻。花朵比李子的大，淺紫色。果實圓形，有的較大，有的就比較小，在顏色和味道上也有所不同，如赤褐色、紅色或黃色，口感水水的或扎實，外表到處都是絨毛或棉質感，內裡有像杏桃一樣的裂口，以及一塊凹凸多皺裂的硬核，硬核內有帶苦味的核仁。比起杏桃，它很早就衰腐。

生長地 種植在英國的花園和果園裡。

生長期 在春天開花，在秋天結果。

藥性及主司星辰 金星女神掌控著這種樹，能以它對抗火星的不良影響，實際上，對於兒童和年輕人，沒有什麼比桃樹葉或花朵所製成的糖漿或蜜餞更能清除膽汁液和黃疸的了。
想要激發欲望的人可考慮其果實，但如果是為了自己和孩子的健康，請考慮我說的話，一次喝兩勺糖漿是安全的；它和金星一樣溫柔。
桃葉搗碎後敷在肚子上，可殺死蠕蟲，所以它們也被放進麥芽酒中滾煮後飲用，同樣能打通腹部。
乾燥後，用來消解體液更安全。
將其粉末撒在新的出血傷口上，可使傷口止血並閉合。
將花朵整夜浸泡在少量溫熱酒中，早晨濾過後空腹飲用，會溫和地打通腹部，使其下沉。
由花朵製成的糖漿，就像玫瑰糖漿一樣，而藥效比玫瑰糖漿更強，因為會引起嘔吐，並在持續不斷嘔吐中消耗掉水質和吸水的體液。將鮮花製成蜜餞，效果相同。
樹皮受傷後流出的汁液與款冬一起煮湯，再加入一些甜葡萄酒與一些番紅花，可給予咳嗽或呼吸急促的患者服用。它對於那些喉嚨嘶啞失聲的人來說特別有幫助，可改善肺部所有缺陷以及嘔吐和吐血症狀。

取兩打蘭搭配檸檬汁或辣根汁液，對那些有結石困擾的人是有益的。

其果核確實能很好地緩解脹氣或刺激性體液帶來的腹部疼痛和絞痛，而且用以下方式可製成治療各種結石症狀的極好藥方：

取五十顆桃子果核、一百顆櫻桃果核、幾束新鮮或乾燥、綻放已久的花和一・七公升麝香葡萄酒。將它們放在密閉的鍋中，在馬糞堆塊中放十天，然後將其倒入玻璃杯中，用溫和的火燒開蒸餾提取，以備使用。你有時可以一次喝九十到一百二十毫升。

抽取桃核仁的乳汁或油脂，加上馬鞭草水，塗在額頭和太陽穴上，對需要多休息和睡眠的病人非常有幫助。從核仁中抽出的油，塗上太陽穴，也有類似的效果。上述的油用於灌腸，可減輕脹氣腹痛不適；塗在腹部下部也有類似效果，滴入耳朵可消除其疼痛。

葉子的汁液也一樣。塗在額頭和太陽穴可治療偏頭痛及所有其他頭部的疼痛。如果將果核搗碎用醋煮沸，直到變稠後塗在頭上，它就會使禿頂或毛髮稀疏處奇妙地再次長出頭髮。

藥性及主司星辰 該樹屬於金星，蘋果樹也是。關於它們的醫藥用途，最好通過口味來區分。所有甜而甘的食物，無論是人工栽培還是野生，都或多或少有助於使腹部下沉。相反地，那些硬而酸的食物會束縛腹部，而其葉子也能收束它。那些較澀的會表現出涼爽的感覺，而粗糙或野生的更是如此，而且排斥藥性的能力很好；如果將野生種與蘑菇一起煮沸，那麼蘑菇的危險性就會降低。

梨子與少許蜂蜜一同滾煮，對於受壓迫的胃部大有助益，各種梨子都有效，只是有些效果強些，有些較弱。

粗糙澀口的品種其冷卻與收束的效果較好，用於治療新傷口很好，可冷卻止血，能治好新傷口而不會有副作用或發炎，蓋倫以自己的行醫經驗也這麼說。野生梨子閉合傷口的速度比其他種類的梨子快。

沙勒諾學院建議食用梨子後要大量喝酒，否則梨子會像毒藥一樣造成危害，唉，他們甚至說梨樹也有毒。然而若是有人不幸因為吃了梨子而感到胃部受迫，那不過是一時的消化不良，飲酒也同樣會導致這種情況的。

梨樹
The Pear Tree

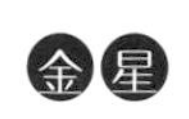

梨樹大家都很熟，不須再描述。

香根蓍草
Pellitory Of Spain

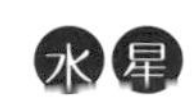

如果在自家園中種下此草，它將會

長得非常茂盛。不過在英國，還有一種常見的野生種，我認為它一點也不遜色於前一種。這兩者我都會為你描述。

形貌 普通香根蓍草是一種相當尋常的植物，若非認真研究，就不會被特別養在我們的花園中。根部向下深入土地中，在莖上帶有葉子，長而有細切口，躺在地上，比甘菊的葉子大得多。在頂部，在一個位置上只有單一朵大花，有許多花瓣形成滾邊，上面是白色，下面是帶紅色的，中間有黃色花藥，不像甘菊的花藥彼此靠那麼近。

在英國生長著另一種常見的香根蓍草，其根部具有強烈的尖酸味，和前述種類的味道幾乎無法辨別，從那裡長出許多易脆裂的莖稈，高九十多公分，細窄的葉緣有細密的缺口，一個接一個直到莖部頂端。花多而白，像常春蓍草的一樣成簇狀，中間有一個淡黃色的花藥。種子很小。

生長地 後者生長在幾乎每一個地方籬笆和小路旁的田野上。

生長期 在六月和七月下旬開花。

藥性及主司星辰 為水星主司，我認為它是成長中的大腦最佳淨化藥物之一。取其汁液三十毫升，混和散裝麝香葡萄酒，在瘧熱發作之前一小時喝，最多喝二到三次酒就一定可趕走瘧熱。

草或根莖乾燥後咀嚼，可以清除大腦中的各種黏質液。因此，不僅減輕了頭部和牙齒的疼痛，而且還阻礙了腦液滲流到肺部和眼睛，從而防止咳嗽、喉嚨痛和肺結核、中風和癲癇。

可用以治療嗜睡，這是一種經證實極好的療法。

將藥草或根的粉吸進鼻孔，會引起打噴嚏並緩解頭痛。

用豬油一起製成的軟膏，可以去除毆打或摔倒造成的烏青斑點，並緩和痛風和坐骨神經痛。

牆草 （參見283頁）

Pellitory Of The Wall

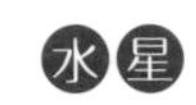

形貌 它長有棕紅色、清晰到幾乎透明的嫩弱莖稈，約六十公分高，在莖上長著兩片稍寬且長的葉，呈深綠色，隨後變成褐色，邊緣光滑，但葉面粗糙且毛茸茸，如其莖。

從莖中段長有葉子的接縫處向上，蔓延出分枝，長著許多淺紫紅色的小花朵，站在有毛的粗糙圓頭或花托上，然後產生黑色粗糙的小種子，該種子會沾黏住接觸到它的任何布料或衣服。根有些長，上面有細小的纖維，呈暗紅色，雖然莖和葉每年都枯萎後再生，但根部會存活整個冬天。

生長地 普遍土生土長，在田野邊界、牆壁旁及垃圾之間生長。種植在花園中陰涼的一側活得很好，在那裡便可以自己播種發芽。

生長期 六月和七月開花，種子不久就成熟了。

藥性及主司星辰 在水星的支配下。乾燥的藥草與蜂蜜製成的乾藥糖劑，或藥草汁液，或用糖或蜂蜜製成的湯劑，是治療長年咳嗽、乾咳、呼吸急促和喉頭喘鳴的特效藥。

一次服用其汁液九十毫升，極利於排尿，並可排出腎臟或膀胱中的結石或礫石，因此通常與用於灌腸的其他藥草搭配使用，並如前所述，可減輕背部、體側、腸子疼痛，消除脹氣，減緩滯尿或結石情況。如果搗碎藥草，蘸一些麝香葡萄酒放在磚瓦上加熱，或者在放了易燃炭的溫熱鍋上加熱，然後塗在腹部上，效果也一樣。

這種藥草煮湯後喝下，可以減輕子宮疼痛，並促使女性排經，還可以減輕肝臟、脾臟和腎部阻塞引起的不適。相同的湯加少許蜂蜜，可用來漱口，對喉嚨痛很有幫助。將其汁液含在口中一段時間，可減輕牙疼。藥草的蒸餾水加點糖一起喝，可起到相同的作用，並清除皮膚上的斑點、雀斑、紫斑、丘疹、曬傷、瘢痕等等。

將其汁液滴入耳朵，可減輕耳朵中的噪音，消除刺痛和突發劇痛；其汁液蒸餾水可緩解火燒或水燙造成的熱腫膿皰、灼傷、燙傷，對所有其他熱腫瘤和發炎或起疹也一樣有效，只要經常用浸過上述液體的溼布洗澡即可。

將上述汁液與白鉛、玫瑰油製成擦劑，用來塗抹，可以清洗腐爛的潰瘍，抑制擴散或腐蝕的潰瘍，以及兒童頭部形成的流膿疥癬或爛瘡；並有助於防止掉髮。以方才所說的藥膏，或直接以藥草塗在臀部上，可打通痔瘡，減輕痛苦。與山羊油脂混合在一起有助於治痛風。

牆草汁液對清潔瘻管並安全治好它們非常有效，或者將藥草本身搗碎並加少許鹽來外敷也行。用來治任何新傷口同樣有效；如果將其搗碎用來綁紮患部三天，無須其他藥物即可痊癒。

牆草的汁液澄清後，加蜂蜜煮成糖漿，容易水腫的人每天早晨喝一勺。持續此療程——儘管只有每週一次，若還會出現水腫者，請他們來找我，我將免費為他們治病。

與錦葵一起在酒、麥麩和豆粉中煮沸，再加一些油，所製成的膏藥熱敷於任何瘀傷的筋、腱或肌肉上，能在短時間內恢復其強度，消除瘀傷的痛苦，並溶解撞擊或摔傷造成的凝結血塊。

普列薄荷
Pennyroyal

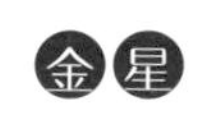

我想一般的普列薄荷大家都知曉，不需要描述。

有一種比我們在野外發現的普通種類更大的普列薄荷，被引入花園種植，其存活力很強，與一般種無異，唯一差別在於其葉莖大，且高起而不太在地面上爬行。它們的花是紫色的，像其他種一樣繞著莖稈呈階梯狀生長。

生長地 第一種在花園中很常見，也生長在英國許多潮溼水域。第二種從倫敦到科爾切斯特及其附近公路旁的許多處都可發現野生的，比其他任何一個縣都茂盛，在埃塞克斯郡的花園中也有種植。

生長期 在夏季末期約八月時開花。

藥性及主司星辰 金星植物。迪奧科里斯說，普列薄荷可以使濃稠的痰變稀薄，用來塗敷可以溫暖任何受寒部位，並能消化未熟的或腐敗的物質。

煮沸後飲用，會刺激婦女排出經血，驅除死胎和胎盤，混合水和醋服用可停止嘔吐。

與蜂蜜和鹽混合，可以將痰從肺部排出，並藉由排便清除黑膽汁。和酒一起喝，可治有毒生物咬傷或叮刺，加醋塗在鼻孔上，可使暈倒和昏昏欲睡的人恢復精神。經過乾燥後燃燒，可用以鞏固牙齦。將其塗在患部上直到泛紅，對於痛風患者有幫助。以膏藥糊狀塗抹，可去除臉上的斑點或疤痕；撒上鹽後塗抹，對脾氣差或肝臟腫大者有益。如果用它的湯劑洗浴，有助於止癢。將嫩綠草搗碎並放入醋中，可清除髒汙的潰瘍，並清除眼睛周圍的挫傷與撞擊的痕跡，還有臉部各種被火灼傷的變色斑塊，而且，內服搭配外敷，可治痲瘋病。在酒中煮沸加上蜂蜜和鹽，可治牙痛。洗過蒸氣浴大汗淋漓後，迅速地包紮在患部，可以幫助關節消除寒冷不適，減輕疼痛，溫暖受寒的部位。

普林尼還補充說，普列薄荷與薄荷一起使用，加入醋，用來嗅聞、放進鼻孔或嘴裡，可治昏暈的人。可以緩解頭部、胸部和腹部的疼痛以及胃部翻攪不適。與蜂蜜、鹽和醋一起使用，有助於治療筋骨抽筋或抽搐。用牛奶煮沸後飲用，對咳嗽、口腔的潰瘍和瘡是有效的。搭配酒服用會刺激女子排出經血、死胎和胎盤。

馬提歐利說，喝了它的湯劑，對黃疸和水腫有幫助，且治寒冷引起的各種頭部和筋骨疼痛，並使視線清楚。可治嗜睡，與大麥粉一起外敷，可治燒燙傷；放進耳朵裡，可減輕耳朵痛苦。

牡丹&芍藥
Male & Female Peony

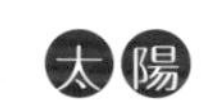

形貌 牡丹長有棕褐色的莖，在其上長著綠色和帶紅色的葉子，長在葉柄上，沒有任何明顯的缺刻。花位於莖的頂部，由五到六片寬闊的花瓣組成，呈漂亮的紫紅色，中間有許多黃色的絲線立在頭上，之後會上升成為裝著種子的管子，會分成兩三個或四個彎曲像角一般的豆莢，完全成熟後將張開並向後、向

下垂，許多圓形、黑亮的種子與其一起排列出來，另外還有許多深紅色的穀粒，與黑色的混合在一起，看起來十分漂亮。根部大、粗而長，在地下深處蔓延開來。

普通的芍藥莖與牡丹一樣多，但葉子更多。葉子沒有那麼大，在邊緣上有缺刻，有些邊緣裂得大深而深，另一些則具有小缺刻和裂痕，呈暗沉綠色。花有強烈衝鼻的香氣，通常比較小，更偏紫色，頭上有如牡丹的黃色花藥。種子的容器也像牡丹一樣類似角形，但較小，種子是黑色的，但沒那麼光亮。根由許多粗短結瘤的塊狀莖組成，固定在許多長鬚末端，全部來自根部那粗而短的頭，氣味與牡丹相似。

生長地與生長期 種在花園裡，通常在五月左右開花。

藥性及主司星辰 太陽和獅子座下的草本植物。醫生說，牡丹的根最好，但是理智告訴我，牡丹最適合男性，芍藥最適合女性，希望此理智推論有實證來評判。

一般認為，根部的藥性比種子更佳，其次為花，最後是葉。過去經驗已顯示，現採的新鮮牡丹根部可以治癲癇。除了將它掛在脖子上（此法已確定可治癒兒童）之外，最可靠的做法是，將牡丹的根部洗淨，捶打得細碎一點，然後在雪利酒中浸泡至少二十四小時，之後過濾一下，然後在剛起床和臨睡前、早晨和傍晚服用，在滿月前後好好地連續喝幾天，只要不是長年痼疾、已過施救時效，便可以治療成年人癲癇，尤其是先前已適當並規律地服用藥水蘇等藥草製的奶酒最好。

對於分娩後沒有充分清潔以及子宮有毛病的婦女，其根部也是有效的。將黑種子打成粉末混入酒飲用也同樣可行。

也可以在睡前和早晨服用黑種子，對於睡眠常受名為埃菲阿爾特斯（Ephialtes）或夢淫妖（Incubus）❻之症侵擾的人非常有效，我們通常將此症稱為夢魘（Night Mare），常發生在憂鬱體質者身上；對治憂鬱夢境的效果好。用花製成的蒸餾水或糖漿作用與根部和種子相同，但效力較弱。

芍藥也常被用於上述目的，原因是因為牡丹非常罕見，只有極少數人和那些雅好稀有品種的花卉愛好者才有能力擁有此植物。

胡椒草 （參見283頁）

Pepperwort

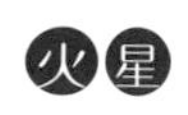

形貌 一般常見的胡椒草會長出稍長而

❻ 兩者均為傳說中會導致夢魘的妖魔。

寬闊的葉子，淺藍綠色，邊緣有細密缺刻，末端尖，為九十到一百二十公分高的圓形硬莖，四面展開許多分枝，頂端有許多小白花，之後產生含有小種子的小頭。

根細長，在地底下蔓生的範圍很廣，然後在許多地方再次冒出。葉子和根的味道都非常辣熱刺激，就像胡椒一樣，因此而得名。

生長地 胡椒草在英格蘭許多地方自然生長，如埃塞克斯的克萊爾、德文郡的埃克塞特附近、肯特郡的羅切斯特公園、蘭開夏郡和其他許多地方；但通常種在花園裡。

生長期 在六月底和七月開花。

藥性及主司星辰 這是另一種適合你使用的火星藥草，請充分利用。

普林尼和艾擎那的保羅（Paulus Ægineta）都表示，胡椒草對於坐骨神經痛、痛風或其他關節的疼痛或任何其他頑固的不適症都非常有療效。

將胡椒草的葉子搗碎，與陳年豬油混合後塗於患部，塗抹後需在男人身上停留四小時，在女人身上停留兩個小時，之後將酒和油混合在一起用來洗浴，稍稍出汗後，再用羊毛或皮革包裹。它還可以改善皮膚病變或變色，有助於去除痕跡、瘡疤和疥癬，或熱火、燒鐵燙傷的可怕疤痕。

有些人常將其汁液用於麥芽酒中給孕婦飲用，可助她們迅速分娩。

蔓長春花 （參見283頁）

Periwinkle

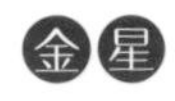

形貌 這種藥草常見的種類有許多枝條拖曳或延伸在地面上，在其蔓生時在莖節處發芽長出細小的纖維，從而將其固定在土地裡，並紮根於許多地方。在這些枝的莖節長有兩片深綠色、發亮的葉子，有點像月桂葉，但較小，隨著它們在莖節處還有一朵花，長在嫩嫩的柄上，有些長而空洞，邊緣有裂瓣，有時分成四瓣，有時分成五瓣。最常見的種類是淡藍色，有些是純白色的，有些是深紅紫色的。它的根部僅比燈心草的根大一點，叢生在地上，並隨著枝條的蔓延而行，因此它很快就盤據了巨大的範圍，通常需被種植在樹籬下才有足夠的空間伸展。

生長地 開淡藍色和白色花的品種生長在樹林、果園和樹籬旁，在英國許多地方都可見。但那些開紫色花的只生長在花園裡。

生長期 在三月和四月開花。

藥性及主司星辰 金星藥草，據說，夫妻一同食用蔓長春花的葉子，會引發彼此之間的愛意。

蔓長春花是一種很好的黏合劑，咀嚼一些葉子，可止口鼻流血。法國人用它來抑制女子經血。

迪奧科里斯、蓋倫和艾擎那的保羅都推薦以它佐酒飲用來治療下痢拉肚子。

聖彼得草
St. Peter's Wort

太陽

若迷信並非傳統之父，無知亦非虔誠之母，那麼這種藥草（以及聖約翰草）就該以另一個名字為世人所知。我們可以像聖保羅對雅典人說的那樣，責怪祖先們：「我看你們在諸多事物上都太敬鬼畏神了。」然而，既然現實如此，積習已深，開處方時皆用此名，我只好權且略過糾正此謬，對藥草進行描述如下。

形貌 大部分會往上長出四稜形直立莖，比聖約翰草還高大些，但同樣是褐色，每個莖節處有兩片葉子，形似聖約翰草但比較大，並且尖端圓了一點，上面幾乎沒有孔洞，有時有一些較小的葉子從較大葉子中間長出，有時也帶有些毛。在兩枝莖的頂部有許多星狀花，花中間有黃色絲線，就像聖約翰草的花一樣，因此很難分辨，只能從大小和高度看出不同，種子也長得一樣。根長久存活，每年發新芽。

生長地 生長在許多地方的樹林和低矮林中，如肯特郡、亨廷登郡、劍橋和北安普敦郡。另外在其他地方的水道附近也可見。

生長期 在六月、七月開花，八月種子會在八月成熟。

藥性及主司星辰 和聖約翰草之間毫無差異可言，只不過家中必須常備聖彼得草，免得烹調時缺香料。它具有與聖約翰草相同的特性，但藥性較弱，因此很少使用。每次取兩打蘭種子加入蜂蜜水中喝下，可清除膽汁液（迪奧科里斯、普林尼和蓋倫皆如是說），可幫助那些患有坐骨神經痛的人。

葉子被當做聖約翰草使用，以醫治身體被火燒燙過的地方。

紫蘩蔞 （參見283頁）
Pimpernel

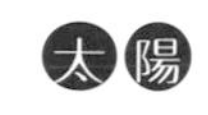

形貌 常見的紫蘩蔞有許多柔弱的四稜形莖躺在地上，每一莖節都被兩片幾乎是圓形的小葉片圍住，彼此緊緊地貼在一起，就像蘩縷一樣，但是沒有腳柄，因為這些葉子實際上是莖。花朵各自獨立地站立在它們的莖上，由五片淡紅色的圓形花瓣組成，漸趨向橙色，中間有很多絲線，在這些位置上接著出現光滑的圓頭，其中包含小種子。根小而多纖維，每年枯死。

生長地 幾乎生長在英國各個地方，從草原、玉米田到路邊與花園，都會自動冒出來。

生長期 開花從五月持續到四月，在同一時間種子成熟並掉落。

藥性及主司星辰 是一種猛烈的太陽藥草，具有清潔與吸收的性質，因此它能吸出棘刺或碎片，或其他進入肉體的類似東西。並可放入鼻孔，滌清頭部；蓋倫說，它有乾燥能力，可以很好地接合傷口的外緣，並清潔腐臭潰瘍。

法國女士非常珍愛其蒸餾水或汁液，可以清潔皮膚上的任何粗礪、變形或變色；放入酒中滾煮後給病人喝下，然後窩在溫暖的床裡，持續出汗兩個小時，如此施行至少兩次，對瘟疫和其他瘟熱是一個很好的治療方法。內服並外敷也有助治有毒生物或瘋狗的叮刺和咬傷。

同樣地，它也可以打通肝臟梗阻，且非常適於醫治腎部的不適症狀。

可以刺激排尿，有助於將結石和礫石排出腎臟和膀胱，並對所有體內疼痛和潰瘍有很大幫助。

煎藥湯或蒸餾水同樣適用於所有新傷口，或骯髒、腐爛、化膿的長年潰瘍，這些傷口可在短時間非常有效地治癒。

混合少許汁液，然後滴入眼中，可清除掉眼前渾濁的薄霧或在其上生長、妨礙視線的厚膜。

它可治牙痛，在疼痛齒列的相反側滴入耳朵即可。

減輕痔核或痔瘡的疼痛也是有效的。

地松 *Ground Pine*

火星

形貌 普通的地松相當低矮，高度很少長到超過一掌寬，會伸出許多細小分枝，上面有纖細狹長的灰白色小葉子，帶有些毛，裂分成三部分，許多在莖節處叢生，有些四散地長在莖稈上，聞起來有些濃烈，類似松香。

在葉子之間從莖節長出很小的花朵，呈淡黃色。之後是小而圓的果殼。根部小，為木質，每年枯死。

生長地 它在肯特郡生長得比在英國任何其他郡縣來得更加茂盛，像是在達特福德那側的許多地方，沿著那側一路到南弗利特、查塔姆和羅切斯特，在查塔姆鎮緊鄰燈塔處，還有距離羅切斯特半英里，位於被稱為Selesys的房屋附近的田地裡。

生長期 在夏季開花播種。

藥性及主司星辰 火星支配此藥草。飲用其湯劑對治淋病或腎部和尿道疾病引起的任何體內疼痛，效果極好，對付肝臟和脾臟的所有阻塞特別有效，並能溫和打通身體；從前的人為了治這些疾病會用其粉末和無花果肉製成藥丸。

內服或外用都能對所有子宮疾病產生奇妙的效用，促使婦女排出經血，並排除死胎和胎盤；是的，它對這些女性部位的作用是如此強大，因此孕婦絕對禁止使用它，因為會導致流產或早產。

內服或外用或兩者並行地使用酒煮的藥草湯，對關節的所有疼痛和疾病（痛風、痙攣、麻痺、坐骨神經痛和疼痛）也有效；為此可用地松與番紅花根磨粉，加上威尼斯松脂製成藥丸，非常有效。持續服用這種藥丸一段時間，特別適合那些患有水腫、黃疸以及關節、腹部或體內部位疼痛的患者。

可緩解所有寒性和黏痰體液與蒸氣造成的大腦疾病，對癲癇病也有幫助。

它是烏頭鹼和其他有毒植物的特殊解藥，並可治任何有毒生物咬傷。

是治感冒咳嗽的好方法——尤其是在剛開始的時候。

對於上述所有目的，放入新釀的酒桶中發酵後飲用，幾乎一樣有效，而對於脆弱敏感的胃則更容易接受。藥草的蒸餾水有相同的作用，但效力較弱。花朵製的蜜餞也能起到類似的作用，馬提歐利非常稱讚它治麻痺的功效。

使用嫩綠藥草或將其煮成湯劑可溶解女性乳房硬塊，以及身體其他部位的其他硬腫。

還可以用這種綠色藥草或以其汁液加一些蜂蜜來外敷，不僅可以清潔各種腐爛、發臭、骯髒的惡性潰瘍和瘻瘡，而且還可以在任何部位治癒、撫平新創傷勢的開口。

務必禁止孕婦服用，因為它對女性器官的作用較劇烈。

車前草 （參見283頁）
Plantain

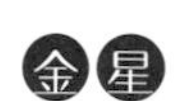

此植物通常生長在草地和田野上，或生長在小路旁，並且眾所周知，因此無須描述。

生長期 大約在六月時最美麗，種子不久就成熟了。

藥性及主司星辰 米薩杜（Mizaldus）等人（其實是幾乎所有的占星醫術師）都將其視為火星藥草，因為它可以治癒火星、白羊座和天蠍座所影響的頭部和私密處疾病。

但其實它是在金星支配下，透過對火星的反感作用來治療頭部，而藉著對金星的交感作用來醫治私密處。此兩者幾乎沒有火星疾病是它不能治的。

澄清的車前草汁可單喝或與其他飲料一起喝，連續幾天後，能有效治療腸道或胃腸中的所有磨蝕或擦傷，對付從頭頂滲流出來的黏液，並抑制各種體液流失，甚至是女子的經血過量。

可用以停止吐血和其他口腔出血，腎部或膀胱中的任何潰瘍導致排出腐臭帶血的尿液也可治療，還可以避免傷口流血太甚。

對肺結核、肺部潰瘍或熱因性咳嗽的患者有特殊治療作用。

比起葉子，根部或種子的水煎劑或粉末對所有上述目的具有更強的聚合效果。

迪奧科里斯表示，取三株車前草根部在酒中滾煮後服用，可治三日瘧，而對四日熱，我認為以多支根部煮湯可能是有效的。

車前草（尤其是它的種子）被認為可以

治療水腫、暈眩、黃疸和肝臟與腎臟的阻塞。

車前草的根和香根蓍草一起被打成粉末，放入蛀空的牙齒中，可以消除牙疼所帶來的痛苦。

澄清後的汁液或蒸餾水滴入眼中，可冷卻眼中的發炎，並去除針眼和眼翳；滴入耳朵，會減輕耳朵的疼痛，治療並消除發熱症狀。同樣的藥水加長生草汁液可用以治療所有發炎和皮膚起疹，以及火燒、水燙造成的灼傷和燙傷。

其汁液或以此草本身或其他有類似性質的草製成的湯劑，對於難以治癒的長年蛀空潰瘍，以及男性或女性的口腔或私處潰瘍和瘡都有很大的幫助和良好的效果。也可治臀部痔瘡疼痛。

將其汁液摻混玫瑰精油，塗在太陽穴和額頭上，可減輕熱因性的頭疼，對於精神錯亂和發狂的人大大有益，對蛇或瘋狗咬傷也一樣有效。同樣的藥方亦適用於腳或手的各處痛風發熱——尤其是剛開始時。也可以將其應用在任何骨頭脫臼處，以防止發炎、腫脹和該處疼痛益發劇烈。

乾燥的葉子磨粉放在飲料中喝，可殺死腹部蠕蟲；在酒中煮沸，可殺死在長年髒腐潰瘍中滋生的蠕蟲。

取車前草水和兩倍量的牛肉磨粉以鹽鹵水煮沸，待澄清後使用，能治癒所有在頭部和身體上擴散的疥癬或瘙癢、各種皮疹、輪癬、帶狀皰疹和腐蝕化膿瘡。

簡而言之，車前草是非常好的癒傷藥草，可治好身體內外的新舊傷口或瘡。

李子 *Plums*

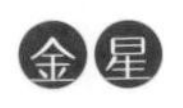

大家都已熟知，無須描述。

藥性及主司星辰 各種李子都是在金星支配下，就像女人一樣，有些較好，有些差一點。其種類繁多，所以其作用也各有千秋，有些甜的品種可以滋潤胃部；酸味者更能解渴，收束腹部；較多汁溼潤的會更快地在胃裡面腐爛；而硬實的會提供更多營養，刺激性也較少。

在雜貨舖內販售、名為錦緞梅子乾（Damask Prune）的果乾，能稍微放鬆腹部，燉煮後，無論是為了健康還是治病，都經常被用來調劑口舌和腸胃，增進食欲並稍微打通身體，減少膽汁，使胃清涼。

李子樹的葉子在酒中煮熟，用來洗漱口腔和咽喉很好，可使流到齒齦、牙齦或扁桃腺的痰液乾掉。

李子樹的樹脂適合用來打碎結石。樹脂或樹葉用醋煮過後，用來塗抹可消除皮疹和輪癬。

馬提歐利說，取自其核仁的油，和杏桃核的油一樣，對痔瘡發炎、潰瘍的腫瘤或腫脹、聲音嘶啞、舌頭和喉嚨粗糙以及耳朵痛都有療效。然後，上述的油取一百五十克，與三十克的麝香葡萄酒一起服用，可排除結石，治療腹絞痛。

多足蕨 （參見283頁）
Polypody Of The Oak

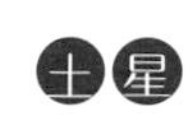

形貌 這是一種只有根和葉的小藥草，沒有莖、花或種子。它從根部長出三到四片葉子，每片葉子長度大約有一手掌，羽翼狀，由許多切入中肋的細小葉子組成，立在葉柄的兩側，在下面的較大，直至頂部變得較小，完全沒有缺刻或切口，類似鱗毛蕨，呈暗沉綠色，上側光滑，但另一側則由於上面長有一些淡黃色的花朵而有些粗糙。根比人的小指頭小，斜躺著或在上層土地下方蔓生，外部帶褐色，內部偏綠色，味道甜而澀，在其每側各有一些粗糙的木瘤，上面還長滿了苔蘚或黃色毛，下面長有一些纖維，藉此吸收營養。

生長地 既生長在朽爛的老樹樁或樹幹上，如橡樹、山毛櫸、榛樹、柳樹或其他任何樹種，也會生長在它們下方的樹林中，與老舊泥牆上，還有樹木附近布滿苔蘚、石頭和碎石的地方。生長在橡樹上的被認為是最好的，但是其數量稀少，不足以普及使用。

生長期 常年嫩綠，可以隨時採集使用。

藥性及主司星辰 生長在地面上的附生橡樹多足蕨極好；它是土星藥草，可以清除憂鬱；如果體液有變化，請相應地選擇適合你使用的多足蕨。梅蘇（Mesue，因其行醫精確無誤和真知灼見而被稱為醫界的宣福音者）說，它能使稀薄的體液乾掉，消解濃稠體液，並清除燒灼的膽汁液，對付黏稠痰液效果特別好，稀痰液也可應付。甚至可將關節處的體液排出，因此也適合那些患有憂鬱症或四日熱的人，特別是混和乳清、蜂蜜水或大麥水服用，也可與百里香菟絲子同煮或放進雞湯與甜菜、錦葵同煮後服用。

它可治脾臟硬化，也有利於治體側刺痛，並可治腹絞痛。

有些人習慣加上茴香籽、洋茴香籽或生薑，以調整它會給胃帶來的噁心感，其實沒有這個必要，它是一種安全而溫和的藥，適合所有人，日常使用便可證實。如果沒有額外加入番瀉苷（Sena）或其他一些強力瀉劑，可以湯劑的形式一次服用三十公克。將一或兩打蘭的乾燥根部粉末倒入一杯蜂蜜水中，空腹飲用，藥性溫和，並可達到上述目的。

根和葉的蒸餾水非常值得推薦，連續服用多日可治四日熱，還可以防止憂鬱與恐怖擾人的夢境。

將糖溶解在其中，對治咳嗽、呼吸急促和喘鳴有效，肺部稀薄黏液的蒸氣會引起肺結核，更常導致肺癆，也可以這樣醫治。

將新鮮的根部打成小塊，或將乾燥根部的粉末與蜂蜜混合，塗在脫臼的部位上，會有很大幫助；並可應用於鼻子，治癒被稱為息肉的疾病，息肉是鼻子中長出的一塊肉，有時會阻礙鼻孔吸氣。此草可以治手指或腳趾之間出現的裂痕或割傷。

楊樹 The Poplar Tree

土 星

我們熟悉的楊樹有兩種，即黑楊與白楊，兩者我都將為你描述。

形貌 白楊樹可長得很茂盛，且相當高，覆蓋著厚而光滑的白色樹皮；長長的葉子幾乎像藤蔓葉一樣裂分成幾部分，但葉面沒有那麼深的綠色，葉背是灰白色，散發著好聞的香氣，整株植物的形狀類似款冬。它在葉子之前長出的葇荑花序很長，呈淡紅色，逐漸脫落，通常產生的種子質量並不好。其木材光滑、柔軟、白色，起伏非常平緩，因此備受好評。

黑楊樹長得比白楊樹更高、更直，樹皮帶灰色，有寬闊的綠葉，有點像常春藤的葉子，葉子的邊緣不像白楊那樣有切口，而是完整微凹，末端尖尖的，葉背非白色，由細長的葉柄垂懸著，隨風不斷晃動，就像山楊樹葉一樣。其葇荑花序比白楊的要大，由許多圓形的綠色漿果組成，好像它們擠成一長簇，裡面長著許多柔軟的絨毛，成熟時就被風吹走了。溼冷的芽頭在展開成葉之前，先採集起來可製成軟膏，顏色為淡黃綠色，稍小，香甜但結實。木材光滑，堅硬，白色，易於修剪。在這兩種樹上都會產生一種香甜的樹脂，以前曾被用來製成甜美的藥膏。

生長地 生長在潮溼的樹林中，在英國許多地方的水邊生長。但是白楊並不像另一種那麼普遍。

生長期 之前已提過它們生長時間：夏天結束時，花序比樹葉更早出現。

藥性及主司星辰 土星支配著這兩者。蓋倫說，白楊樹具有清潔特性，迪奧科里斯則說，將其樹皮磨粉後取三十毫升喝下，對那些患有坐骨神經痛或淋病的人來說是一種有效療法。

葉子的汁液溫熱後滴入耳朵，可減輕耳朵的疼痛。

幼嫩的芽眼在它們破綻成葉子後，可將之搗碎並加一點蜂蜜，是治視力模糊的好藥。

黑楊樹被認為比白楊樹更寒涼，因此，將其葉子搗碎後摻合醋，塗抹患部有助於治痛風。種子配醋喝下，可以治癲癇。樹洞中滴出的水可消除肉疣、腫起、丘疹和其他類似的身體起疹。馬提歐利說，年輕女性常使用鮮嫩的黑楊樹芽來美髮，將它們搗碎後混和新鮮的奶油，並在陽光下放置一段時間後將其過濾。由這種楊樹製成的藥膏名為Populneon，對身體任何部位的各種發熱發炎都有奇特的功效，能使傷口降溫。當婦女為孩子斷奶時，它常被用來使婦女的乳汁乾涸。

罌粟（參見283頁）
Poppy

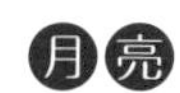

關於這種植物，我將描述三個品種，即種植在園中的白色與黑色罌粟，以及野罌粟（Erratic Wild Poppy），又稱穀物玫瑰（Corn Rose）。

形貌 白罌粟最初有四到五片偏白色的綠葉躺在地上，隨著莖往上長，圍繞在莖稈的底部，非常大，邊緣有缺刻或裂痕，此外還有些凹陷。其莖通常高一百二十到一百五十公分，有時頂部沒有分枝，通常最多只有兩到三根，每枝頂部只有一個包裹在薄皮中的頭，準備綻放前都彎垂著，接著會抬起，然後破裂，其中的花朵會張開自己，由四片非常大的白色圓形花瓣組成，中間有許多微白的圓柱絲線，大約圍著一個圓形綠色小頭，小頭上有一個冠或者說是蓋在頂部的星狀表皮，它逐漸成熟，變得像顆完熟蘋果一樣大，其中包含大量的圓形小種子，在緊鄰著果殼附近的幾個部分裡，其中心部分中空無內容物。整株植物無論是葉、莖還是花頭，在新鮮嫩綠時，擠碎就會產生乳汁，有著難嚥的苦味，幾乎是令人作嘔，而且有種濃烈的氣味，濃縮後被稱為鴉片。根是白色木質的，一旦種子成熟就會枯萎。

黑罌粟與前者幾乎沒有什麼不同，只是它開花時，花朵小一些，並呈黑紫色，在花瓣底部沒有任何紫色斑點。帶種子的頭比前者要小得多，且在冠的下方圍著頂部自己稍微敞開，這樣一來，如果將種子的頭向下彎，它那非常黑的種子就會掉出來。

野生罌粟或稱穀物玫瑰，有狹長的葉子，葉緣呈鋸齒狀，呈淺綠色，有時有毛。莖為黑色，也帶有毛，但不如種在園中的高，其下段長有一些方才所說的葉子，有時分成三、四根分枝，在分枝上長有帶毛的小頭，頭在表皮破裂前是彎垂的，其中的花完全封閉的，完全開放時呈微帶黃的豔麗紅色或深紅色，有些顏色較淺些，花瓣基底沒有斑點，中間有柔軟的黑色細絲，圍繞著綠色小頭，當它成熟時還不到人的小指尖大，其中含有與多黑色種子，比園中種植的罌粟籽小。根部每年枯死，再從自己播下的種子中長出。野生罌粟中有一種其各部位都更小，其餘皆相同。

生長地 花園種的罌粟不會在任何地方自然野生，全都在它們生長的園中。野生罌粟則數量極多，而且遍及英國各郡縣的玉米田、溝渠河堤和籬笆旁。在玉米田和其他一些地方也可見較小的野生種，但數量不及前者。

生長期 花園種通常在春天播種，然後在五月底開花，如果它們自行撒種，則花開得更早。野生種通常在五月至七月間開花，開花後不久種子便成熟了。

藥性及主司星辰 月亮草本，其汁液可製成鴉片。為了賺錢牟利的傢伙會騙你說，這是一種淚水或類似的東西，是罌粟哭泣時從罌粟花上落下來，來自海外，或從月亮彼端的天外某處而來。

花園罌粟那含有種子的頭常被製成糖漿，經常服用可以使病人和體弱的人得到品質良好的休息和睡眠，效果良好，且可抑制鼻喉部黏膜炎，阻止稀薄黏液從頭部逸流到胃和肺——那會引起持續性的咳嗽，也是肺結核的前兆；它也有助於治嗓子嘶啞失聲，種子的油也同樣有效。

其黑色種子在酒中煮沸後飲用，據說可止腹瀉和女性月經。

其空殼或罌粟頭常被放進水中滾煮，服用後使人能好好休息和睡覺。葉子同樣有效，可以其溫熱湯劑或罌粟花油浸洗頭部和太陽穴。

將青葉或罌粟頭搗碎後加一點醋，或用大麥粉與豬油製成膏藥糊，可冷卻並減輕各種發炎，也可治麥角中毒。

它通常用於糖蜜和密特里達提解毒劑，以及其他用以使人安眠休憩、緩解頭部和其他部位疼痛的藥物。

也可用來消炎，止瘧熱，治顛狂，或抑制造成咳嗽與肺結核的體液逸流，也抑制腹瀉或婦女月經等其他體液流出。

它也被放入蛀空牙齒中以減輕疼痛，而且從過往的經驗發現，它可以用來減輕痛風疼痛。

如馬提歐利所說，野罌粟，或穀物玫瑰，可以有效防止癲癇。用花製成的糖漿對胸膜炎有效。乾燥的花朵可在水中煮沸，或者製成粉末，然後在罌粟花蒸餾液或其他飲料中飲用，可起到類似的效果。在晚上和早晨飲用花的蒸餾水被認為對飲食過度有很好的治療效果；它比任何其他種類的罌粟花還寒涼，因此在治療瘧熱、癲狂與其他體內體外發炎都最有效。蓋倫說，其種子不宜內服，會有危險。

馬齒莧
Purslain

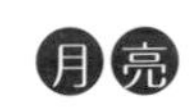

人工種植的馬齒莧常用於生菜沙拉，大家都熟知，無須描述；我僅介紹其醫療優點。

藥性及主司星辰 月亮草本。降肝火，冷卻血液、腰子和胃部的熱，以及治療瘧熱，它是效果最好的。可抑制腹部發熱、膽汁液流動、婦女月經、白帶和淋病，以及遺精、從頭部蒸發而出的油水，還有因熱、缺乏睡眠或狂躁而引起的疼痛。

種子比草藥更有效，且用於緩和尿液灼熱刺激、春夢等類似症狀效果好。因此，過度使用它會消滅體熱和自然繁殖的本性。

種子搗碎後在酒中煮沸，給孩子服用可驅除蠕蟲。

藥草汁被認為對上述所有目的均有效；還可使嘔吐停止，與一些糖或蜂蜜一起服用，有助於緩解長年乾咳、呼吸急促和嘔吐，並止住異常的口渴。使用此藥草的蒸餾液（感覺更溫和舒服），並加入少量糖，可達到相同的效果。

其汁液還對男性或女性私密部位發炎和潰瘍特別有益，對腸胃和痔瘡的脫皮潰瘍也有效。

將這種藥草搗碎塗在額頭和太陽穴上，可以緩解導致休息和睡眠障礙的過多熱量。塗在眼睛上，消除眼睛的紅腫發炎，也可用在出現凸腫、丘疹、粉刺、麥角中毒等症狀的其他部位。

如果加一點醋，把等量的五倍子（Gall）和亞麻籽混在一起，敷在脖子上，可以消除其疼痛和頸背刺痛。將其汁液與玫瑰油一起使用，可達相同功效，且可治療電擊或火藥灼傷，或婦女的乳房疼痛，並減輕其他各種疼痛或傷口的熱，也適用於外敷治療小孩子的凸肚臍；它對於口腔和牙齦腫脹，及牙齒鬆動也有好處。

卡梅拉流士（Camerarius）認為，當其他方法都不奏效時，某些人會使用馬齒草的蒸餾液來消除牙痛，而若將其汁液打稠，混和特拉加康斯樹膠和阿拉伯膠粉製成的藥丸，服用了之後可大大改善血尿症狀。

若不是冷因性或抽筋引起的痛風，則敷於該痛風部位，可減輕疼痛並改善筋骨的硬化。

歐洲報春花 （參見283頁）
Primroses

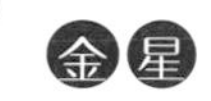

它們非常有名，因此不需要描述。歐洲報春花由金星主司，葉子製成的藥膏可以治癒我所知的任何一種傷；《400年占星藥草千方》會教你用各種藥草製成藥膏，請依照你在該部分所學的那樣製作，只要花幾毛錢便能療傷，（你若有正直善良的心）請不要看著你可憐的鄰居拖著受傷的四肢而不以此藥幫忙。

水蠟樹 （參見283頁）
Privet

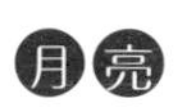

形貌 普通水蠟樹有許多細長的樹枝，長得很高，高度和寬度都很可觀，可以遮蔭，形成涼亭、小矮房，能修剪、塑造成諸如人、馬、鳥等種種形狀，只要在開始生長時就得到支撐，後來便能自己茁壯起來。長著狹長的綠葉，兩兩成對，在樹枝的末端簇生著一束束甜美的

白花，這些花將變成黑色小漿果，漿果中帶有紫色的汁液，有些種子扁平偏向一側，其中有孔或凹痕。

生長地 生長在英國諸多樹林中。

生長期 一般水蠟樹在六月和七月開花，漿果在八月和九月成熟。

藥性及主司星辰 由月亮主司。現今它已很少用在醫療中，比較常做為洗劑，用於清洗瘡和其開口，冷卻發炎，使身體流出組織液處能保持乾爽。

馬提歐利說，它也可以達到迪奧科里斯和蓋倫所認為柏樹（Cypress）或女貞（East Privet）具備的功效。他進一步表示，浸泡水蠟樹花朵所製成的油，置於陽光下曝曬後，對傷口發炎和頭痛是非常有用的。

從花朵中還可蒸餾出一種甜液，對所有需要冷卻和乾燥治療的疾病都是有益的，因此，無論是飲用還是外敷，均可治療腹部及胃腸下瀉、血痢和婦女月經問題。

可治所有口腔或其他部位大出血，以及在眼睛中的黏液蒸氣——尤其是與柏樹、女貞一起使用時。

草地女王 （參見283頁）

Queen Of The Meadows

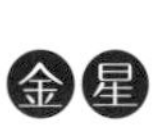

又稱做旋果蚊子草（Meadow Sweet）。

形貌 莖微紅，往上長到九十公分高，有時高達一百二十或一百五公分，在莖節處有羽翼狀大葉片，彼此間隔一定距離，由許多且稍寬的小葉如羽毛聚集組成，繁多的小葉子位於大葉中間的梗兩側，硬而粗糙凹凸，摺皺得像榆樹的葉子，也有一些較小的葉子（如龍牙草）在邊緣上有些深深的缺刻，葉面為暗沉綠色，葉背是灰色的，嗅聞與嚼食味道均強烈，有點像地榆，取一片葉子放入一杯波爾多深粉紅酒中，將增添特殊風味。在莖與枝的頂部，有許多白色小花簇生在一起，氣味比葉子香甜得多，從所生長處凋落後，會產生彎曲帶角的種子。根部偏木質，外層帶黑色，內層偏褐色，有大量的粗絲與較細的纖維，散發出濃郁的氣息，但沒有花和葉子那麼好聞，可以存活多年不枯死，每年春天重新發芽。

生長地 生長在潮溼草原上，大多溼淋淋的，或者長在靠近水流處。

生長期 整個夏季的六、七和八月，花開處處，種子不久就成熟了。

藥性及主司星辰 金星藥草。被用來抑制各種出血、吐瀉和婦女經血、白帶。據說能改善並消除四日熱的不適，使人心情愉快，人們會用其花朵或葉子來達到此功效。可以迅速治好腹絞痛。

在酒中煮沸，再加一點蜂蜜，趁熱喝，可打通腹部；而用紅酒煮後喝下，可以使腹瀉停止。

外敷可治腐蝕性或蛀空瘻管狀的長年潰瘍，療效備受好評，對於口腔或私祕部位長瘡也很有效。

正如特拉古斯所說，葉子生長完整後，敷在皮膚上，會快速治好起水泡之處。葉子泡過的水有助於治療眼睛發熱和發炎症狀。

榲桲 *The Quince Tree*

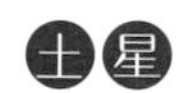

一般的榲桲樹通常會長得像一棵蘋果樹那樣高大，但稍矮一些而且彎曲，樹皮粗糙，枝幹伸展極遠。葉子有點像蘋果樹的葉子，但較厚也較寬，布滿葉脈，下側較白，邊緣完全沒有缺刻。花大而白，有時散布著紅暈斑點，之後的果實接近成熟時是黃色的，且被白色粗呢絨毛或棉質物覆蓋，生澀時看起來較厚，逐漸完熟時會變小，在一些地方經常聚集隆起，有些像蘋果，有些則像梨子，有濃郁香氣，不耐久放，果肉酸澀，並不好吃；但是燒烤、烘烤或醃製後會變得美味。

生長地與生長期 喜歡生長在池塘和水邊附近，在英國很常見；直到葉子長出後才開花。果實在九月或十月成熟。

藥性及主司星辰 土星支配著這種樹。比起加熱調理過的，鮮綠的榲桲更能醫治各種體液流失、腹痛腹瀉、嘔吐以及任何需要抑制的情況；但其汁液製成糖漿或蜜餞非常有幫助——雖然其中大部分的收斂性質都被火消除了。

如果加一點醋，能使人胃口大開；加入一些香料，可以舒緩並增強衰敗昏沉的心神，對於肝臟受壓迫，使其無法完善消化或調整膽汁和痰也有幫助。如果要滌清它們，請將蜂蜜加入而不是糖。

若要通便或治腹痛，可加大黃；排除痰液可加瀉根（Turbith）；治水質體液過多，可加旋花樹脂；若要收束效力更強，請使用未成熟的榲桲，配以玫瑰和金合歡（Acacia）、簇花草屬（Hypocistis）和一些烘烤過的大黃。

服用榲桲的生冷汁液被認為可預防致命毒藥危害；因為它已被證實確認，榲桲的氣味能消除所有白藜蘆（White Hellebore）的毒素威脅。如果需要收斂並冷卻，榲桲油或其他可能以榲桲製成的藥物皆可用來擦抹腹部或其附近；它同樣可以固強胃部和腹部，以及因體液掉落其上而鬆弛的肌腱，並抑制過量出汗。

取自種子的黏漿，用少量水煮過後，對於冷卻發熱和治療女性乳房疼痛很有用。同樣的黏漿加一點糖，對喉嚨刺痛、聲音嘶啞及舌頭的粗糙感很好用。

將榲桲的棉皮或絨毛煮過後敷在疫瘡上，可使其痊癒。

用蠟將其製成膏藥糊，可使禿頂生髮，若有毛髮脫落跡象，則可防止落髮。

蘿蔔
Raddish

火星

或稱辣根（Horse Raddish）。園子裡種植的蘿蔔大家都已熟悉，不需要多加描述。

形貌 蘿蔔的第一片葉子在冬天之前就長出來了，大約四十五公分長，邊緣切口很多，裂分成許多部分，深綠色，中肋粗大。經過一段時間後，其他隨後長出的葉子會更大，更粗糙，更寬也更長，起初完整沒有裂口，只是邊緣略微粗糙皺陷。長有花朵（但很少見）的莖稈很大，帶著小一些的葉子往上長，高到九十或一百二十公分，在頂部開展出許多發白花的細小分枝，每朵花有四片花瓣。之後產生小莢，類似薺菜，但裡面少見有種子。根部大而長，白色且凹凸不平，長出許多帶葉的頭，可能會分支增生，但不會在地下蔓生，也不會在地面上延伸，並且味道苦，濃郁而嗆辣。幾乎像芥末相同。

生長地 在某些地方可發現野生種，但主要種植在園中，性喜在潮溼陰暗的地方生長。

生長期 很少會開花，若有開花，大多是在七月左右。

藥性及主司星辰 都是火星植物。喝點蘿蔔汁對壞血病非常有效。飲用它並且敷在腹部，可以殺死兒童體內的蠕蟲。將根部搗碎之後放置在坐骨神經痛、關節痛或肝臟與脾臟硬腫的地方，對這些症狀都有幫助。在治療上述各種症狀時，其藥草和根部的蒸餾水常搭配少量的糖一起服用。

士紳們喜愛將種植在園中的蘿蔔做為生菜沙拉盡情吞吃，但它們卻會在胃中滋生劣質體液，使血液腐敗，然後就得盡快送醫了。蘿蔔是使這種美味佳餚損害食用者健康的原因之一；然而，對於那些有礫石、結石或滯尿困擾的人，如果身體夠強壯足以承受它，那麼它將會是他們的良藥。如果有必要，你可以將根部的汁液製成糖漿，用於上述用途，會使服用者大量排尿。

千里光 （參見284頁）
Ragwort

金星

又稱為聖詹姆斯草（St. James' Wort）。

形貌 一般常見大株的千里光有許多大而長的深綠色葉子躺在地上，葉子兩側有多處缺刻和撕裂痕；從葉子之間有時長起一根、但有時會有兩三根黑色或褐色莖，莖桿為四稜或表面有其他隆起，高九十或一百二十公分，有時分叉，分枝上長有與前述相同的葉子，在頂部相隔幾段距離，在該處又分出許多莖柄，上面長有黃色的花朵，由許多花瓣組成，形成邊欄或邊框的樣子，中間有暗黃色的花藥，會保留很長一段時間，但最後轉變為絨毛，並帶著小小的黑灰色種子，隨風而去。根由許多纖維構成，牢牢固定在土地裡，能存活很多年。

還有另一品種，與前者的不同之處在於它不是很高，葉子的邊緣沒有那麼多細密的缺刻，綠色也沒有那麼深，而是有些發白，觸感柔軟似羊毛，花朵顏色通常較淡。

生長地 都自然地生長在農場中，在許多地方的未耕地都有，經常可見兩者種在一個田地裡。

生長期 在六月和七月開花，種子在八月成熟。

藥性及主司星辰 千里光是金星植物，有清潔、消化和分解作用。

藥草的湯劑用來清洗口腔或咽喉裡的潰瘍或瘡效果很好，且對於腫脹、硬化或膿皰，可徹底清潔並治癒它們；也可治扁桃腺炎和麥角中毒。

它有助於抑制黏膜炎、稀薄黏液以及頭部體液流到眼睛、鼻子或肺部。

從過往經驗可知，這種植物的汁液對於醫治新傷口、清潔治療私密處及身體其他部位的長年腐臭潰瘍與體內傷口潰瘍，都具有獨特的功效；可使腐蝕和化膿的潰瘍及蛀空瘻管停止惡化，不讓它們擴散。

同樣值得推薦適用的症狀是在肌肉、神經和筋骨處的疼痛（如坐骨神經痛以及臀部、指關節骨疼痛），用藥草煎湯沖洗該部位，或用陳年豬油煮過搗碎的藥草，過濾後再加入一些乳香脂（Mastick）和乳香（Olibanum）粉末製成藥膏，拿來塗抹即可。在薩塞克斯郡，我們稱之為豬草。

響鈴草
Rattle Grass

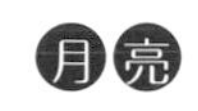

這裡我要講的是紫虱草（Red Rattle）和佛甲草（Yellow Rattle）這兩個品種。

形貌 常見的紫虱草有紅色、空心的莖，繁亂眾多，有時是綠色，從根部長出，大多躺在地面上，有些直立，在中肋兩側都有許多紅色或綠色的小葉子，葉子邊緣有細密缺刻。花立在莖和分枝頂部，為漂亮的紫紅色，像張開的小鉤子；之後產生的種子包在黑色小果莢中，在其中排列不緊密，搖晃時會嘎嘎作響。根由兩到三條發白的小鬚組成，上面有一些纖維。

一般的佛甲草很少出現超過一支大圓莖，從基底長起，大約四十五或六十公分高，上面只有很少的分枝，莖節處有兩片長而稍寬的葉子，葉緣有深缺刻，有如雞冠，愈靠近莖的部分愈寬，直到末端最細。花生長在莖的頂部，伴隨著短一些的葉子，與另一種的花一樣被罩起來，但顏色是淡黃色，有些顏色更淡，有些則是白色。種子在大果莢中，成熟後在裡面會鬆動，發出聲音，喀嘎作響。根小而纖細，每年枯萎。

生長地 通常生長在英國境內的草地和樹林中。

生長期 有時從仲夏一直到八月結束都會開花。

藥性及主司星辰 兩者都是月亮植物。紫虱草被認為能治好瘻管和蛀空的潰瘍，並抑制其中的體液分泌，以及女子經血過量或其他任何形式的出血，只要在紅酒中煮沸後喝下即可。

取佛甲草或雞冠花（Cock's Comb），將藥草和豆子一起煮，加一些蜂蜜，飲用或滴入眼中，對那些患有咳嗽或視力不佳的人有益。

整顆種子放到眼睛裡，可消除視線中任何皮膜、暗淡或翳影，不會造成任何痛苦不適。

匐枝芒柄花
Rest Harrow

火星

形貌 常見的匐枝芒柄花會長出許多四十五或九十公分高的粗糙木質樹枝，在莖節處無序地排列著葉子，小葉片偏圓形，有時在同一處長出不只兩三片，呈深綠色。在幼年期並不帶刺，但後來在許多部分都會長出防衛組織，有著短而尖的荊棘。花朵從細枝和分枝頂部出來，像豌豆的花朵或金雀花一樣型態完整，但較小較平，更挨近彼此，略帶紫色。之後是小豆莢，內含小而扁平的圓形種子。根的表面呈黑色，內部發白，非常粗糙，鮮綠時不易折斷，乾燥時像角一樣堅硬，向下深入地底，並以同樣的方式延展，如果將其留在地下，很容易再次生長。

生長地 生長在英國許多地方，在耕地和荒原都可見。

生長期 大約在七月初或中旬開花，種子在八月成熟。

藥性及主司星辰 在火星的支配下。可治療滯尿，打破並排出結石，根部表皮磨粉配酒服用能有效地發揮作用。

馬提歐利說，持續不斷地服用上述粉末三個月，可以治癒被稱為Herma Carnosa的肉瘤破裂疾病，此方法也曾治好過某些似乎不加以切除或焚燒便無法醫治的疾患。

與醋煮成湯可漱口，減輕牙齒痠痛，特別是黏質液引起的痠痛。上述湯劑對打通肝、脾等部位的阻塞非常有效。

取一・八公斤的根先切成小塊，然後浸入四・五公升的加那利葡萄酒中，對於上述所有目的以及清潔尿道都是非常有用的。

前述根部的粉末可與糖一起製成乾藥糖劑或錠劑，或者將新鮮根部的樹皮煮軟，然後和糖一起打成蜜餞，都能起到類似的作用。

根部的粉末撒在潰傷的邊緣，或與其他方便取得的藥物混合後外敷，可消除硬塊，使它們癒合情況更好。

芝麻菜 *Rocket*

火星

有鑑於種植在園中的芝麻菜較常做為料理蔬菜，而不是用做草藥，我應該省略它，僅談論常見的芝麻菜。其外貌描述如下。

形貌 普通的野生芝麻菜葉片較長較窄，兩側比人工種植的具有更多的鋸齒狀細長缺刻，呈暗沉綠色，從葉子之間長出許多六十到九十公分高的莖，有時上面長著類似的葉子，但愈往上葉子愈小，從中間分支出許多堅硬莖稈，上面長著紛繁的黃色花朵，像另一種一樣。每朵花有四片花瓣，之後形成小而長的莢，在其中產生帶紅色的小種子，比起人工種植的，其種子和葉子的味道更苦和更辣熱。

生長地 在英國許多地方都可見到野生的品種。

生長期 大約在六月或七月開花，種子在八月成熟。

藥性及主司星辰 禁止單獨使用野生芝麻菜，因為其刺激性可能經由蒸熏進入頭部，引起痛苦，同時也是為了減少對性情急躁易怒者的傷害，畢竟它極可能使其血液發燙。因為它們是由暴躁的火星支配，當祂遇到傻瓜，有時會變得失控難馴。

野生芝麻葉更強壯，更有效地提高了精子和雄性的品質，所有種子都比花園種的更有效。它也可以幫助消化，並且大大利尿。

種子可用於治療蛇、蠍子和鼩鼱咬傷，以及其他毒害，並驅除蠕蟲和其他在腹部繁殖的有害生物。

將藥草滾煮或燉熟，加一些糖，經常服用有助於治孩童咳嗽。

種子配飲料服用，可消除腋窩的不良氣味，增加泌乳，損耗脾臟。

種子與蜂蜜混合後用於臉部，可清潔皮膚上的瘢痕，再與醋一起使用，可消除面部或其他部位的雀斑和發紅。若搭配牛膽汁，則可以修復髒汙疤痕、烏青斑點以及天花痘疤。

山芥 *Winter Rocket*

（參見284頁）

形貌 有許多稍大的暗綠色葉子，裂分成許多部分，有點像芝麻菜或蕪菁的葉子，接近基底處較小，末端較寬。整個冬天都能存活（如果在秋天發芽，通常用來食用），從葉子中冒出許多小圓莖，布滿分枝，上面開著許多黃色小花，每朵有四瓣，之後是小豆莢，裡面有微紅的種子。根有些黏，每年在種子成熟後枯萎。

生長地 自然地生長在花園和田野、路旁等許多地方，特別是在格雷律師學院後面附近的農場。

生長期 五月開花，六月播種之後死亡。

藥性及主司星辰 利尿，可治淋病，排出礫石和結石。它對壞血病有益，過往經驗已證實是一種奇特的癒傷藥草，可以清潔體內傷口。

飲用其汁液或湯劑，或用來外敷，可洗滌髒汙的瘡和潰瘍，以其刺激性清潔它們，阻止或減輕死肉在其中滋長，並藉由其乾燥的特性使它們癒合。

玫瑰 *Roses*

木星

我完全不需要描述這些來煩讀者，因為栽種的玫瑰和野薔薇都是眾所周知的。因此將說明其優點如下；先從花園中種植的開始。

藥性及主司星辰 前人著作對玫瑰的討論紛紛擾擾，他們究竟吵什麼呢？我來補充說明吧，紅玫瑰為木星植物，大馬士革玫瑰受金星支配，白玫瑰屬於月亮，普羅旺斯玫瑰為太陽主司。白玫瑰和紅玫瑰有冷卻和乾燥性質，但在這兩種特性上一般都認為白玫瑰更勝紅玫瑰，不過很少用在任何內服的藥物。

新鮮玫瑰帶苦味，尤其是其汁液，可清除膽汁液和水質體液。但是被乾燥後，由於熱消耗了苦味，它們便具有黏合和固澀的特性；那些未完全乾燥的要比全乾的更能冷卻和黏合，而白玫瑰比紅玫瑰的效果好。

用酒製成的紅玫瑰湯劑，對頭痛與眼睛、耳朵、喉嚨和牙齦的疼痛非常有益。用來沐浴或浸泡臀部、下腹部和子宮也很好。相同湯劑若保留其中的玫瑰花，用於心臟部位會很有幫助，可以減輕其發炎症狀，也能治療麥角中毒和胃部疾病。

將乾燥後的玫瑰打成粉末，然後加入淬過鋼鐵的水或酒中，對於抑制女性經血有幫助。

玫瑰花中間的黃絲線（有時被誤認為是玫瑰種子）打成粉末後加入榲桲的蒸餾水中飲用，可抑制女性經血溢流，並有效地停止黏質液流至牙齦和牙齒，保護它們免於蛀蝕；如果在其中加入一些海蔥醋劑後用來漱口，清潔口腔之餘，還能將鬆動的牙齒固定好。

帶有種子的頭製成粉末或湯劑，可以抑制腹瀉和吐血。

紅玫瑰可以增強心臟、胃部和肝臟。能減輕熱因性疼痛，舒緩發炎症狀，幫助休息和睡眠，抑制女性白帶和經血，治療淋病或遺精與腹瀉。

它們的汁液可以淨化身體，清除膽汁和痰液。

玫瑰的果莢，連同它的鬚線和小殼都具有收束和冷卻的性質，它們之中任何一種的蒸餾水都可用以治療眼睛發熱發紅，能使眼睛的黏液乾掉並使流眼油的症狀停止。

許多產品的成分通常都含有紅玫瑰，這些製品各有不同良效，像是玫瑰乾藥糖劑與通常被稱為玫瑰糖的溼和乾蜜餞，以及玫瑰糖漿和玫瑰蜜。還有被稱為Diarrhoden Abbatis的強心藥粉與玫瑰香膏（Aromatica Rosarum）。玫瑰的蒸餾水、玫瑰醋、玫瑰軟膏、玫瑰精油以及乾燥玫瑰葉，都具有很大的用途和作用。若要一一為其大書特書，會使本書變得太厚重，每一項如果要完整說明清楚都足以自成一本書。

簡單來說，乾藥糖劑可排毒，取此劑二到三打蘭，單獨配合適的液體吞服，為體質較弱的人排毒也沒問題，但應視患者體力而定，最多可增加到六打蘭。它可以輕鬆清除膽汁，對於發燒、熱膽汁液引起的頭痛、眼睛發燙、黃疸以及熱性體液造成的關節疼痛也有好處。

溼蜜餞有很多用途，可既發揮收束力又溫和不傷身。在剛製好不久時，收束力強而較不溫和，存放了大約兩年之後，溫和性比收束力更強。將一些剛製好不久的新鮮蜜餞與密特里達提解毒劑混合在一起，用來醫治那些黏液蒸氣從大腦跑到鼻子及黏質液轉移到眼睛中而產生病痛困擾的人，會是藥方的好選擇。還可治腹瀉下痢；與乳香脂粉末混合使用，對淋病和體液渙散症狀非常有益。

存放較久的蜜餞可與玫瑰香膏混合使用，對抵禦昏厥、暈眩、體弱和心臟顫抖非常有益，可以增強心臟和無力的胃，助消化，去除反胃感，保持腸胃通暢，並且在傳染病流行時是一種預防感染的好藥劑。

乾蜜餞被稱為玫瑰糖，是一種很好的強心藥劑，可以增強心神，抑制體液不正常轉移。

乾燥紅玫瑰製成糖漿可增強易反胃的胃部，冷卻過熱的肝臟與患瘧熱的血液，舒緩心臟，預防腐敗和感染，並有助於停止腹瀉下痢。

玫瑰蜜常用於含漱液和潤膚露中，用於洗漱口腔、咽喉或其他部位的瘡，可清潔和治癒這些瘡，抑制體液落入傷口。它也用於灌腸中進行冷卻和清潔。

名為Diarrhoden Abbatis和玫瑰香膏的兩種強心藥粉，能撫慰並增強心臟和胃，促進食欲，幫助消化，抑制嘔吐，對腸子溼滑的人非常有好處，可以增強腸胃並去除溼氣，使其乾爽。

紅玫瑰水則是大家都知道的，對各種症狀都經常使用，且比大馬士革玫瑰水更好，它清涼、溫和，能消除疲勞，提振委靡愛睏的心神，不管是用於肉類或肉湯，還是拿來洗太陽穴，放到鼻子上嗅聞，或從鍋中聞到甜味的蒸氣，或倒入熱燙的火鏟中都有作用。用來洗眼睛和太陽穴也很有用，可治眼睛發紅和發炎，也能治劇疼和隱痛。玫瑰醋除了有相同功效，還可幫助睡眠和休息，如果有一些，加上玫瑰花水，可以用來嗅聞，或濡溼鼻子和太陽穴，但通常是先將一塊紅玫瑰糕（Red Rose Cake）弄溼後視需要切成適中薄片，在兩塊折疊的布之間加熱一下，把一些肉荳蔻打碎，然後與罌粟籽撒在靠近前額和太陽穴處，整夜都將薄片包紮其上。

玫瑰軟膏常用於頭部發熱和發炎，與酒瓶樹軟膏（Unguentum Populneum）混合使用，塗在額頭和太陽穴有助於休息。還可用於治療肝臟、背部和腎部發熱，冷卻並治癒臉部或其他部位的腫塊、丘疹和其他紅色面皰。

玫瑰精油不僅可單獨用來冷卻任何熱腫脹或發炎，將流到瘡口的體液收束止住，還能被用於製作具冷卻和黏合作用的軟膏和膏藥糊，並抑制體液流失。

乾燥的紅玫瑰葉子內服或外用，既冷卻又黏合，且藥性溫和，可以製成玫瑰香膏、Diarrhoden Abbatis與玫瑰糖（Saccharum Rosarum），它們的特性在前面說明過了。

玫瑰葉子和薄荷經過加熱後敷在胃部，抑制嘔吐反胃，使虛弱的胃部大大增強，也可熱罨在肝臟和心臟區域，可以使其清涼並受到調和，還能代替玫瑰糕（如前所述）使躁動的精神靜定，使人好好休息和安眠。

大馬士革玫瑰花的糖漿既可做為單方藥劑又可與蕈菇製成複合藥劑。這種單純的水溶性糖漿是大家熟悉、安全溫和且方便使用的藥物，服用三十到一百二十毫升不等，可以滌清膽汁；但是在這裡值得注意的是，這種糖漿的蒸餾水應該特別能收束腹部。和蕈菇一起製成的糖漿藥效更強，只需三十毫升就比其他糖漿更能打通身體，對痰液和膽汁一樣有效。複合糖漿在治療黑膽汁方面更有效，並治痲瘋病、瘙癢、皮疹等，以及梅毒。

玫瑰蜜是從與糖漿相同的浸泡液中製成的，因此在打通和排毒方面具有相同的效果，但比起膽汁液症狀的病人，更常用來治療黏質液症狀患者，並且較常用於灌腸而非口服，以糖製成的糖漿則是口服使用。

那些蜜漬或醃漬處理的玫瑰葉還可用來緩和地打通腹部。

單純的大馬士革玫瑰水主要用於蒸燻中使東西變甜，它的乾燥葉片可製成甜粉末，並做為甜點食用。儘管它們具有一定的排毒特性，不過卻很少被用於醫療用途。

野薔薇也很少用在醫療用途，但一般認為它有接近人工培植玫瑰的性質。野薔薇的果實被稱為薔薇果，完全成熟後加糖製成蜜餞，除了相當美味外，還可以溫和地收束腹部，並抑制體液從頭部流到胃，從而使腹部乾燥，並助消化。野薔薇果實的果肉乾燥濃縮至堅硬時——像甘草汁一樣，或者乾燥到可以磨粉製成飲料，能用來使女性的白帶分泌迅速停止。野薔薇球（Briar Ball）經常被製成粉末後服用，可打碎結石，利尿，舒緩並治療腹絞痛，有些人會將其燒烤過後再用於相同目的。在球的中間經常發現白色蠕蟲，這些蠕蟲被烘乾製成粉末後，許多人發現喝了它們可以殺死並驅除腹部的蠕蟲。

毛氈苔 *Rosa Solis*

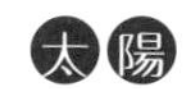

形貌 它有許多小而圓、帶有缺刻的葉子，略帶綠色，但布滿紅色的毛，使它們看起來像紅色，每片葉子都獨立站在自己的腳柄上，柄微紅，同樣有毛。即使在炎熱的日子，葉子仍保持溼潤，是的，陽光照在它們頭上曬得愈熱，它們愈溼，具有產生黏絲的溼滑特性，因此小毛上始終飽含水分。從這些葉子之間長出細長的莖，也帶紅色，高三或四根手指長，頂著許多一個疊一個的白色球形突出物，這是它的花朵。然後在這些球中會有小種子。根是幾根小毛。

生長地 通常在沼澤和潮溼的地方生長，有時生長在潮溼的樹林中。

生長期 在六月開花，那時候最適合採集其葉子。

藥性及主司星辰 太陽植物，在巨蟹座之下。毛氈苔被認為對那些有鹽質黏液蒸騰至肺部、可能造成肺癆的人很好，因此加在酒中蒸餾出的蒸餾液——這種水呈現漂亮的黃色——適合飲用，對身體有益相同的蒸餾液被認為對其他肺部疾病也有療效，例如肺結核、氣喘、呼吸急促或咳嗽，還可以治好發生在肺部的潰瘍；具安撫心緒和鎮定昏迷的心神。將其葉子塗抹在皮膚上會引起水泡，這使一些人認為內服攝取也是危險的，但還有其他事物也會引起水泡，而內服卻沒什麼危險。

它經常與威士忌、香料製成一種飲料，而且沒有任何危險性，反而有使人心情舒暢平穩的良好效果。

迷迭香 *Rosemary*

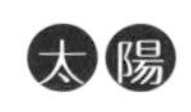

種植在園子裡的迷迭香大家並不陌生，無須描述。

生長期 我們周遭的都在四月和五月開花，有時在八月再次開花。

藥性及主司星辰 太陽對其有支配力，並且屬於公羊座之下。如今，無論是為了治病還是出於一般民生用途，它都是極重要的藥草。它的醫療特性（回到本書當前的任務）經常用於各種體內體外疾患，因為它溫暖又撫慰的熱性有助於治療包括頭部、胃、肝臟和腹部在內的所有寒疾。

酒煮的湯劑可治療寒性黏液蒸氣跑至眼睛，以及其他各種頭部和大腦的寒疾，例如頭暈目眩、精神及感官方面的委靡或呆滯，像愚蠢、癱瘓軟爛或言語不清、嗜睡和癲癇，只要飲用並且用來洗太陽穴就可見效。若是牙齦和牙齒因黏液落在其上——而非因腐爛——感到疼痛，且發生惡臭或口氣不佳，此藥方可有所助益。

它可治記憶力減弱，並使感官敏銳。

其水煎劑或粉末搭配酒服用，對於胃部所有受寒不適症皆有舒緩效果，且有助於食物的吸收與消化。這是針對胃腸和脾臟脹氣的一種療法，可以有效地將脹氣排除。

它藉由打通阻塞，來幫助那些肝臟腫脹的人。

在它開花期間，每天早上空腹時，持續將花朵與麵包、鹽一起攝取，可治視線模糊，使之清晰。

迪奧科里斯和蓋倫都說，如果將其入水煎煮成湯，黃疸病患者服用後立即運動鍛煉身體，肯定可以治癒。

花朵及其製成的蜜餞在舒緩心臟和驅除瘟疫傳染方面特別有用。

在房屋和室內燃燒此草，可調整其中的空氣品質。

如果每天都服用其花朵和樹葉，對於有白帶困擾的女性是非常有益的。

乾燥的葉子切絲，裝在煙斗中像煙草一樣來抽，可將引起疾病的稀薄黏液加熱乾燥，幫助那些咳嗽、有肺癆或肺結核的人。葉子也常用於沐浴，或者製成軟膏或油，用以治療關節或筋骨受寒麻木會有很好的效果。

從葉子和花朵中提取的精萃油，對於上述所有疾病都有絕佳療效，用兩三滴抹太陽穴和鼻孔，可解決前述所有頭部和腦部疾病；還可視情況需要，施用一兩滴或三滴，來醫治體內不適，但是須謹慎進行，因為它作用非常快速且帶來刺痛，因此一次只能少量使用。

也可通過日曬製成另一種油，其方法如下：花取多少皆可，將它們放到堅固的玻璃杯中，密封，用細亞麻布蓋住杯口，然後將其倒轉向下放進另一厚實玻璃杯，置於陽光下，會產生一種油蒸餾出來滴到下面的玻璃杯中。這是珍貴的藥品，可收集起來治療多種身體內外的病症，做為香脂用來治療上述疾病的效果好，可使視線清晰，消除帶走皮膚上的斑點、痕跡和疤痕。

大黃 *Rhubarb*

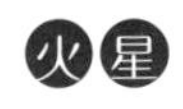

儘管這個名字可能來自異國，但它卻生長在英格蘭周遭，是花園中經常可見的植物。徹底研究過它的藥性後，

你便會了解，這絕不亞於中國傳來的藥品，在古時，它被使用的頻繁程度就如那中國藥品一樣，那藥品之名也將為此藥草美名所掩蓋。

形貌 當冬季方休，它從地下初冒出來時有一顆很大的褐色圓頭，從根部的中間或側面長出，接著它打開自己，長出一片接一片繁雜葉子，摺皺很多或者一開始就折疊在一起，呈棕褐色；但後來葉子會展開，變得光滑，非常大而且幾乎是圓形的，每片都長在一支拇指粗的棕褐色莖柄上，當長到飽滿時，多數長度有六十公分以上——尤其是生長在潮溼或肥沃的土地上時，而葉子中的梗從基底到葉子處也有六十公分長，有一側邊緣到另一側最寬也有六十公分，為暗沉深綠色，吃起來微酸微辣，比人栽種的或野生的酢漿草都好吃。從它們之間往上長出一些粗壯的莖稈，但並非每年都有，不像巴天酸模（Patience）或人工栽培的酸模那麼高，長有和下面的一樣的圓形葉子，但是往頂部去的每個莖節的葉子都很小，混在花朵之間。花是白色的，散開成許多分枝，每朵由五到六瓣組成，和中間的白絲線很難辨別，看起來像全都是線，然後產生褐色的三稜種子，類似酸模種子，但更大，因此它可能會被草率地誤認為酸模。根部會逐漸愈長愈大，展開許多紛雜的枝條，外表偏深褐色或紅色，下面是淡黃色的皮包覆著內部物質或者根，將此皮削掉，露出來的根顏色鮮嫩活潑，帶著有色筋脈；即使是從海外進口最上等的大黃也不比它好，它的根部若能小心烘乾（在英國，它必須以柔和小火烘，因為這裡的太陽不夠烈，且每一塊都不能相互接觸），幾乎能保持其顏色與新鮮時一樣，經常使用它們的人都認同並推薦將其做為藥用。

生長地與生長期 生長在園子裡，大約在六月初和中期開花，七月種子成熟。

藥性及主司星辰 根部乾燥後要在來年存放一整年的話，就不能在莖和葉完全變紅並枯死之前就挖出——這意味著要等到十月中下旬才行。如果比葉子發芽生長早一點，或在葉子長出時取出，其根部就不會有那麼好的顏色。

我之所以將大黃放在同類屬性藥草第一個介紹，是因為它的藥性最佳。接下來我為你描述名為巴天酸模或僧侶大黃的植物；其次介紹大株的圓葉酸模——或稱雜種大黃，此二者彼此相互取代完全沒問題，它們的優點沒有什麼不同，只不過其中之一比另一種的效用更強些。最後，將說明這三種植物的醫藥優點。

巴天酸模
Garden Patience

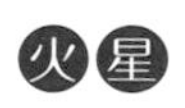

又被稱為僧侶大黃（Monk`s Rhubarb）。

形貌 這是一種以大黃為名的酸模，具有一定的淨化特性，長有高大的莖稈，並長有一些寬闊而長、綠得很漂亮的葉子，一點都沒有缺刻。莖的頂部分出許多小枝，有紅色或紫色的花朵和形如三面椎狀的種子，就像其他酸模一樣。根部長，又大又黃，像野生酸模一樣，但稍紅，稍微乾燥後，與另一種要介紹的植物乾燥時相比，變色的紋理較少。

大株的圓葉酸模 火星
Great Round Leaved Dock

又被稱為馬雜種大黃（Bastard Rhubarb）。

形貌 從根部長出許多大而圓、淡黃綠色的葉子，邊緣略有波浪狀，每片都站在相當粗而長的褐色腳柄上，從葉子之間長出一根相當大的莖，高約六十公分，上面生長著一些高高的葉子，與巴天酸模相似，但較小；在頂端有許多呈長穗狀的棕褐色小花，之後變成堅硬光亮、三面椎狀的棕色種子，就像前面描述的巴天酸模一樣。根長得比較大，上面有許多分支或粗纖維，外面是黃色的，有些蒼白。內部呈黃色，如先前描述的大黃，有一些變色的紋理，但比它少得多——尤其是乾燥時。

生長地與生長期 它們也可以在花園中生長，而且開花、播種的時間與真正的大黃相同或接近，也就是在六月開花，七月種子成熟。

藥性及主司星辰 這些有益於健康的藥草都歸火星掌管。你會為了災厄不幸譴責火星，而上帝卻是為你好才創造火星（火星只對傻瓜發怒）。這樣的指責不是針對火星，而等於直接針對上帝，這是多麼褻瀆之事。

僧侶大黃

取乾燥的僧侶大黃根部一打蘭，與一小撮生薑製成粉末，然後將它們加入一整份溫暖的肉湯中，空腹食用，可安全地將膽汁和痰液向下排除。相反地，其種子會收束腹部，並有助於抑制各種腹瀉或血痢。

其蒸餾水非常有益於治療疥癬，還能治潰爛的瘡，減輕發炎。

葉子或根部的汁液，或者將葉子或根部用醋煮湯，是治療疥癬和膿瘡最有效的療法。

雜種大黃

雜種大黃有僧侶大黃的所有特性，但對體內和體外疾病都更為有效。不加醋的湯劑滴進耳朵，可消除疼痛，用來漱口則除牙痛，服用可治癒黃疸。

服用其種子，能減輕胃部的翻騰絞痛，並治療噁心厭食。

其根部有助於改善指甲凹凸不平的情況，在葡萄酒中煮過的湯可治常被稱為國王之惡的喉嚨腫脹症狀，以及耳朵內核的腫脹。

它對於有結石困擾的人有幫助，可利尿，並治療視線暗淡。
這種植物的根部可用於疏通和清瀉，與其他的藥物搭配，也可打通肝臟，清潔並冷卻血液。

英國大黃

所謂的英國大黃其性質與前者相同，但更為有效，還具有真的義大利大黃（Italian Rhubarb）的特性，只不過其排毒淨化力僅是義大利大黃的一半，因此使用時須採雙倍的量。它同樣沒有苦味和固澀效果；在其他方面，它的效用幾乎相等，功效如下：它清除身體的膽汁和痰液，無論是將其製成粉末然後在白葡萄酒中飲用，或將其整晚浸泡在酒中空腹時服用，或混入其他排毒劑中，視情況方便而定，可清潔胃部、肝臟和血液，打通阻塞，有助於解決這些部位因阻塞產生的不適症，如黃疸、水腫、脾臟腫大、間日熱和每日瘧，以及體側刺痛，而且還抑制嘔吐。
其粉末與溶解的桂皮、洗過的威尼斯松脂一起服用，可清潔並增強腎部，對根除淋病非常有效。
它也可用於治療頭部疼痛和腫脹，適合有憂鬱困擾的人，並有助於醫治坐骨神經痛、痛風和痙攣。
大黃粉末與少量的木乃伊粉和茜草根浸入一些紅酒中，可溶解體內（由於跌落或瘀傷而發生）的血液凝塊，可治體內和體外脹裂和破損部位。上述材料在油中滾煮過後用來塗抹，也有同樣的效果。浸泡過濾後，可用於治療眼睛或眼瞼部位的潰瘍；還能緩解腫脹和發炎；與蜂蜜一起在酒中煮沸後使用，可以清除患部出現的所有藍色斑點或痕跡。乳清或白葡萄酒用來浸泡英國大黃最為適合，所得的浸泡劑能打通阻塞，在淨化胃和肝臟方面更有效。許多人會加一點印度甘松（Indian Spikenard）做為其最佳調理配方。

唐松草 （參見283頁）
Meadow Rue

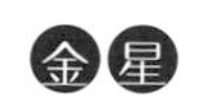

形貌 唐松草的根部呈黃色的絲狀根，在土地中大量散布，朝周圍吐發新芽，有許多嫩綠的莖，六十公分高，整枝莖披毛，到處都有莖節，上段和下段都有許多大葉子，再分成較小的葉子，在它們的前半部有切口或凹痕，上側為帶紅的綠色，葉背為淺綠色。
靠近莖的頂部吐芽長出許多短枝，每個分枝上立著兩、三個或四個小頭或圓鈕物，這些小頭的表皮會破裂，射出一束淺綠色的黃絲，待這些絲線逐漸脫落之後，該處會出現三角的小莢，裡面有長而圓的小種子。整株植物有股難聞的強烈氣味。

生長地 生長於許多地方，在溝渠和潮溼的草地邊。

生長期 大約在七月或八月初開花。

藥性及主司星辰 由金星主司。迪奧科里斯說，這種藥草搗碎後用來塗抹，可以完美地治好舊瘡，藥草和花朵的蒸餾水也能起到類似作用。

有些人用它混和其他料理食蔬，使之溶於其中，可打通身體。

根部洗淨後，用麥芽酒煮沸飲用，比葉子更能促進排便，而且非常溫和。

根在水中煮沸，趁熱沖洗受毒蟲和蝨子困擾最嚴重的身體部位，可徹底殺死它們。正如卡梅拉流士所說，在義大利，此藥草有益於醫治瘟疫，在薩克森（Saxony）則拿來治黃疸病。

芸香 *Garden-Rue*

太陽

芸香眾所周知，另一名字——賜福草（Herb Of Grace）也是大家熟悉的，因此我不需要再寫任何描述，只向你說明其優點如下。

藥性及主司星辰 太陽植物，在獅子座下。

加入料理中食用或飲用會刺激排尿，使婦女排出經血。

種子放入酒中服用，是對付所有危險藥物或致命毒藥的解方。

單吃葉子，或與無花果、核桃一起服用，據稱是密特里達提對付疫毒的解藥，可使一切有毒的東西變得無害。常加入肉類和飲料中服用，會減輕性欲。和一些乾燥蒔蘿的花與葉煮湯，可減輕各種疼痛不適，可內服，亦可熱敷於患部。

飲用此湯劑也可治療胸部和兩側的疼痛、咳嗽或呼吸困難、肺部發炎，而塗抹或敷於患部，則可治坐骨神經痛和關節疼痛；在瘧熱發作前之前先喝一口，可抑制其震顫。

將芸香浸泡在油中或放入油中煮過，在患部和其周圍部分塗上油，可以治脹氣痛、子宮硬化和脹氣，並使婦女免於絞痛或悶窒。

將它與少量蜂蜜在酒中煮到剩一半液體量後飲用，可殺死並驅除腹部的蠕蟲。

外敷可以治療痛風或關節、手腳與膝蓋的疼痛。

搭配無花果用來沐浴，可以治療水腫。

搗碎後放入鼻孔中，可以止住流鼻血。

如果和一些桃金孃葉一起搗碎，混和蠟後用來塗抹，能去除丘疹和面皰。如果和胡椒、硝石一起加入酒中煮，拿來摩擦患部，可以除瘢塊，也能去除各種疣，搭配杏仁和蜂蜜有助於治療乾癬、皮疹或輪癬。其汁液混合石榴果殼或果皮中加熱，然後滴入耳朵，有助於緩解疼痛。

它和茴香的汁，加少許蜂蜜及公雞膽汁，可治療視力昏暗。

由其汁液加上玫瑰油、鉛粉和少許醋製成的藥膏，塗抹後可以治好麥角中毒、頭部各種化膿的瘡、鼻子或其他部位的腐臭潰瘍。

密特里達提每天早上進食前會先服用一種解毒藥，好保護自己免於毒素或感染侵害，其作法如下：取二十片芸香葉、少許鹽、幾顆核桃和一些無花果，一起搗碎成一團，加入二十顆杜松子漿果，這是每天指定使用的量。

另有一種乾藥糖劑作法如下：

取相同分量的硝石、胡椒和孜然籽；摘下乾淨的芸香葉子，其量與前三者一樣重；將它們一起打勻，然後加入蜂蜜，蜂蜜的量必須足以製成藥糖劑（但你必須先將孜然籽浸泡在醋中二十四小時，然後將其乾燥，或者用熱火鏟或烤箱烘烤過）。若脹氣或運動後岔氣造成胸部、胃部、脾臟，腹部或體側疼痛不適，或有阻塞引起肝臟問題，滯尿造成腎部和膀胱疼痛，這便是專治此類症的藥方，並有助於減少使身體肥胖的脂肪。

不值一提的小人們在密特里達提或梅特里達提（奧古斯丁修會會士這樣念他的名字）死後是多麼過分地侮蔑他啊！這些自己得不到好名聲的傢伙，也吝於給人任何讚譽，這位本都王國著名的君王藉著以毒攻毒來保衛自己身體（他驅逐了鬼王別西卜旁的眾鬼）。腦袋不清楚的傢伙不知道，若是身體適應了寒性毒素，哪還有毒能傷他呢？相反地，若非如此，光是衰敗腐蝕就能終結人的性命了。當今世人都該感念他在醫學上的研究成果，每天早晨都遵照那張以其為名的處方，只服用一顆榛果的量，就能好好地保持身體健康——前提是他了解芸香是太陽草本且在獅子座之下，能依照適合的時間採集它並收集其餘配方。

治疝草 （參見284頁）

Rupture Wort

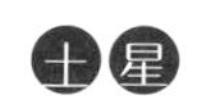

形貌 此植物在地面上散布著許多細線狀的枝條，長約一掌距，再分成許多較小的部分，上面充滿了密密麻麻的小莖節，莖節處長出兩片非常細小的淺黃色葉子，以及綠色分枝，在分枝又長出一些極小的淡黃色花朵，很難從莖和葉辨別出這些花來，花後來會轉變成細如塵土的種子。根長而小，向下深入地底。一開始既聞不出氣息，也沒有味道，但是後來有一點澀味，沒有任何明顯的熱性，還有些酸苦。

生長地 大多生長在乾燥、多沙礫和岩石的地方。

生長期 整個夏天都是新鮮綠色。

藥性及主司星辰 有人說土星會引起疝氣，若真是如此，祂的治癒力顯然更強。如果你需要一些智慧，祂會教導你——儘管你得付出代價。這種藥草是土星藥草，是治性器官疾病的良藥。治疝草之名其來有自：因為從實際經驗發現，如果不是久病根深的話，每天配酒服用一打蘭乾燥的藥草粉末，或者煮成湯連續喝幾天， 不僅可治愈兒童疝氣，且對年長一點的人也有效。以相同方式服用其嫩綠藥草的汁液或蒸餾水，可治男性或女性各種體液流失；採取上述任何一種方式對嘔吐和淋病也可奏效。

它也對那些患有淋病或腎部、膀胱有結石、礫石困擾的人有療效。同樣可治體側刺痛，減輕胃部或腹部的疼痛、肝臟阻塞，並治療黃疸。

它也能殺死兒童體內的蠕蟲。

外用時，它使傷口凝固黏合的效果顯著，並有助於抑制黏液從頭部流淌到眼睛、鼻子和牙齒，只要將青綠色藥草搗碎並束縛在其上；或者可用乾燥藥草的水煎劑洗浴額頭、太陽穴或頸背。

它還會除去瘻狀潰瘍或其他任何骯髒和擴散性潰瘍的水分。

燈心草 Rushes

火星

雖然燈心草的種類繁多，在這裡我只著重在那些最著名、最常用於醫療的。像香蒲及其他柔軟而光滑的品種，幾乎在英國各地都普遍生長，並且廣為人知，因此僅簡要地講一下其優點：

藥性及主司星辰 軟燈心草的種子（如迪奧科里斯和蓋倫所說，普林尼則說要事先烤過）放在酒和水中喝，可停止下痢和婦女月經流出太多；不過會導致頭痛，同樣會使人想睡，必須謹慎用藥。

根部在水中煮沸至水量消耗掉三分之一後，服用可治咳嗽。

由此，你看到便利帶來了不便，而利益很少不伴隨著某些弊端。我之所以書寫關於燈心草的說明，是為了回答我同胞們的問題：「我們的燈心草是沒有任何好處的嗎？」是的，服用了好壞參半，但最好還是別去動它。沒有它們，還是有足夠的其他藥草來治療任何疾病，因此，正如諺語所言，「勿焦急煩心，否則，最終所獲就如同吃了藥草燈心。」

黑麥 Rye

金星

這在英國各郡縣中都廣為人知，尤其是經常以之為食的鄉下人最熟悉，如果我真的再描述它，他們會說我大可省省力氣。其優點如下：

藥性及主司星辰 黑麥的消解能力比小麥更強。其麵包及酵母可使膿皰、水泡與其他腫脹成熟並破裂。

黑麥磨粉放在雙層布之間，加一點醋弄溼，放在燒炭的溫熱鍋上，在錫製的盤中加熱，趁熱快速包縛在頭部，可大大減輕頭部的持續疼痛。

馬提歐利說，將黑麥秸稈的灰燼倒入水中，浸泡一日一夜，用來洗手或腳的切割傷或皸裂處都能治癒。

番紅花 Saffron

（參見284頁）

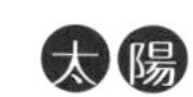

無須多加描述，大家都十分熟知番紅花的生長方式。

生長地 經常生長在埃塞克斯郡的瓦爾登和劍橋郡。

藥性及主司星辰 是太陽草本，在獅子座下，因此，可想而知它能使心臟強大。給藥一次不可開予十粒以上，因為做為光之泉源的太陽可能使人目眩而導致失明，溫和藥劑過量服用只會傷害心臟，而不是對它有益。太陽宮位雖位於獅子座，但會在白羊座上升，故此藥草可使大腦思緒敏銳。

它有助於治療肺結核和呼吸困難。

在治療流行病方面效果極好，例如瘟疫、天花和痲疹等。

它是一種著名的排毒藥，是治療黃疸的常見療方。

我的看法是（但我無法引述任何作者為援），秋水仙制劑（Hermodactyl）只不過是乾燥的番紅花根部。我的理由是，所有番紅花（Crocus）的根，無論白色和黃色，都像秋水仙制劑一樣可清除痰，而且，若你想試著烘乾番紅花的根，會發現其外觀與味道都和秋水仙制劑無法區分。

鼠尾草 Sage

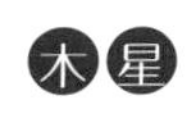

尋常園子裡的植物，無須描述。

生長期 大約在七月開花。

藥性及主司星辰 木星植物，讓我告訴你，它對肝臟有好處，且滋補血液。

迪奧科里斯說，用鼠尾草的葉子和樹枝製成的水煎劑可利尿，使婦女排經血，幫助排除死胎，並使頭髮烏黑。

鼠尾草可以抑制傷口出血，並清除髒汙的潰瘍。

空腹服用三匙鼠尾草汁加少量蜂蜜，可迅速使肺結核患者停止嘔吐咳血。

其藥丸更受推薦稱讚。取甘松、生薑各兩打蘭，以火烘烤過的鼠尾草種子八打蘭，長胡椒（Long Pepper）十二打蘭；所有材料打成粉末，在其中加入大量的鼠尾草汁，直到它們能揉製成藥丸，每天早晨空腹服用一打蘭，晚上同樣如此，吞服後喝一點純水。馬提歐利說，此藥對於風寒和黏質體液引起的各種頭痛非常有益。

對於所有的關節疼痛——無論是體表可見的還是體內的，都可緩解不適，因此可治癲癇、嗜睡、精神上的遲緩沉重、痲痺；而且用於各種從頭部溼黏液逸流症狀以及胸腔或胸部疾病的治療中都非常有用。

鼠尾草和蕁麻的葉子一起搗碎，敷在耳朵後方隆起的膿皰上，確實能得到很大的緩解。

鼠尾草汁配溫水服用，可以治聲音沙啞和咳嗽。

葉子浸泡在酒中後放在麻痺的部位，並且喝水煎劑會很有幫助。

鼠尾草和苦艾一起服用也可治血痢。

普林尼說，它可促使婦女排經血，阻止它們過快流下來，治療毒蛇咬傷，殺死在耳朵和生瘡部位繁殖的蠕蟲。

鼠尾草對於記憶力很有幫助，可使感官溫和且敏銳。花製成的蜜餞可用於相同目的，也可治療所有先前提到的疾病。

鼠尾草汁和醋一起喝，在瘟疫流行時期一直是很有用的。

同樣地，也可以用鼠尾草、迷迭香、忍冬（Honey Suckle）和車前草製成含漱劑，將材料倒入酒或水中煮，加一些蜂蜜或蔥，用來洗淨口腔和咽喉的痛瘡、潰瘍或男性女性的私密部位。

鼠尾草與其他熱性的舒緩藥草一起煮沸，在夏季可以用來沐浴身體和腿部，特別能溫暖受寒、發生麻痺和抽筋的關節或筋骨，可以舒緩並增強肢體。

特別推薦用它治療脹氣引起的體側發疼如岔氣刺痛，只要將酒煮的湯劑熱罨到不舒服的部位，並且把煮過後的藥草熱敷在該處。

鼠尾苦草
Wood Sage

形貌 鼠尾苦草往會上長出四稜的莖稈，至少六十公分高，每個莖節處有兩片葉子，與其他品種的鼠尾草葉子有點像，但是較小較白，更柔軟且更偏圓形，葉緣有些缺刻，聞起來有點濃烈。

在莖稈和樹枝的頂部立著花朵，像細長的穗狀花序，風吹時全部朝向同一方向轉動，顏色淡淡發白，比鼠尾草小，但像它們一樣有遮罩而張開。

種子微黑，圓形，通常有四顆一起在同一莢中。根長而細，其上有許多纖維，並且為多年生。

生長地 生長在樹林裡或和樹木旁。以及許多田地和邊徑上。

生長期 在六、七、八月開花。

藥性及主司星辰 金星藥草。鼠尾苦草的湯劑會促進排尿和女性的月經；它還可以逼出汗水、消解體液，分解掉筋肉中的腫脹和節瘤，因此被認為對梅毒能產生療效。

對那些可能因摔傷、挫傷、毆傷而發生體內血管破裂的人而言，服用其嫩綠藥草與酒製成的湯是一種安全可靠的治療方法，可使凝結的血塊消散排出，並鞏固血管。

內服的藥劑和外用的藥草對體內或體外破裂都有好處，被證實對麻痺癱瘓確定有療效。

藥草的汁液或其乾燥粉末對腿部和其他部位的溼性潰瘍和瘡病有益，可以使它們乾燥，並因此更快癒合。在任何情況下對新傷口同樣有效。

萎蕤（參見285頁）Solomon's Seal

（參見285頁）

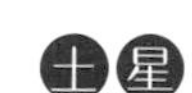

形貌 尋常的萎蕤會長出四十五公分的圓莖，彎向地面，單瓣葉一片疊一片，稍大，與鈴蘭（Lily Convally）的葉子類似，翠綠底色上有些微藍色的眼形葉子，其中有一些葉肋，葉背較偏黃色。在每片葉子的基部，幾乎從莖的底部到頂部都出現了小而長、白色、空心的鐘形花朵，有點像鈴蘭，但末端是五個尖點，大多兩朵挨在一起，長在一支長的腳柄末端，有時只有一朵，有時也有分開兩支柄的，葉子基底處的花朵完全沒有任何香氣，站在莖柄的頂部。花落後，該處出現圓形小漿果，起初較大，然後變成黑綠色，成熟時趨於藍色，其中有小而白、堅硬如石的種子。根部有手指或拇指粗，在某些部位呈白色且打結，形狀像扁圓形圖章——它的名字由此而來，躺在土地淺層裡，不向下生長，但帶有很多纖維。

生長地 在英國許多地方很常見，例如，距坎特伯雷兩英里的樹林中、魚池丘、阿爾德伯里牧區裡灌木叢生的院子、克拉德登附近、距索爾茲伯里三・二公里處；還有楷風森林、切森山、肯特郡的紐英頓和希廷伯恩之間，以及在埃塞克斯和其他縣的許多地方。

生長期 大約在五月開花；每年根鬚重新生長並發芽。

藥性及主司星辰 土星植物，因為土星對骨骼特別好。經驗證實，萎蕤的根可用於傷口和體外的瘡，可以治癒新傷口，使之閉合，抑制年長者體液流失，使之乾燥。無論是嘔吐或身體哪裡出血，無論是男性或女性的體液外流，其抑制效果都特別好。

任何由於脆弱而經常脫臼或者在固定後很快又移位的關節，只要把根搗碎外敷，就可修復接合；同樣也能接合身體任何部位的骨折。是的，這些療法是根據經驗發現的，將根放進酒中煮，或者將搗碎的根莖放入酒或其他飲料中浸泡一整夜，用力擠榨過濾後喝下，不管是人或牲畜的骨頭遭受破壞，對他們都有幫助，這是英國各郡縣的人們最可靠的良藥。

也可治脹裂和疝氣，可使用酒煮過的湯劑，或將萎蕤粉末混入肉湯或飲料，內服並外敷到患部。對於體內或體外的瘀傷、摔傷或毆傷，也可以使用這種方法，既可以消除血液凝塊，又能除去疼痛及受傷後留下的烏青痕跡。將上述方法（或使用整株植物的蒸餾液）用於臉部或皮膚的其他部位，可為其清潔，去除斑點、雀斑、瘢塊或痕跡，使該部位容光煥發，白皙而美麗。因此，義大利貴婦經常使用它。

海蓬子 （參見284頁）
Samphire

木星

形貌 岩海蓬子（Rock Samphire）長有四十五公分或最多六十公分高的嫩綠莖稈，幾乎從最底部就開始有分枝，長著雜亂且幾乎是圓形（有時會較長）的深綠色葉子，有時兩片一起長在一枝柄上，有時更多，汁液很多且有種熾熱辛辣而美味的味道。在莖稈和分枝頂部有幾束白色繖狀花序，之後產生大顆種子，與茴香的種子有點像，但較大。根大又長，白色，多年生，同樣具有熾熱辛辣的味道。

生長地 生長在微微潤溼但不會被海水淹沒的岩石上。

生長期 約在七月底和八月的時候開花並且播種。

藥性及主司星辰 木星藥草，人們不像過去那樣常使用它，相當可惜。幾乎每個人都知道，消化不良和阻塞是虛弱體質產生大多數疾病的成因，兩者都可以通過更頻繁地施用這種藥草來補救。如果人們在食物中添加一些海蓬子來調味，因此得到的滋補可能不下於其風味。

它是一種安全的藥草，對味蕾和胃部都很舒服，有助於消化，並在某種程度上打通肝臟和脾臟的阻塞；利尿，因此有助於沖洗掉腎臟或膀胱中產生的礫石和結石。

變豆菜 （參見284頁）
Sanicle

金星

形貌 一般的變豆菜長出許多大而圓的葉子，站在長長的棕褐色莖上，每個葉子都有很深的切口或裂分成五到六個部分，其中有一些也切分得很像龍爪茅（Crow's Foot）的葉子，且葉緣有細密鋸齒，表面光滑，顏色深得發亮，邊緣略帶紅色；從其間出現綠色小圓莖，在其上沒有任何莖節或葉子。在頂部分枝長出花朵，在長花的這節有一片裂分成三或四個部分的葉子，花朵小而白，其中冒出黃綠色圓形小頭，許多成簇站在一起，之後會有種子長於其中，為圓形小芒刺，有點像豬殃殃的葉子，也同樣會沾黏上它們碰觸到的東西。根部是由許多偏黑色的絲線或纖維組成，一起長在一小顆長形的頭上，整個冬天都長著綠葉而不會枯死。

生長地 在許多陰暗的森林和英國其他地方都可以找到它。

生長期 六月的時候開花，種子很快就成熟了。

藥性及主司星辰 這是金星的藥草之一，用

於治療火星對人體造成的傷口或小毛病。它可以迅速治癒新傷口，或使體內任何潰瘍癒合，也治膿皰病或內出血，以及身體任何部位的腫瘤；其湯劑或粉末加飲料服用，並搭配其汁液外敷，可使體液消散。當疾病落到肺部或喉嚨上時，它能像其他藥草一樣給予人或動物如此迅速的幫助。葉子和根部用水煮成的湯劑加一點蜂蜜，用以漱口或沐浴，可以治好口腔、喉嚨和私處的腐爛惡性潰瘍。

它有助於抑制婦女月經，以及其他不管是經由口腔、尿液還是糞便排出的出血。可止下痢。在酒或水中煮沸後飲用，可治腎臟潰瘍、腸子疼痛、淋病。同樣的藥方內服外敷兼施，對任何脹裂或疝氣也有效。

簡而言之，它在收束、遏制、鞏固、加熱、乾燥和癒合方面的效果不輸康復力、匍匐筋骨草、夏枯草或任何其他外傷藥草。

薩拉森癒傷草 （參見284頁）

Saracen's Woundwort

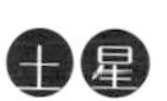

形貌 這種植物有時會長出棕褐色的莖，有些時候則呈綠色，生長到一個人的高度，有狹窄的綠色葉子，葉緣有小咬痕，就像桃樹或柳葉的葉子，但不是淡綠色。莖稈頂端有許多黃色的星狀花，立在綠色的頭中，花落後，種子成熟，種子稍長，小而且呈褐色，被包裹在絨毛中，隨風而去。根由許多纖維聚集在一棵頭上組成，儘管莖稈在冬季會變乾而且沒有葉子，但根部並不會枯死。根部嚐起來的味道濃郁而令人不快。氣味也一樣。

生長地 生長在溼氣重和潮溼的地面上、樹林邊，有時在陰暗樹林的潮溼處，以及水邊。

生長期 七月開花，種子很快就成熟，隨風飄走。

藥性及主司星辰 土星藥草，和土星一樣，它有一種沉鬱的特質。這種療傷藥草比其他同性質的藥草更受德國人歡迎。在酒中煮沸後飲用，有益肝臟健康，避免膽汁阻塞；應在黃疸和水腫剛發生時就用它治療。

對於腎部、口腔或咽喉等各種內側潰瘍以及體內傷口和瘀傷皆可用，同樣適用於男女私處生瘡。

先浸泡在酒中，然後蒸餾，飲用此蒸餾液來緩解胃部絞痛、身體其他疼痛，以及子宮疼痛，效果很好。

在水中煮沸，可治持續發作的瘧熱。

上述蒸餾液，或單純該藥草蒸餾所得的藥水、藥草汁液或所煮的湯劑，對於治療新傷口、老瘡或長年潰瘍，都非常有效，能清除腐爛處並迅速治癒。

簡而言之，關於匍匐筋骨草或變豆菜所有的療效，在此植物中也可找到。

水蒜芥 水星
Sauce Alone

又稱蔥芥（Jack By The Hedge Side）。

形貌 下半部的葉子比接近莖頂部生長的葉子更圓，且每片單獨長在一稍圓而寬的莖節上，末端尖，葉緣也有缺刻，有點類似於蕁麻葉，但具有較鮮翠的綠色，不粗糙，不帶刺。花是白色的，在莖的頂部一個疊一個地生長，花落後隨之而來的是圓形小豆莢，其中含有略帶黑色的種子。多根鬚，每年播種後會枯萎，並重新從自撒的種籽中長出。這種植物整株或部分搗碎後，聞起來有大蒜的氣味，但更好聞，味道有些熱辣且刺激，幾乎就像芝麻菜。

生長地 在牆下和樹籬旁生長，也生長在許多地方的田野中。

生長期 六、七、八月開花。

藥性及主司星辰 水星藥草。許多鄉下人將它做為鹹魚的調味料食用，有助於消化由此產生的體液失調和其他腐敗體液。它也使胃變暖，並助消化。

加蜂蜜煮沸的汁液在治療咳嗽方面被認為與籬芥一樣好，可以中斷並咳出難除的黏痰。

將種子搗碎後在酒中滾煮，趁熱飲用，是治療脹氣絞痛或結石的特效藥；還可以給子宮不舒服的婦女喝，並將種子撒在布上熱敷，可收奇效。

葉子或種子煮熟也很適合用於灌腸，以減輕結石疼痛。

嫩綠的葉子被認為用於治療腿部潰瘍很有效果。

冬香薄荷&夏香薄荷 水星
Winter & Summer Savoury

此兩種植物皆為人熟識（為菜園中常見作物），故無須描述。

藥性及主司星辰 水星支配這種藥草，治療腸子絞痛沒有比這種藥草更好的了。如果你愛惜自己，想要身心舒適，那麼請將它乾燥後存放備用；讓它保持乾燥，製成果醬和糖漿以備使用，並且要注意，用夏香薄荷最好。

兩種都是乾燥熱性藥草，尤其是夏香薄荷，味道又刺激又嗆辣，可以驅除腸胃脹氣，快速治療脹氣導致的子宮上移。會刺激排尿和婦女月經，非常建議讓孕婦內服並經常嗅聞。可治療胸部和肺部積痰，並有助於輕鬆排出痰。

將其汁液放入鼻孔嗅聞，可提振嗜睡症的沉悶心神。若是大腦中滲流出來之稀薄寒性體液所導致的視線昏暗，將汁液滴入眼睛可獲改善。

與玫瑰精油一起加熱後，取其汁液滴到耳朵中，可以減輕耳朵中的噪音、耳鳴和耳背。

和小麥粉製成藥膏使用，加熱溫暖患

部，可以緩解坐骨神經痛和筋骨痲痺，並減輕痛苦。它也能消除蜜蜂、黃蜂等生物叮刺造成的疼痛。

沙皮檜
Savine

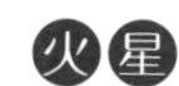

描繪這樣一種眾所周知的植物是不必要的，幾乎就種植在每個花園中，且經冬常綠。

藥性及主司星辰 在火星的支配下，熱性和乾燥性屬於第三級，且成分極度潔淨，具有非常好的消化特性。如果將植物乾燥後製成粉末，然後與蜂蜜混合，是清除長年髒腐潰瘍和瘻管的絕佳方法；但會阻礙它們癒合。打破癰腫和疫瘡的效果也非常好。

塗在患部上有助於醫治國王之惡。

抹在一塊皮革上之後敷在肚臍上，可殺死腹部的蠕蟲，治療疥癬、瘙癢、化膿的瘡、潰瘍、皮疹和輪癬。

外敷也可能快速治好性病的瘡疹。

我認為有一點該好好說明，雖然它外用很安全，但是內服會有明顯的危害。

白虎耳草 （參見284頁） 月亮
The Common White Saxifrage

形貌 這種植物有幾個帶紅色、小核狀的根，覆有表皮，位於許多細小的黑色纖維之間，從這裡長出許多圓形、淡綠或黃綠色的葉子，葉子下側為灰色，躺在地面上，葉子邊緣有不均勻缺刻，帶有一些毛，每片長在一支小柄上。從葉子之中往上長出圓形綠色莖稈，帶點棕褐色，有毛，高六十到九十公分，長有一些葉子，就像長在下面的圓葉，但是較小，在頂部有點分枝，上面開出相當大的白色花朵，每朵有五片瓣，中間有一些黃色的線，站在有兜狀瓣的棕綠色長長花萼中。花謝後，有時會出現一個圓形的硬頭，頂端開叉，裡面含有小小的黑色種子，但掉落之後沒有任何種子，而是由被稱為種子的根部小核或穀粒來擔負播種的任務。

生長地 生長在英國許多地方，在最低窪處，或者在高處有沙石草地的乾燥角落都可見。曾經生長在格雷律師學院背面附近。

生長期 在五月開花，然後就可以採集，要將被稱為種子的小核狀的根一起收集起來蒸餾，因為天氣一熱，它很快就會枯死掉落。

藥性及主司星辰 用於清潔腎部和膀胱，並溶解其中產生的結石，並透過排尿將其和礫石排出，是非常有效的。

可治淋病，最常採用的方式是以白酒將其藥草或根煮成湯劑，或者將被稱為種子的部分磨成粉末，搭配白酒或白酒製成的湯劑服用。

整株藥草、根和花的蒸餾液是最常被服用的。

能刺激女性排出經血，釋放和清除胃部和肺部濃稠而難除的痰液。沒有什麼藥物比它更能破除結石了。

虎耳草茴芹 （參見288頁）

Burnet Saxifrage

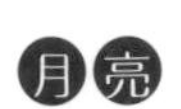

形貌 英國的大株虎耳草茴芹長著許多長莖，帶有羽翼狀葉子，兩兩彼此相對，稍寬，略尖且葉緣有缺刻，呈暗沉綠色。莖的頂端有幾束白色繖狀花序，之後產生黑色小種子。根長而發白，多年生。

小株虎耳草茴芹的葉子比前者要細得多，而且非常小，彼此對生，葉緣有明顯參差鋸齒，顏色與前者相同。繖形花序是白色的，種子很小，根部也很小，味道又熱辣又嗆。

生長地 它們生長在溼潤草地上，在草叢中仔細找的話便可見到，它們常常隱藏在草中幾乎難以分辨。

生長期 大約在七月開花，而種子在八月成熟。

藥性及主司星辰 它們都是月亮藥草。像辣椒一樣熱；特拉古斯說，根據他的經驗，它們相當有益健康。它們具有與歐芹相同的特性，但就利尿、治療疼痛、脹氣痛和腹絞痛方面更加有效，可將其根部或種子製成粉末或湯劑，或者還有其他方式。

它同樣有助於緩解子宮脹氣痛，幫助經血順暢，使腎臟的結石破裂並排出，消解胃中寒冷、黏稠難除的痰，是針對各種生物毒液的特殊療法。

將海狸香（Castoreum）在其蒸餾液中滾煮後，特別適合那些患有抽筋和抽搐的人服用。

有些人會將種子製成蜜餞（就像處理藏茴香種子一樣），這對上述所有目的都是有效的。

藥草的汁液滴入頭部最嚴重的傷口，可使其水分乾燥並迅速癒合。

一些婦女使用其蒸餾液去除皮膚或臉上的雀斑或斑點，也會為了治上述症狀喝加糖的蒸餾液。

三種山蘿蔔 （參見284頁）

Scabious, Three Sorts

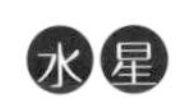

形貌

山蘿蔔

田中常見的山蘿蔔長出許多毛茸茸、柔軟、微白的綠色葉子，其中一些的葉緣處很少有鋸齒狀，而有些則有很多缺刻，且在邊上有撕裂痕；葉子之中有絲線，在斷裂時可清楚看到。從葉子之間長出九十到一百二十公分高的多毛綠色莖，莖上面長著類似前述的多毛綠葉，但葉子有更深、更細的裂痕，分枝出去一些。在莖的頂部裸露沒有葉子，留出一完整空間，站著一圓束的淡藍色花朵，聚成一顆花束頭，最外面的花比裡面的大，花朵中間也有很多線。花束的頂部略平坦，且帶有種子的花束頭也一樣；根部大，潔白而厚實，深入地底下生長，可以生存多年。

歐洲山蘿蔔（Field Scabious）

與前者無甚差別，唯一區別是其各部分均較為細小。

西洋山蘿蔔（Corn Scabious）

與第一種沒什麼不同，但是各部位都更大，花朵更偏紫色，根部在大地下蔓生展開，而非像第一種那樣深入地下。

生長地 第一類通常生長在草地上，尤其是在倫敦附近各地。第二種生長在倫敦周遭的一些乾燥平野區，但沒有前者那麼繁茂。第三種長在玉米田或休耕地中，以及此類田地的邊界上。

生長期 在六、七月開花，開花持續到八月下旬，而且在此期間種子成熟。

山蘿蔔還有許多其他種類，我在這裡描述的僅是我們都最熟悉的，這些和其餘種類的優點非常相似，請見以下說明。

藥性及主司星辰 水星植物。山蘿蔔對於各種咳嗽、呼吸急促及其他所有胸部、肺部疾病都非常有效，能促熟並消解冷痰與其他難除體液，藉由咳嗽與吐沫將它們排除。

將嫩綠或乾燥的藥草加酒煮成湯，連續服用一段時間，能使各種體內潰瘍與膿皰成熟，且治療胸膜炎。

早晨空腹時服用一百二十克的山蘿蔔澄清汁液，搭配一打蘭的密特里達提解毒劑或威尼斯解毒膏，可以使心臟免受瘟疫感染，服用後病患要臥床流汗兩小時，如果有需要的話，可一次又一次地重複此步驟。

某些人發現，其嫩綠藥草搗碎用於任何癰脹或鼠疫瘡，可在三小時內溶化並分解它。

湯劑也可以飲用，有助於緩解體側的岔氣疼痛。

根部煮湯後連續服用四十天，或混和乳清一次服用一小撮粉末（如馬提歐利所說），能幫助因擴散性疥瘡、皮疹、輪癬而困擾的人，即使是梅毒引起的也有效，這是從他的行醫經驗所得知。

喝其汁液或水煎劑也有助於治療疥瘡和瘙癢發作等。汁液也可製成軟膏使用，對於相同的目的是有效的，同樣有乾燥、清潔和癒合效用，可治所有體內傷口。而且，由其汁液和糖製成的糖漿對於上述所有病症都非常有效，在適當的季節採集藥草和花朵製成的蒸餾水也很有效——非用力扯斷取得的嫩綠藥草效用特別好。

藥草和根部的湯劑外用，對身體任何部位的各種硬塊或涼冷腫脹都有很好的幫助，對筋骨或血管蜷縮有效，並且可治新傷口、舊瘡和潰瘍。

山蘿蔔的汁液與硼砂和海蓬子的粉末混和，用來清潔臉部或身體其他部位的皮膚，不僅能清除雀斑和丘疹，還可以除瘢塊和痲瘋疹。

用山蘿蔔湯配合溫水洗頭，可洗去頭垢、頭皮屑、瘡、瘙癢等。

搗碎藥草後外敷，能在短時間內鬆開身體，吸出任何碎片、斷骨、箭鏃或其他卡在肌肉中的類似異物。

辣根菜&荷蘭辣根菜 木 星

Scurvygrass & Dutch Scurvygrass （參見284頁）

形貌（辣根菜） 普通的英國辣根菜有許多厚而扁平的葉子，偏長而非寬，有時更狹長。有時邊緣很平滑，有時帶點波浪狀；有時平坦光滑而尾尖，呈暗沉綠色，有時又帶點藍色，每片葉獨自站在長長的腳柄上，柄偏褐色或綠色。在葉子之間長出許多細長的莖，上面的葉子幾乎完全不像其他那些，大部分更長且更小，莖的頂部長出許多偏白色的花朵，其中間有黃色絲線，圍著一顆綠色的頭站立，這顆頭之後會轉變為種子的容器，成熟時變得有點扁平，內含微紅的種子，種子微辣。根為許多白色的鬚線，深深地紮在泥土中，本性好鑽泥地，但它也能在較高的山地和乾燥土地上生長得很好——即使在那兒也會帶一點鹹鹹的味道，但不如它生長在吸取鹽水之地時那樣濃郁。

形貌（荷蘭辣根菜） 還有另一品種叫做荷蘭辣根菜，這是最多人知道的，而且經常種植在菜園中，它的根部生出鮮綠色、幾乎是圓形的葉子，不像前者那麼厚，但在一些肥沃的土地中能長得非常大，甚至是其他種的兩倍大，葉緣無缺口，立在長長的腳柄上。

從葉子中往上長出細長的莖，比前者高，頂部有更多的白花，這些花會變成小莢，棕褐色的種子則比較小。根白色，小而帶鬚。味道根本不鹹；有熱辣味道，香氣頗重。

生長期 在四、五月時開花，之後很快地播種。

生長地 英國辣根菜遍及泰晤士河兩岸，在埃塞克斯和肯特郡的河岸，從伍爾維奇沿海一帶直到多佛、樸茨茅斯，甚至到布里斯托爾，這些地方都可見大量的辣根菜。

長著圓形葉子的荷蘭辣根菜生長在荷蘭、林肯郡的沼澤地，以及林肯郡臨海的其他地方。

藥性及主司星辰 木星的藥草。英國的辣根菜更常因為它帶有的鹽分鹹味而被人們使用，帶有一些暢通和清潔的效用，但是荷蘭辣根菜的藥效更好（如果能取得的話）。

主要用於治療壞血病患者，對清血、潔淨肝臟和脾臟有奇特的效果，可在春季時每天早晨空腹喝一杯。煎藥湯有助於相同的目的，且能打通阻塞，從肝臟和脾臟中排出溼冷黏痰體液，使身體顯得更加活潑有生氣。

以其汁液漱口可治口腔中的所有的瘡和潰瘍。而外敷使用，可清除皮膚上的斑點、痕跡或疤痕。

夏枯草 （參見284頁）

Self Heal

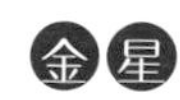

形貌 一般常見的夏枯草也被稱為鐵色草、棒槌草，是一種矮小的匍匐藥草，具有許多偏圓形而尾尖的小葉子，類似野生薄荷葉，深綠色，邊緣無缺刻；從葉子中往上長到不到三十公分高、帶毛的四稜莖稈，有時蔓延出分枝，上面長有小葉子，一直到頂部，在那裡站著帶有褐色尖刺的小頭，上面有像鱗片和花一樣的小瓣，幾乎就像頭狀薰衣草（Cassidony）的頭，花有開口，呈帶點藍的紫色，或者是更淡的藍色，在有些地方有甜味，在其他地方則無。根由許多向下長的纖維組成，並且開展出增生的細絲。細小的莖稈有葉子蔓生在地面上，以發芽的纖維抓入土地，因而在短時間內就能長成很大一簇。

生長地 生長在各地森林與田野中。

生長期 五月時開花，有時會提早到四月開花。

藥性及主司星辰 夏枯草另一種金星藥草，當你受傷時，藉著它你就可以治好自己；這是一種適用於體內體外傷口的特殊藥草。

製成糖漿內服可治內傷；製成油膏與膏藥糊外用，可治外傷。

夏枯草外貌就像匍匐筋骨草一樣，在性質與療效方面也是如此，無論是內服還是外用，所有匍匐筋骨草適用的症狀也都可施用夏枯草來治療，對體內任何部位的傷口、潰瘍，或者瘀傷或摔傷與諸如此類的傷害皆有效。

如果能將夏枯草與匍匐筋骨草、變豆菜和其他類似的癒傷藥草一起使用，將其用來沖洗或注射到患部的潰瘍中效果將更為顯著。

如果有必要抑制體液流向任何瘡、潰瘍、發炎處、腫脹或類似情況的部位，或者須抑制血液流入任何傷口或部位中，以免引起刺激發熱，使用它也有些效果；還可以清潔傷口汙垢，使之更快癒合。對各種新傷口，它都是一種特效藥，可以使其開口密合，並避免任何其他副作用。

夏枯草的汁液與玫瑰油一起使用，可用來塗抹太陽穴以及前額，對於消除頭痛非常有效，將其與玫瑰蜜混合，可清洗並治療口腔、咽喉以及私密部位中的所有潰瘍。

德國人、法國人和一些其他國家人的諺語在此得到了證明：「有了夏枯草和變豆菜，他們既不需要醫師也不必勞駕大夫，就能夠自救了。」

花楸樹 *The Service Tree*

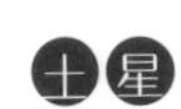

無人不知，不需要過多描述。

生長期 在五月底之前開花，果實在十月成熟。

藥性及主司星辰 為土星植物。當花楸樹完全成熟時，很適合內服以抑制上吐下瀉，但效力不及枸杞。如果在熟成之前將其乾燥並保存一整年，則可將其煮湯用於上述目的，飲用或用來沐浴有需要的部位都行。

以湯劑塗在前額和頸項上，也有利於使傷口、嘴巴或鼻子流血停止。

薺菜 （參見284頁） *Shepherd's Purse*

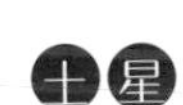

被稱為護生草、地米菜等。

形貌 根很小，白色，每年死亡。葉子小而長，呈淺綠色，兩側有深切痕，從葉子之間長出一小而圓的莖，上面還長有小葉子，直到頂端。花是白色的，很小。花謝後產生容納著種子的小小果莢，種子是扁平的，幾乎呈心形。

生長地 很常見，每條路邊幾乎都有。

生長期 整個夏季都開花；有些結出非常多果實，以致於一年能開花兩次。

藥性及主司星辰 它在土星的支配下，如土星一般，具有寒冷、乾燥和收束的性質。它有助於治療所有體內或體外傷口引起的出血；腹瀉、血痢、吐血和血尿也可治療，能使女性月經停止。

綁在手腕和腳掌上，有助於治黃疸。

將這種藥草製成膏藥，對發炎症狀和麥角中毒有幫助。是治療所有傷口的好藥膏——尤其是頭部的傷口。

將其汁液滴入耳朵，可緩解疼痛、雜音和耳鳴。

野芹菜 （參見285頁） *Smallage*

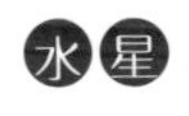

也是尋常可辨的植物，不再描述。

生長地 在大自然中生長在乾燥與沼澤地，但是如果將其播種在花園中，會長得非常繁盛。

生長期 冬季都保持綠色，八月時播種。

藥性及主司星辰 水星藥草。野芹比歐芹更熱更乾燥，且具有更多藥用價值，它更能打通肝臟和脾臟阻塞，調和濃稠的痰液，並淨化黏質液和血液。它會刺激排尿和女性經血，如果服用其汁液，對黃疸、三日熱和四日熱特別有益，但製成糖漿更有效。

將汁液混入玫瑰蜜和大麥水中，用來漱口，對於口腔和喉嚨有瘡和潰瘍的人有益，並能迅速治癒它們。如果用來洗其他部位，也可清洗並治好其他的癰瘡和潰瘍。

種子尤其常用於打破和排除脹氣，可殺死蠕蟲並治療口臭。

根部對於上述所有目的都是有效的，而且其作用比藥草強，特別是打通阻塞，並消除任何瘧熱。可將其汁液或湯劑混入酒中服用。

藥性及主司星辰 金星植物。許多居住鄉下的人會搗碎石鹼草的葉子，將其放在割傷的手指、手臂或腿上，可治癒它們。有些人誇口說此藥草利尿，因而能刺激大量排尿，將腎部或腎臟中的碎石和結石排出，並認為它對於清空水腫的積水很有好處。他們同樣稱讚它能完全治好梅毒，評價比洋菝葜（Sarsaparilla）、癒創木（Guaiacum）或菝葜（China）都還要高。其真實性有多少，留待別人來評判。

石鹼草
Sopewort

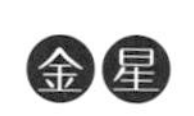

形貌 根在地下有很多節，在地底下四處蔓生，外部棕色，內部淡黃色，往各個方向長出脆弱的圓形莖，每莖節各有兩片葉子對生，中肋像車前草，而且外形類似田間常見的剪秋羅一樣，莖稈兩側幾乎沒有岔出枝條，但頂部開滿花，像野生剪秋羅一樣，站在長花萼中，由五瓣組成，每片末端為圓形，中間凹陷，帶玫瑰紅，偏白，有時較深，有時更蒼白；有明顯的氣味。

生長地 生長在英國許多低矮潮溼的地方，如溪流的兩側。

生長期 通常在七月時開花，在花謝之前，花期會持續至整個八月和九月的一部分。

酢漿草 （參見285頁）
Sorrel

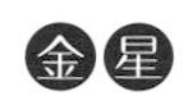

一般的酢漿草在園中可見，也生長在田野間，大家都知曉，無須描述。

藥性及主司星辰 金星植物。酢漿草常用在所有熱病中，以冷卻瘟疫性或膽汁性瘧熱疾病引起的血液發燙或發炎症狀，可治熱因性暈厥，並恢復因瘧熱熾烈發作而過度耗弱的精神。

可緩解口渴，並在胃部虛弱或萎縮時引起食欲。

它可治血液腐敗，殺死蠕蟲，並且對心臟很溫和，且種子能更有效地發揮作用，乾燥與收束效力更強，可以之止住女性熱經血，或者使出血與腹瀉中的體液流失停止。根也可以製成湯劑或粉劑用於所有上述目的。

根部、種子以及草葉對於蠍子毒液都具有強大的抵禦能力。

根的湯劑有助於治黃疸，並清除腎部或腎臟中的礫石和結石。

花朵與酒製成的湯劑有助於改善黑黃疸症狀，治療身體和腸子的內部潰瘍。

用延胡索和酢漿草汁液製成的糖漿，對於消除那些引起瘙癢的刺激性體液很有幫助。它的汁液加一點醋，用以外敷，對於相同症狀有效，且對皮疹、輪癬等也有益。

它也有助於分解喉嚨中的結核。以其汁液漱口，可治嘴裡的瘡。

將葉子包裹在一片海甘藍葉中，放在餘燼中烤，然後將其塗在硬腫的膿皰、疙瘩、燙傷或鼠疫瘡上，可使其成熟破裂。藥草的蒸餾水用於上述所有目的也很好。

三葉酢漿草 （參見285頁）

Wood Sorrel

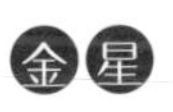

形貌 生長在地面上，從根長出許多由三片組成的葉子，像三葉草形，但末端寬闊，中間有凹痕，呈淡黃綠色，每葉都長在獨立的長腳柄上，剛開始時與莖稈緊緊地折疊在一起，但隨後張開，具有不錯的酸味，產生的汁液在澄清後會變紅，可製成最清澈的糖漿。在這些葉子之間往上長出許多纖細柔弱的基柄，每支上面都有一朵花，在大多數地區，它是由五片小花瓣組成，星狀，白色，在某些花朵上，僅在背面有少量藍色痕跡。花謝後產生小圓頭，裡面有淡黃色的種子。根只是黏附在一小長片末端的細鬚；全都是淡黃色的。

生長地 生長在許多地方，在樹林和樹林外側，在那裡潮溼又有陰影遮蓋，較少長在其他陽光照射之處。

生長期 四月與五月開花。

藥性及主司星辰 金星植物。此種酢漿草具備了其他酢漿草擁有的所有功效，且在阻止血液腐敗、抑制口腔和身體潰瘍、止渴、增強虛弱的胃、促進食欲、止住嘔吐等方面更有效。在治療任何傳染性疾病或瘟熱方面也非常出色。對治上述的所有症狀時，其汁液製成的糖漿也都有效，藥草的蒸餾水也有效。

以海綿或亞麻布在其汁液中浸溼，塗抹於任何熱腫脹或發炎處，可起到冷卻作用，會有所幫助。

取同樣的新鮮汁液漱口後吐出，對口中的發臭癰瘡或潰瘍很有幫助。

用於治癒傷口或為體內戳刺傷與疥瘡止血特別有益。

苦菜 （參見285頁）

Sow Thistle

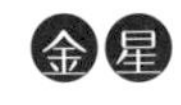

苦菜大家都知曉，無須描述。

生長地 生長在菜園和修整過的土地上，有時在舊牆、田埂小徑和道路旁。

藥性及主司星辰 和前者一樣在金星的影響下。苦菜能冷卻，並具有一定的結合力，非常適合冷卻胃熱，減輕其疼痛。

在酒中煮沸的苦菜對於抑制胃部消融非常有幫助。

折斷莖稈時從中流出的乳汁可以飲用，對呼吸短促且有氣喘的人有益。

普林尼說，這藥草可使礫石和結石在尿液中排空，食之有助於治口臭。

葉子和莖煮湯會增加乳母的泌乳量，而受照顧的孩子們膚色也會變好。

其汁液或蒸餾水對所有熱性發炎、叮咬紅腫、皮膚起疹的爆發或發燙、痔瘡的瘙癢都有好處。

將汁液加入石榴皮與少許苦杏仁油中煮沸或充分加熱，然後滴入耳中，是耳聾、耳鳴等的有效療法。取三勺汁液，加白葡萄酒加熱，再倒入一些酒，飲用可使處於產痛中的婦女分娩輕鬆又快速，產後隨即能自行起身走路。

對於女性來說，用它來洗臉是非常好的，可清潔皮膚，使皮膚有光澤。

青蒿
Southern Wood

水星

眾所周知的栽培植物，無須描述。

生長期 大部分在七月及八月開花。

藥性及主司星辰 外觀華麗的水星植物，值得多珍惜重視。迪奧科里斯說，將種子搗碎後用溫水加熱並飲用，可以治療臟器脹裂、筋骨抽筋、坐骨神經痛、滯尿，並促進婦女排經血。

與酒一同服用是解毒藥，是對付所有致命毒素的抗毒劑，可驅趕蛇和其他有毒生物。藥草燃燒的氣味一樣有此效果。

製成精油在瘧熱發作之前就塗在脊椎骨上，可將之消除。

如果將其與一小塊烤榲桲混和在一起，並與少量麵包屑一起煮沸，用來外敷，可消除眼睛發炎。

加大麥粉煮沸後，可消除臉上或身體其他部位出現的粉刺、腫塊或丘疹。

種子和乾燥藥草通常被用來殺死兒童體內的蠕蟲。

搗碎的藥草用來外敷，有助於吸出筋肉中的碎片和棘刺。

燒成灰可用來使沒有發炎的長年潰瘍變乾並痊癒，不過其刺激性會造成劇痛；也可治男人或女人陰部的潰瘍。灰燼與拌生菜沙拉用的陳年橄欖油混合在一起，可以幫助那些掉髮和禿頂的人，使頭髮或鬍鬚再次生長。

達蘭特斯（Daranters）說，將青蒿製成的油放在用於治療梅毒的藥膏中，是非常有效的，且同樣可以殺死蝨子。

據說藥草的蒸餾水對於飽受結石困擾的人很有幫助，還可以用來治療脾臟和子宮疾病。

德國人稱讚它為療傷的特效藥草，因此稱其為Stabwort（意為創傷草）。古代和現代學者都指出它不像苦艾那樣會對胃造成不適。

甘松 （參見285頁）
Spignel

金星

形貌 常見的甘松根部在土地裡分布得既廣且深，許多根鬚或枝條從一個頭開始生長出，該頭頂上有毛，外面是黑褐色，裡面是白色，很好聞，馨香美味，從那裡長出許多長長的莖稈，其上有細如髮絲的葉子，比蒔蘿要小，莖稈兩側長得很濃密，散發著良好的香氣。在這些葉子之間長出堅硬的莖稈，上面有一些莖節和葉子，在頂端有純白色花朵的繖形花序；在花邊緣有時會看到帶紅色或偏藍色的痕跡——特別是在完全盛開之前。然後產生略偏圓形的小種子，比普通的茴香大，棕色，分為兩部分，像大多數繖狀花科的種子一樣，在背面結了硬皮。

生長地 生長在英國蘭開夏郡、約克郡以及其他北部郡縣的野外，也常種植在花園中。

藥性及主司星辰 金星藥草。蓋倫說，甘松的根部可用來刺激排尿和婦女月經，但如果服用過多會引起頭痛。

根在酒或水中煮沸並飲用，可治淋病、滯尿、脹氣、胃部腫脹疼痛、子宮疼痛以及各種關節痛。

如果將根磨粉與蜂蜜混合，做為舔拭藥劑，可分解頑強難除的硬痰，並使流至肺部的黏液乾掉。

根被認為對任何有毒生物的叮刺或咬傷都非常有效。

鐵角鳳尾草
Spleenwort

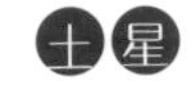

又稱藥蕨（Ceterach），或水扒椆（Heart`S Tongue）。

形貌 光滑的鐵角鳳尾草從黑色、濃密而多鬚的根部生長出來，有許多長的單柄羽狀葉，兩側內切成圓形凹痕，幾乎裂到中間，不像多足蕨那麼硬，每個裂片並非總是倆倆相對，各片間有切口，平滑，上側為鮮綠色，葉背為暗黃色，在初發芽長出時為向內捲摺狀。

生長地 在布里斯托爾及其他西部地區附近長得相當茂密，在石牆以及潮溼陰暗的地方大量生長。也可見於弗拉姆靈厄姆城堡、伯克郡的貝肯斯菲教堂、肯特郡的斯特勞德以及其他地區，整個冬天都保持綠色。

藥性及主司星辰 土星植物。常用於治療脾臟疾病；它可治淋病，耗損膀胱中的結石，並且對黃疸和呃逆打嗝有好處。但女性服用這種汁液會阻礙受孕。

馬提歐利說，如果取一打蘭葉子背面的微粒與半打蘭琥珀粉末混合，並與馬齒莧汁或車前草汁一起服用，則可以迅速治療淋病。藥草和根部煮熟後服用有助於所有憂鬱疾病，尤其是那些源自梅毒的症狀。

卡梅拉流士說，飲用蒸餾水對治療腎部和膀胱結石非常有效；由灰燼製成的鹼液連續喝一段時間，對於脾氣暴躁的人有幫助。出於相同的目的，它也被用於外敷。

星薊 *Star Thistle*

火星

形貌 常見的星薊在靠近地面處有許多窄葉，葉子邊緣有很深的缺刻，分成許多裂片，柔軟或者略帶細毛，整片綠色，從其中往上長出許多細莖，分出許多分枝，全部躺到地面上，看起來像是個漂亮的灌木叢。枝條上一直到接近頂端都布滿了許多像是上述一樣有裂片的葉子，在頂端有淡淡青白色的頭各自獨立站著，上面鑲著鋒利的白刺（植物的其他部分都沒有刺），有些偏黃；從這些頭中間升起花朵，由許多紅紫色絲線組成。花謝之後，在頭之中產生白色的圓形小種子，像其他品種一樣躺下。根很小，長且為木質，每年都枯萎，播種後又長出來。

生長地 在倫敦附近許多地方的野外生長，在麥爾安德綠地和其他許多地方也是如此。

生長期 花開得早，在七月、有時是八月播種。

藥性及主司星辰 和所有的薊一樣，也是火星植物。將這種星薊的種子製成粉末，然後加入酒中喝，會利尿，並有助於將結石擊碎排出。

根部磨粉，搭配酒服用，對治瘧熱和瘟疫有益。在早上空腹喝此酒，持續一段時間，對於身體任何部位的瘻管症狀的治療都是非常有利的。

巴普蒂斯塔・薩爾達斯（Baptista Sardas）非常推薦飲用其蒸餾液來治梅毒，打通肝臟阻塞，清除血液中腐敗體液，用來治療每日瘧或間日熱也是有益的。

草莓 *Strawberries*

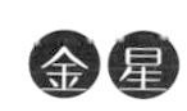

大家都知曉，無須描述。

生長期 一般會在五月開花，果實在開花後便成熟。

藥性及主司星辰 金星藥草。草莓還是綠色時，性質涼爽乾燥，但是當它們成熟時，則又涼又溼。草莓漿果非常適合冷卻肝臟、血液、脾臟或熱膽汁質的胃部。可提振並撫慰昏厥的心神，並解渴。它們還對其他發炎症狀有好處；但是，在發燒時應避免使用草莓，以免它們在胃中腐爛，使發作症狀加劇。

葉子和根在酒和水中煮沸後飲用，同樣可以冷卻肝臟和血液，減輕腎部和膀胱的所有發炎症狀，刺激排尿，並減輕其熱量和刺激感。喝同樣的東西也可以抑制出血和婦女的月經，並有助於治療脾臟腫脹。

草莓漿果經過精心蒸餾所得到的水，對劇烈心悸是絕佳療法和舒緩劑，且對黃疸病有益。

汁液滴進骯髒的潰瘍中，或者用它來清洗，或者用藥草和根的湯劑好好地清洗，都有助於治癒潰瘍。

用草莓的葉子和根部製成的洗劑和含漱劑可用於口腔、私處或其他部位的潰瘍或瘡；也有利於鞏固鬆動的牙齒和治癒綿軟發臭的牙齦。它還有助於抑制口腔、咽喉、牙齒或眼睛的黏膜炎或黏液漫流。

汁液或水特別適合治療眼睛發紅發炎（可將其滴入眼中或以之洗眼）。它還具有出色的藥性，能用於治療刺激性熱質體液在臉部、手以及身體其他部位造成的腫塊、丘疹和其他起疹，可以其沐浴，能消除臉部任何發紅現象或其他皮膚斑點畸形，使其變得潔晰光滑。

有些人會採用以下方法：盡可能大量地採摘草莓，然後將其放入蒸餾罐或玻璃罐中，密蓋好後將其放在馬糞堆中以備使用。它是一種極佳的藥水，能治眼睛發炎，並消除開始在眼睛上生長的薄膜或皮翳，以及任何其他眼睛的毛病，發揮其他外用藥物能做到的功效。

菊苣 （參見285頁）
Succory

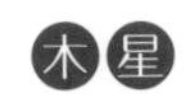

又稱苦苣。

形貌 種植在園中的菊苣葉子比苣蕒菜長且窄，並且在邊緣有更多缺刻或撕痕，根部常年生長。它也有像苣蕒菜一樣的藍色花朵，種子很難與光滑或普通苣蕒菜的種子區別。

野生菊苣有許多長葉散布在地面上，葉子兩側緣都被切開或撕裂，甚至延伸到中肋，直到末端。有時葉子的中肋向下直到眾多葉子之間，從那裡向上長起堅硬圓形的木質莖，蔓延成許多分枝，上面有較小、缺刻也較少的葉子，花開在頂端，就像人工種植的那種，種子也是（值得注意的是，種在園子裡的品種花朵會在陽光明媚的日子枯萎，它們本質冷，以至於無法忍受陽光的照射，因此更適合在樹蔭下）。根是白色的，但比人栽種的品種還硬而偏木質。整株植物都非常苦。

生長地 多生長在英國們荒蕪貧脊的未耕土地上。另一種僅生長在花園中。

藥性及主司星辰 木星藥草。人工種的菊苣，因為比苣藚菜乾燥且較不寒涼，所以打通身體的效果更好。

少量葉子或根部在酒或水中煮沸，空腹飲用，可驅除膽汁和痰液，打通肝臟、膽囊和脾臟的阻塞，治療黃疸、腎部和尿液發燙，以及水腫。因長期臥病、不良飲食而體質虛弱的人——希臘人稱之為惡病質，也可服此藥。

用酒製成的湯劑加酒後飲用，對於長期糾纏難治的瘧熱是非常有效的。取一打蘭的種子粉末，然後倒入酒中飲用，有助於驅除瘧熱。若能及時服用藥草和花朵的蒸餾水，也具有類似的特性，特別適合治療胃熱以及在瘟疫爆發期或長期持續的瘧熱。

可用於治療心臟發狂暈厥、兒童的發熱和頭痛症狀，以及血液、肝臟問題。

上述藥水、藥草汁液或搗碎的葉子用來外敷，可消除腫脹、發炎、麥角中毒、腫塊、丘疹和痘皰，特別是加一點醋效果更好；還可以洗去傳染性毒瘡。同樣的藥水對於眼睛紅腫痠痛和脹乳疼痛也非常有效。

野生菊苣更苦，因此對胃部與肝臟的補強效果更好。

刺景天
Stone-Crop

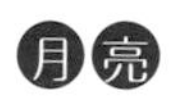

形貌 長有許多枝條拖曳在地面上，上面長有許多厚而平、圓形的淡綠色葉子，末端尖。許多花朵略為鬆散地偎在一起。根很小，在地下蔓生。

生長地 生長在石牆和泥牆上、房屋和閣樓的瓦片上，以及垃圾石礫堆中。

生長期 在六月和七月開花，整個冬季葉子都是綠色的。

藥性及主司星辰 處於月亮的影響下，性質涼冷，有某種程度的收束力，因此抑制偏轉作用——尤其是落在眼睛上的，效果非常好。

它可以阻止內外出血，治療潰瘍以及所有腐蝕性爛瘡和潰瘍；它減輕膽汁的熱，從而預防了由膽汁引起的疾病。

它能大量排出毒物，抵抗瘟熱，對治療間日熱也有好處。

若你願意的話，可以飲用它的水煎劑治療上述所有疾病。它是一種全然無害的藥草，使用它幾乎不會出錯。

搗碎後敷於患部，可以治療麥角中毒以及筋肉中的任何硬塊或結核；對痔瘡也有效。

菸草
English Tobacco

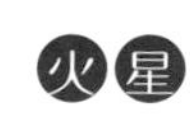

形貌 長出高約六十公分的圓形粗莖，上面有著濃密的扁平綠葉，沒有印度種菸草那樣大，末端也有點圓，葉緣沒有缺刻。莖稈有分枝，在頂部擔負著許多

花朵，和另一品種一樣長在大花萼上，但另一種沒有這樣大朵。稀疏地站立在花萼邊緣上方，瓣尖偏圓，呈黃綠色。種子不是那麼鮮豔，但較大，被包在類似的大頭中。根既沒有那麼大，也非木質。它每年因冬季的嚴寒霜害而死亡，但會從其自身的播種而再度長出。

生長地據說這種植物來自巴西的某些地區，在我們的國家比其他任何品種都更常見。產生成熟的種子時間很早，其他品種很少如此。

生長期從六月開始開花，有時會持續到八月底或更晚，且在此期間種子會同步成熟。

藥性及主司星辰是一種火星植物。從諸多使用的經驗發現，可用來將胃部、胸部和肺中黏稠的痰排出。

將其汁液製成糖漿，或將藥草的蒸餾水與一些糖一起喝（若不想加糖也行）或用煙斗抽菸——這通常會使人暈眩，都有助於驅除胃和腹部中的蠕蟲，緩解頭痛與偏頭痛，以及腸絞痛。對於那些有腎臟結石困擾的人來說，這是有益的，既可藉利尿緩解疼痛，也能排出礫石和其中產生的結石，並且它們也被發現對於除脹氣和其他造成子宮悶痛的體液非常有效。

種子能有效地消除牙痛，而燒過的藥草灰燼可以清潔牙齦，使牙齒變白。

將這種藥草搗碎塗抹在有麥角中毒症狀的部位，在九到十天內即可見效。

蒙納德斯（Monardus）說，這是一種抗毒藥，該藥草外敷至受傷的地方，可治任何有毒生物咬傷。

通常在開立處方用其蒸餾水時，會加入一些糖，在瘧熱發作前服用，可以減輕症狀，並在服用三到四次後治好。

如果在蒸餾前已經搗碎藥草，而且沒有完全蒸餾乾燥，那麼將蒸過的藥草渣滓放置在溫暖的糞便中十四天，然後將其裝袋掛在酒窖中，從中萃取的酒液可用於治療抽筋、疼痛、痛風和坐骨神經痛，也可治療搔癢、疥癬、化膿潰瘍與各種爛瘡。

其汁液對所有上述不適症狀也有益，也同樣可以殺死兒童頭部的蝨子。

嫩綠藥草搗碎後塗在任何新傷口上，可治癒任何新傷口或割傷；汁液滴入舊瘡中，既可以清洗也可能將其治癒。

此草還能製成一種奇特的藥膏，可治療膿皰病、硬瘤，以及撞擊和摔倒造成的其他腫脹。

檉柳
The Tamarisk Tree

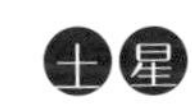

生長期大約在五月底或六月開花，種子成熟，在九月初隨風飄走。

藥性及主司星辰是一種豔麗的土星藥草。根部、葉子、嫩枝或樹皮在酒中煮沸並飲用，可以抑制痔瘡靜脈出血、嘔血、女性經血過多，治療黃疸、腹痛以及除了角蝰以外的所有毒蛇咬傷；用以外敷，對脾臟硬化、牙痛、耳朵疼痛、眼睛發紅和流眼油有顯著的效果。

其藥湯加一些蜂蜜，對抑制壞疽和腐蝕性潰瘍是有益的，可洗淨易生蝨子和蟲卵的潰瘍。

阿普努斯（Alpinus）和維斯林（Veslingius）聲稱埃及人曾成功地用其木料來治好梅毒，就像其他人用癒創木或熱帶癒瘡樹（Lignum Vitæ）達到的效果一樣。

也可開立給患有痲瘋病、疥癬、潰瘍等症狀的人。

它燒成的灰可以迅速治好灼傷或燙傷引起的水泡。

有助於治療脾臟硬化引起的水腫，因此，用其木材製成的杯子喝水對脾氣旺盛的人有益。它還有助於治療憂鬱和由此產生的黑黃疸症。

植栽艾菊 （參見285頁）
Garden Tansy

金星

植栽艾菊大家都知曉，無須描述。

生長期 在六、七月開花。

藥性及主司星辰 金星女神是希望以這種藥草照顧孕婦的，世上沒有任何藥草比它更適合她們使用，它好像便是為此而生的一樣。這種藥草搗碎後塗在肚臍上就不會流產，我不知道還有什麼其他藥草能達到這種功效。在普通啤酒中煮過後服用，有一樣的藥效。如果子宮不正，這種湯將使它恢復正常。那些渴望有孩子的女人更應愛上這種藥草，這是她們除了丈夫之外最好的伴侶。

它還能消耗掉黏質體液，冬季溼冷通常會導致人體出現此物，這是春季要食用艾菊的首要原因。

普通艾菊的湯劑或其汁液加在葡萄酒中是對滲尿引起所有不適的特殊療法，可治淋病以及幫助腎部和腎臟較弱的人。

如果搗碎後經常拿來嗅聞，有助於溶解和排除胃部、腹部或腸內的脹氣，刺激婦女排經血以及排出子宮脹氣，同樣可外敷於下腹部。對於那些容易流產的婦女來說，這也是非常有益的。

它也用於治腎部結石——特別是對男人而言。此藥草與雞蛋拌炒（這是春季的傳統），這道菜被稱為Tansy，可幫助消化並帶走那些困擾腸胃的不良體液。

種子可給體內有蠕蟲的兒童食用，混和其汁液的飲料同樣有效。

在油中滾煮過後用來塗抹，則對抽筋蜷縮或因受寒而疼痛的筋骨有益。

野生艾菊 （參見285頁）
Wild Tansy

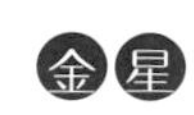

大家都知曉，無須描述。

生長地到處都有。

生長期六、七月開花。

藥性及主司星辰金星夫人早已經為婦女們備好了兩種名字相同的藥草，一種可幫助受孕，另一種有助於保持美麗，我們對她還能多求些什麼呢？接下來妳該做的，除了愛妳的丈夫，且不吝於幫助貧窮的鄰居，還有什麼呢？

野生艾菊可止腹瀉、男性女性的各種體液流出。有人說，如果穿鞋時將嫩綠的藥草放在鞋子裡，它會緊貼皮膚；雖不確定真偽，但就我所知，這做法確實能使使月經及白帶停止。它也可使嘔血停止。取一些藥草磨粉搭配其蒸餾液服用，可治療女性白帶分泌，但在其中加入少許珊瑚和象牙粉會更好。

還建議將它在鹽水中煮沸，可用來治療兒童臟器脹裂脫垂與疝氣。

用水煮沸後飲用，可減輕腸絞痛，並有利於坐骨神經痛和關節痛的治療。

將其與醋、蜂蜜和蔥一起煮沸，然後用來漱口，可以減輕牙痛，鞏固鬆動的牙齒，治療牙齦痠痛，還可以使脫落的顎頦復位。

它可以清潔並治癒口腔或私密部位的潰瘍，非常適合治體內傷口，可使新傷開口閉合，並治好腿部或其他部位長年、濡溼與腐爛的膿瘡。

搗碎後塗在腳底和手腕上，只要不是太劇烈的瘧熱發作，都可以很好地使其冷卻下來。

蒸餾液可清除皮膚上所有變色症狀，如瘢塊、曬傷等，還有粉刺、雀斑等；滴進眼睛裡，或者用溼布擦眼睛，就會消除眼睛的發燙和發炎。

薊 *Thistles*

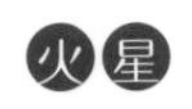

在英格蘭這裡生長的有許多不同品種，眾所周知，因此無須描述；在所生長的地方，很容易區別它們。

形貌一些生長在田野裡，或草地上，或玉米田間。其他地方則可見於許多荒原、綠地和未開墾地上。

生長地在六月和八月開花，種子很快就成熟了。

藥性及主司星辰這樣多刺的東西肯定為火星植物。所有的薊都可利尿，並改善尿液的臭味；腋窩或整個身體的氣味也一樣有效。

在酒中煮沸後飲用，據說可治口臭，並增強腸胃。

普林尼說，用其汁液洗浴毛髮脫落而稀疏處，可使其迅速生長。

堆心薊 *The Melancholy Thistle*

火星／土星

形貌它向上長出獨立的柔嫩灰綠莖

稈，上面長有四到五片綠葉，葉片邊緣有缺刻。葉子末端不太尖，通常在莖桿頂部只有一個頭，但有時從最上面的葉子叢中出現另一個小頭，覆有鱗片而多刺，中間有許多偏紅色的花藥或絲線，趁新鮮收集起來，可以長時間保持鮮艷的顏色，且不從莖上脫落，同時可讓種子完熟。其種子不大不小，位於絨毛之中。根部有許多鬚線固定在頭部或上側處，偏黑，不會枯死。

還有另一品種，與前者差別不大，但葉子表面更綠，葉背更灰白，莖高約六十公分，頭頂只有一個鱗莖，也有像前者一樣的絲線和種子。

生長地 生長在英國許多溼潤草地上，南部和北部都有。

生長期 大約在七月或八月開花，種子很快就成熟。

藥性及主司星辰 它在摩羯座之下，因此同屬於土星和火星，一個藉由交感作用擺脫憂鬱，而另一個則要靠反感作用。其醫療優點很少，但不可忽視。喝了薊煮的湯劑，可把多餘的黑膽汁排出體外，使人像蟋蟀一樣輕快愉悅。黑膽汁過多會使人憂慮、恐懼、悲傷、絕望，心生妒忌以及許多其他負面影響，但是宗教信仰教我們要等待上帝的旨意，將所憂心的交給看護我們的神；如果男人和女人們能以這樣的方式生活，那有多美好？七年的憂心忡忡和恐懼害怕絕不會使人變得更聰明，也不會更富裕。迪奧科里斯說，它的根具有類似功效，並且能消除所有憂鬱症狀。現代的學者們嘲諷他；儘管讓他們嘲笑真知勝利者吧！我的看法是，對所有醞釀滋長的憂鬱病，這是最佳療方，喜歡的人自可使用它。

聖母薊 （參見286頁）
Our Lady's Thistle

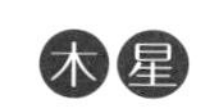

形貌 聖母薊有大而寬闊的葉子躺在地上，有缺刻，皺皺的，但邊緣帶有些毛，呈有光亮感的白綠色，葉子中到處都有許多乳白色線條和紋路，周圍有許多尖銳而僵硬的刺，從葉子之間長出一或多個強壯且多刺的圓莖。到處都長滿了類似的葉子，直到莖的頂端，出現一個長著多刺薊類植物的頭，包著尖刺武裝自己，其中間有亮紫色拇指狀凸出伸出；之後上述頭的部位會長出種子，位於柔軟的白色絨毛中，掉到地面時有些扁平，在上面附著了許多細鬚和纖維。整株植物的味道都很苦。

生長地 在幾乎每一個溝渠的堤岸上都很常見到。

生長期 大約在六、七和八月的時候開花和播種。

藥性及主司星辰 聖母薊為木星植物，在治療瘧熱方面，被認為與藏掖花一樣有效，並且可預防和治療鼠疫的感染；還可以打通肝臟和脾臟阻塞，對黃疸病也有好處。它會利尿，能打碎並排出結石，對治水腫有益。對於體側疼痛以及許多其他體內疼痛和絞痛也是有效的。
種子和蒸餾液對上述所有用途都有強大功效。此外，經常用布或海綿塗抹肝臟部位，可以冷卻肝臟的失調發熱；塗在心臟部位，可防止心臟劇痛昏厥。
它的清血效力極好；在春季，如果取柔嫩的植物來煮（但是要去除刺皮，除非你有心要噎死自己），它會隨著季節的變化而改變你的血液，這是它維持健康安全的方法。

毛薊 （參見286頁）

The Woollen

火星

又稱棉花薊（Cotton Thistle）。

形貌 在地面上有許多大葉子，有些有缺刻，邊緣皺，上側是綠色，但被長軟毛或絨毛覆蓋著，有非常尖銳鋒利的刺；從花頭的中間長出許多深紫紅色的絲線，有時是白色的，但是很少見。緊隨那些白色絨毛頭之後產生的種子有點大且圓，類似聖女薊的種子，但更蒼白。根大而粗，蔓生展開很廣，但通常在播種後就死亡。

生長地 生長在許多溝渠上，在玉米田和公路上，通常遍及全國，且也常在花園中生長。

藥性及主司星辰 火星植物。迪奧科里斯和普林尼寫道，有些人頸部痙攣作痛，除非他們轉動整個身體，否則無法轉頭，對於這樣的病患，取其葉和根部搭配飲料喝下會有幫助。
蓋倫說，那些因痙攣或抽搐或其他身體不適症而身體蜷縮的人，服用其根和葉有益。例如孩童的佝僂病，這是一種因為神經、韌帶和身體整體結構受束縛而阻礙成長的身體蜷縮病症。

起絨草 （參見286頁）

The Fuller's Thistle

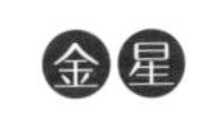

大家熟知的藥草，無須描述，紡織工常用。

形貌 野生起絨草各方面都像前者一樣，但刺是小的，柔軟而直立，沒有鉤狀也不僵硬，其花朵是淡藍色或淡淡的康乃馨色，但是人工栽種施肥的，顏色偏白。

生長地 第一種被種在花園或田地裡供紡織工人使用，另一種生長在英國許多溝渠和溪流旁。

生長期 在七月時開花，八月底成熟。

藥性及主司星辰 金星藥草。迪奧科里斯說，將根部搗碎放到酒中煮沸，直到變濃稠，保存在銅製的容器中，之後當成藥膏塗在臀部上，可以治該處的裂口、潰瘍和瘻管，也可消除疣和囊腫。

葉子的汁液滴入耳朵，可殺死蠕蟲。
葉子的蒸餾液滴入眼睛，可消除阻礙視線的發紅和薄霧症狀，婦女經常使用它來保持美麗，可消除紅斑、發炎以及所有其他發熱或變色現象。

小花糖芥 （參見285頁）
Treacle Mustard

火星

形貌 它長出堅硬的圓莖，約三十公分高，有一些分枝，上面有許多柔軟的綠葉，長而窄，有波浪起伏，但葉緣沒有缺刻，靠末端較寬，尖端偏圓。花是白色的，生長在枝條頂部，為一朵疊一朵的穗狀花序。之後產生圓形小袋，中間有一道小裂縫，兩邊有一個黑褐色的種子，味道有點酸，聞起來像大蒜——尤其是在自然生長在田野中的，種在園子裡的氣味沒那麼強烈。根小而帶鬚，每年都枯死。
我將暫時從這裡離開，另外說明密特里達提芥茉。

密特里達提芥茉
Mithridate Mustard

火星

形貌 它長得比前者高，開展出的分枝較多且較高，其葉子又細又窄，有時葉緣會有不均勻缺刻。花小而白，長在枝上，之後產生的種子容器小得多，以相同的方式分裂，具有比前者小的棕色圓形種子，味道更酸。根在播種時間後死亡，但能活過萌芽後的第一個冬天。
生長地 生長在距哈特菲爾德約一公里之處，在河邊，在你進入哈特菲爾德時可見到的樹籬下，在佩卡姆街道上靠輕型四輪馬車那一邊。
生長期 從五月到八月開花和播種。
藥性及主司星辰 與小花糖芥都是火星藥草。據說，這種芥末可以使身體向上與向下排毒，會使婦女排出大量經血，以至於使生產不暢。
內服可使體內膿皰破裂。
用於灌腸則有助於治療坐骨神經痛。使用種子也一樣有效。
它是抗毒劑和糖蜜中的一種特殊成分，因其本身就是能治毒素、毒液和腐敗的解毒劑。在許多情況也會使用普通芥末，但是效果比較弱。

黑刺李
The Black Thorn

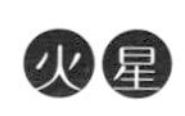

大家都知曉，無須描述。
生長地 生長在每個郡縣的樹籬笆旁和田野邊界。
生長期 在四月開花，有時在三月開花，但是果實比所有其他李子都還晚成熟，且不適合在秋霜使之熟成前食用。

藥性及主司星辰 黑刺李的所有部分都具有收束、冷卻和乾燥能力，並且能有效地為鼻子和嘴巴或任何其他部位止血；也能止住腹瀉、血痢、婦女經血過多，並有助於減輕拉肚子太嚴重引起的體側與腸子疼痛，可以喝根皮煮的湯，更常服用的是新鮮或乾燥漿果的湯劑。製成蜜餞也很有用，且較常用於上述目的。

先將花浸泡在雪利酒中一夜，然後藉由Balneum和Anglico的泡澡高溫抽取出蒸餾液，這是經過實驗並得到認可的有效處方，可以減輕胃部、體側和腸子中的各種噬咬刺痛或任何絞痛感，當感到劇痛時，可喝少量一點。

葉子還可以製成洗浴劑，可用來漱口，清洗咽喉，治療其中腫脹、痛瘡或結核，並抑制黏液流到眼睛或其他部位造成的影響；還可以用它們清洗額頭和太陽穴，冷卻其發熱和發炎症狀，緩解頭部的熱痛。

對於上述各種用途，花的單方蒸餾液和黑刺李的濃縮汁都非常有效。生嫩漿果的蒸餾液也可用於上述病症。

圓葉柴胡 Thorough Wax

（參見285頁）

土星

形貌 一般的圓葉柴胡長出至少六十公分或更高的細狹圓莖，其下部葉片為偏藍色，比上部較高的葉片更細小，緊密站立而未圍住莖；但是當它們長得更高時，直到莖稈完全穿過它們之後才覆蓋住莖，此時莖向上分枝成許多部分，在那兒，葉子變得更小，每片都單獨站立，在同一莖節上不會有兩片。花小而黃，簇擁在枝頭上，然後長出種子，微黑，同時有許多濃密的刺聚在一起。根小而長，木質，在播種後每年枯死，並通過自身播種再次大量生長。

生長地 長在英國許多玉米田和牧場上。

生長期 七月開花，八月種子成熟。

藥性及主司星辰 和前者一樣都在土星的影響下。圓葉柴胡對於各種體內或體外的瘀傷和傷口都特別有效。也治長年潰瘍與類似的瘡，可以喝藥草加水和酒煮的湯劑，並用其沖洗過患部，或者將嫩綠藥草本身榨汁或滾煮，然後單獨或混和其他藥草加入油或豬油中，製成藥膏，可存放一年備用。

服用藥草湯或乾藥草的粉末，或者將它們搗碎的葉子拿來外用，特別適合治各種疝氣和器官脹裂，對於年齡還未過大的兒童特別有效。混和少量麵粉和蠟塗在兒童的凸肚臍上，會有幫助。

百里香 Thyme

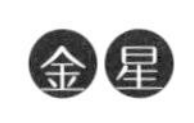

大家都知曉，無須描述。

藥性及主司星辰 它是珍貴的肺部增強劑，

人工種植的也一樣值得注意。對於常被稱為百日咳的兒童疾病，沒有比它更好的藥方。它可滌除痰液，是呼吸急促的絕佳療法。它能殺死腹部的蠕蟲，是一種重要的金星藥草，刺激月經排出，使分娩困難的婦女能安全、快速順產，並清除分娩後的殘餘物。因為是相當安全無害的藥草，使用它時不必擔心。

用它製成的藥膏可消除熱腫脹和疣，幫助緩解坐骨神經痛和視力模糊，並消除脾臟的疼痛和硬化。

對於有痛風困擾的人來說非常好。

它減輕了腰部和臀部疼痛。

藥草以任何方式內服，都可大大地舒緩胃部並排出脹氣。

野生百里香 *Wild Thyme*

金星

又稱為排香草（Mother Of Thyme）。大家都知曉，無須描述。

生長地 可能普遍存在於全國的公園綠地和其他貧瘠的地方。

藥性及主司星辰 金星植物，在白羊座之下，因此主要適合頭部症狀。它刺激尿液和經血排放，並減輕腹部絞痛、抽筋、疝氣和肝臟發炎。如果你以製作玫瑰醋的方法（你可以在我翻譯的《倫敦藥方》一書中找到）將此藥草製成醋並用它塗抹頭，就可以迅速使頭痛停止。儘管是兩種相反的疾病，但開立給狂躁或嗜睡的病患服用都是極好的，它可以治嘔血和大出血、咳嗽和嘔吐。

可舒緩並增強頭部、腹部、腎部和子宮的力量，排出脹氣，並打碎結石。

洋委陵菜 *Tormentil*

（參見277頁）

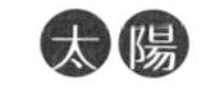

又稱七葉草（Septfoil）。

形貌 這種植物從根部長出微紅的柔弱枝條，會躺在地上須倚靠外物而無法直立，有許多短葉。與翻白草相較起來，這些葉子更靠近莖稈（此植物與翻白草極類似），有些枝條會在幾處環繞著莖稈，靠向地面生長的葉子都有長柄，與翻白草葉極為類似，但葉子較長且邊緣少缺刻，其中有許多裂分成五葉，但大多數分為七葉，因此被稱為七葉草；不過有些為六葉或八葉，隨土壤肥沃度而不同。分枝頂端有許多黃色的小花，由五瓣組成，像翻白草的花瓣，但較小。根比拳參小，稍粗，但外表較黑，內部不那麼紅，但有時有點彎曲，那上面長有微黑纖維。

生長地 它既生長在多樹林和陰暗的地方，也長在開闊的平原上，英國許多地方的田野邊界，在埃塞克郡斯幾乎所有的金雀花田上都可見。

生長期 整個夏天都開花。

藥性及主司星辰 這是強效的太陽藥草。洋委陵菜用於抑制各種血液或體液流出效果最好，無論是在鼻子、嘴巴還是腹部，男性或女性皆可見效。

藥草和根的汁液或湯劑，與威尼斯解毒膏一起服用後，讓病患躺下出汗，可排出任何毒液或毒藥，或治疫毒、發燒或其他傳染性疾病，如水痘、痲疹等。是所有解毒藥或抗毒藥的基本成分。

安德利亞・烏勒休斯（Andreas Urlesius）認為，這種植物的根煮成湯，治療梅毒的功效不亞於癒創木或菝葜。這並非不可能，因為它抵抗腐敗的效力極強。

取其根部內服，治療腹部、胃、脾臟體液或血液流出症狀最有效；其汁液能奇妙地打通肝臟和肺部阻塞，從而改善黃疸症狀。

如果因過度虛弱而可能流產，可服用粉劑或湯劑，或者用來沐浴，這是防止流產確切有效的作法。用其製成的膏藥糊搭配醋塗在下背腰部上，不僅對上述症狀有幫助，對尿失禁的人也極有助益，將粉末撒在車前草汁中，也值得推薦，可以治兒童體內蠕蟲。

用於治疝氣和臟器脹裂非常有效，也可治跌打摔傷——內服或外敷都可以。

其根部與香根蓍草和蔥混和，放入蛀空的牙齒中，不僅能減輕疼痛，而且能抑制引起疼痛的體液。

洋委陵菜在治療體外傷口、疼痛與瘡方面，和治療體內症狀同樣有效，因此是癒傷藥飲、洗漱劑和注射劑的特殊原料，可用於治療腐爛瘡和口腔、私祕處或身體其他部位的潰瘍。

將根部的汁液或粉劑加入藥膏、膏藥糊等藥物中，用於傷口或瘡上非常有效，葉子和根部的汁液搗碎後塗在喉嚨或下巴上，可以治癒國王之惡，減輕坐骨神經痛；相同的藥物加一點醋，對頭部或其他部位化膿的瘡是一種特殊療法；也可治疥癬、皮膚搔癢或任何此類由鹽質和刺激性體液引起的皮膚爆痘出疹。如果用此配方或用藥草和根的蒸餾水洗滌痔核或痔瘡，則同樣有效。

若取少許提煉過的粗鋅或白琥珀搭配其蒸餾液一起使用，則發現有助於使任何從頭部逸流至眼睛的刺激性體液乾燥，這種體液會引起發紅、疼痛、流眼油、搔癢等。

這些說明已足夠了，只要記得它是太陽藥草。

天芥菜
Turnsole

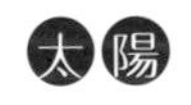

形貌 較大株的天芥菜往上長出一根直立的莖，大約三十公分或更高，幾乎從底部開始就自己分支為許多淺綠色枝；在莖和分枝的每一節都長出小闊葉，有些白而帶有毛。在莖稈和分枝頂部立著

白色小花，由四小瓣、有時五小瓣組成，依次排列在上面有一個彎曲的小尖頭，它像弓形的手指一樣向內彎曲，花開時逐漸打開，之後在該處出現有角的種子，大多數情況下是四個靠在一起。根小而有鬚，每年枯死，種子每年脫落，第二年春天再次生長出來。

生長地 種植在園中，花朵和種子很常見，非英國土生土長，但在義大利、西班牙和法國卻是自然茂盛生長的植物。

藥性及主司星辰 太陽藥草，也是一種好藥。迪奧科里斯說，取一大把被稱為大天芥菜（Great Turnsole）的藥草，在水中煮開後喝下，能清除膽汁和痰。而與孜然籽一起煮，有助於治腎部、腎臟或膀胱中的結石，刺激排尿和婦女經血，並使分娩輕鬆迅速。葉子搗碎後，塗在受痛風所困擾的地方或已經脫離關節、固定不久但仍疼痛的部位，可以減輕很多痛苦；種子和葉子的汁液再加少許鹽在臉部、眼瞼或身體任何其他部位的疣、囊腫處和其他凸腫結塊上擦拭，經常使用可消除之。

草甸三葉草 （參見288頁） 水星
Meadow Trefoil

又稱忍冬（Honeysuckles）。大家都知曉的植物，尤其是忍冬這名字較普遍，有紅色與白色種，無須描述。

生長地 在英國幾乎到處可見。

藥性及主司星辰 水星主導著這種尋常植物。多多恩斯（Dodoneus）說，葉子和花朵可以緩解痛風絞痛，滾煮後可用於灌腸。

如果把這種藥草製成膏藥，並塗在發炎處，將獲得緩解。將其汁液滴在眼睛裡是許多鄉下人熟悉的療法，可以去除眼睛中的針刺感和（如他們所稱的）網狀物，也能減輕眼睛發熱和湧血症狀。許多地方的鄉下人也喝其汁液來治蜂蛇咬傷。可將藥草在水中煮過，然後先用湯汁將傷處洗淨，再將一些藥草放在受傷的地方。這種藥草還可以在豬油中煮沸，製成藥膏，非常適合治療任何有毒生物咬傷。也可將這種藥草搗碎後放到磚瓦之間加熱，然後熱敷在恥骨上，可治療滯尿。

它同樣被認為有利於療傷並消除病因。將藥草和花朵的藥湯，連同種子和根部一起連續服用一段時間，可以治療婦女的白帶症狀。

將種子和花朵在水中煮沸，然後加一些油製成泥狀，用以外敷，有助於治硬腫塊和膿皰病。

心型三葉草 太陽
Heart Trefoil

除了普通的三葉草外，還有兩種更

值得注意的，其中一種稱為心型三葉草非常恰當，這不僅是因為葉片像人的心臟一樣呈三角形，而且每片葉子都包含一完美心型，此外，它的其顏色也合適，正好是膚色。

生長地 生長在朗福德和堡區之間，以及南沃克以外的公路和附近區域。

藥性及主司星辰 太陽植物，使用之後會發現它在所有藥草當中是極好的強心藥劑，而且是保守生命精力的好藥，使身體免於暈眩和昏倒，強化它以抵抗毒素和瘟疫，保護心臟免受脾臟中有害氣體的侵害。

珍珠三葉草
Pearl Trefoil

月亮

它與普通三葉草沒有什麼不同，唯一的特殊之處在於葉子上有像珍珠一樣的白色斑點。尤其它是月亮植物，它的形貌顯示出它能治眼睛白斑、針眼和眼翳的獨特藥性。

金絲桃
Tustan

土星

形貌 它有偏褐色發亮的莖稈，整枝莖都有隆起部分，兩兩長起，有時達九十公分高，甚至從底部就有分支出來，有許多莖節，每節都有兩片大葉子，上側為深藍綠色，下側是黃綠色，到秋天時變成紅色。莖的頂部有大的黃色花朵，花頭有種子，這些頭起先為綠色，然後轉紅，成熟時變成紫黑色，內有棕褐色小種子，它們會產生淡紅色汁液或酒液，不像有些人說的那樣產生清澄的紫紅葡萄酒色，而是有點類似樹脂，味道苦澀，雖然葉子和花朵也是如此，但葉子和花朵的味道更濃郁。其根是棕色的，有點大，為堅硬木質，在地面延展得極廣。

生長地 生長在許多樹叢和林地上，如公園和森林區，以及許多樹籬旁，例如漢普斯特德的樹林、埃塞克斯郡的拉特利、肯特郡的曠野以及許多其他地方，不再一一列出。

生長期 金絲桃的開花時間晚於聖約翰草與聖彼得草。

藥性及主司星辰 土星藥草，也是最高級的抑制性欲藥物。就像聖彼得草汁一樣，能清除膽汁液，因為它在其中起到了相同的作用，既可治坐骨神經痛和痛風，也能治療烈火燒傷。

如果將搗碎的嫩綠藥草（或將乾燥藥草磨成粉）塗抹在傷口上，可以止住各種傷口出血。

無論是外敷或內服，用於治療傷口或瘻痛，金絲桃已經被認為（而且也確實是）一種絕對有效的草藥，因此總是被製成藥飲、乳液、香脂、精油、軟膏，或者也用於治療任何其他新傷口、潰瘍或舊瘡，對於上述這些情況，長久以往的醫療經驗都證實了其藥用的優越性，儘管現在人們使用它的情況並不多，不像從前的內外科醫生那樣明智地經常使用藥草。

植栽纈草 （參見286頁）
Garden Valerian

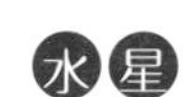

形貌 這種植物有粗短的灰色根部，大部分位於地面上，在所有側面都發芽長出像小塊根的凸出物，這些小根都往地下伸出許多長長的綠色細鬚和纖維，藉此吸收養分。

從這些根的頭部會長出許多綠色的葉子，它們最初有些寬而長，沒有任何缺刻，或者僅在邊緣有缺刻。但是後來往上長的葉子在兩側有愈來愈多缺刻，有些裂到中肋，有如羽翼，像是由許多葉片聚在一支莖稈上，而在此莖稈上的葉片又以類似的方式發出裂片，但靠近末端的葉子比下方的小。莖生長到九十公分或更高，有時在頂部出現分枝，有許多淡白小花，有時在花瓣邊緣灑著淡紫色，散發出些許香氣，花謝之後是棕白色小種子，很容易隨風飄走。根部的氣味比葉子或花朵的氣味更濃，在醫療中的用途更多。

生長地 一般都種在園子裡。

生長期 六月與七月開花，花期持續到結霜使花凋落。

藥性及主司星辰 此植物在水星的影響下。

迪奧科里斯說，植栽纈草有加溫暖和的功效，被晾乾後配水服用可以利尿，並治療淋病。服用湯劑也能起到類似的作用，且能消除體側的疼痛，刺激婦女月經，並用於解毒劑中。

普林尼說，將根部磨粉喝下或煮湯喝，可以醫治身體任何部位的各種阻塞與悶滯，無論它們是否為胸部或體側疼痛所引起的，皆可將其消除。

將纈草根與甘草、葡萄乾和茴芹籽一起熬煮，特別適合那些有氣短、咳嗽困擾的人，並且有助於打開體內的通道，易於排痰。

可開立給那些被有毒生物咬傷或叮刺的患者——只要在酒中煮沸即可。

用來對付瘟疫具有特殊的優點，需服用它的湯劑並嗅聞其根部。

它有助於驅除腹部脹氣。

新鮮的綠色藥草連同根部搗碎後塗於頭部，可除該處的痛苦和刺痛，抑制黏液和稀薄體液滲流。

在白葡萄酒中煮過後滴入眼中，可消除視線模糊，或眼睛中的任何針刺感或網狀物。

植栽纈草具有極好的療癒性，可治好任何體內的瘡或傷口，也能治體外的傷痛或傷口，並從皮肉中吸出卡在其中的碎片或棘刺。

馬鞭草 （參見286頁）
Vervain

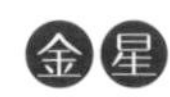

形貌 常見的馬鞭草在接近地面處有些長而寬闊的葉子，沿著葉子邊緣有深深的鋸齒裂痕，而有些只是帶著較深的缺刻，或者均勻一致的切口，葉面為暗綠色，葉背為灰色。莖為四稜方柱狀，分成幾枝，如果將它們頂部長長的尖穗花序算進去，則高約六十公分。這些花朵面朝四面八方，相互疊放，有時兩到三朵在一起，很小而有裂口，混合藍色和白色，之後產生圓形小種子，頭小而有些長。根小而長。

生長地 通常生長在英國各地的樹籬和路邊，與一些荒原上。

生長期 七月的時候開花，種子不久就成熟了。

藥性及主司星辰 這是金星主司的藥草，非常適合補強子宮，就像車前草療治熱性疾病一樣，它可以醫治所有子宮受寒的不適症狀。

馬鞭草炎熱乾燥，會打通阻塞，可清潔和癒合，有助於黃疸、水腫和痛風的治療。它可以殺死並驅除腹部的蠕蟲，帶給臉部和身體良好的氣色，增強並調和病弱的胃部、肝臟和脾臟；可治咳嗽、氣喘和呼吸急促，以及腎部和膀胱的所有缺陷，能排出礫石和結石。它被認為對蛇和其他有毒生物咬傷、瘟疫與間日熱、四日熱的患者都是有益的。可以鞏固並治好所有體內體外的傷口，止血，若與一些蜂蜜一起使用，可以治腿或身體其他部位各種潰瘍和瘻管；也可治口腔潰瘍；與豬油一起使用，可以治療男人或女人的私密部位腫脹和疼痛，也可用來治療痔核或痔瘡。

混和一些玫瑰精油和醋塗抹在前額和太陽穴上，可減輕頭部持續性疼痛和抽痛，對那些發狂的患者有益。

搗碎葉子或使用其汁液混合醋，可以好好地清潔皮膚，並清除身體任何部位的斑紋、雀斑、瘻管以及其他諸如皮膚發炎和病變之類的狀況。

在馬鞭草的蒸餾液純度最高時滴入眼睛，可將那些使視線變暗的膜層、翳影或薄霧清除，並增強視神經。方才說的蒸餾液對上述所有疾病都非常有效，無論是體內還是體外病症，無論它們是長年的腐蝕性爛瘡還是新創傷。

乾燥的根部去皮後，將它用一條白絲帶綁在肚臍上，對所有體質容易發生淋巴結結核和壞血病的人都非常好。

葡萄藤
The Vine

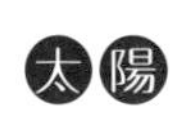

煮沸的英國葡萄藤會是治療口腔生瘡很好的洗漱劑；與大麥粉一起煮成糊狀，可用來減輕傷口發炎。

葡萄樹在春季被砍掉時，掉落的成

分被鄉下人稱為「眼淚」，加糖漿煮沸，然後服用，可有效停止仕婦女在看到種種事物後產生的性欲——這是一種孕婦容易罹患的病症。

葡萄藤葉在白葡萄酒中煮湯具有類似作用。葡萄藤的眼淚每次喝兩三湯匙，可使膀胱中的結石破裂。這是一種很好的藥方，需小心進行，要殺死一株葡萄藤來治好一個人，不過葉子的鹽分被認為藥效更好。

枝枒燃燒後的灰燼若每天早晨都用來塗擦牙齒，會使原本像煤一樣黑的牙齒變得像雪一樣潔白。

它是十分美麗的太陽植物，與人的身體非常協調，這就是為什麼葡萄發酵產生的酒精，是所有蔬果中最甜香、最芬芳的。

紫蘿蘭
Violets

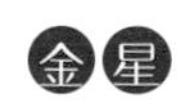

無論是野生或植栽的品種大家都知曉，無須描述。

生長期 開花直到七月底，但在三月和四月初的品質最好。

藥性及主司星辰 優良的金星植物，性質溫和無害。所有的紫羅蘭新鮮嫩綠時都是寒涼又潮溼的，它們被用來冷卻體內或體外任何燥熱或身體失調，例如眼睛、臀部或子宮發炎，以及膿皰病、熱腫脹，可喝其葉子和花朵在酒水中煮成的湯劑，或以膏藥糊的形式將其塗抹在不適部位。以相同的方式與玫瑰油一起使用，可以緩解睡眠不足引起的頭部疼痛或其他熱因性疼痛。

紫羅蘭的乾燥葉子或花朵取一打蘭——葉子的效力較強，搭配葡萄酒或任何其他飲料飲用，可以清除膽汁液，並能吸收熱量。

據說取紫色花瓣磨粉，必須現採後曬乾，配水服用，有助於治療扁桃腺炎，並減輕兒童的癲癇症狀——尤其是在疾病初發生時；白色紫羅蘭的花朵則可促使腫胞成熟並溶解。

新鮮的藥草或花朵，或乾燥的花朵，對胸膜炎和所有肺部疾病有效，可減輕熱黏膜液的刺激性，緩解喉嚨沙啞，降低尿液灼熱刺激，並舒緩背部、腰子和膀胱的各種疼痛。對肝臟和黃疸以及所有瘧熱也很棒，有益於冷卻熱量和解除乾渴。但紫羅蘭色糖漿最常用，且效果更好，可以放入一些合適的酒中服用。如果在其中倒入一點檸檬汁或檸檬糖漿，或者加幾滴硫酸，那麼它冷卻熱量與解渴的效力就會更強，並為飲料增添紫紅葡萄酒的顏色和細緻的酸味，喝起來令人愉悅。

和蜂蜜一起服用，或攝取加了蜂蜜的紫羅蘭藥物，有更好的潔淨清涼效果，加糖的話會有反效果。

紫羅蘭的乾燥花是用於飲料、藥粉和其

他藥品中的一種成分，特別是在需要清涼強心劑的情況下。

嫩綠草葉與其他藥草一起使用，可製成用於發炎和腫脹的膏藥糊，緩解所有熱因性疼痛，還可以將其與蛋黃一起煎過後塗在痔瘡上做治療。

藍薊 （參見286頁）

（參見286頁）

Viper's Bugloss

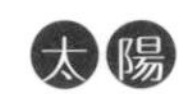

形貌 這種植物有許多長而粗糙的葉子躺在地上，從這些葉子裡長出許多堅硬的圓莖，非常粗糙，好像它們被濃密的刺或毛包覆著，上面鑲著一樣粗糙帶毛或多刺的暗沉綠葉，葉形有點細而狹窄，中肋骨大多是白色的。花站在莖的頂部，分叉成許多長穗狀花瓣，像天芥菜一樣低頭或彎下，大部分全部朝同一側開放，是長而空心的花，邊緣有點向上彎曲，完全綻放時為偏紫的紫羅蘭色，但是當它們在花苞狀態時較偏紅色，腐爛和枯萎時也是；在某些地方，顏色為淡紫色，中間有長而尖的凸出物，頂部有羽冠或分叉。

花落後，種子逐漸成熟，偏黑，變得彎而尖，有點像毒蛇的頭。根在接近播種期時會有些粗大，略帶黑色，毛茸茸，在冬天會枯死。

還有另一種，與前一種幾乎沒有什麼不同，只是它開白花。

生長地 第一種幾乎到處都有野生的。開著白花的品種在薩塞克斯郡雷威斯的城牆周圍可見。

生長期 在夏天開花，種子在開花後很快就成熟了。

藥性及主司星辰 它是非常美麗的太陽藥草；可惜的是，它已不再被使用了。這是治毒蛇和所有其他有毒生物咬傷的一種特效藥；還可以抵抗毒藥或毒草。迪奧科里斯和其他人都說，任何人在被咬之前就服用此藥草或根部，便不會受到蛇毒的傷害。

它的根部或種子被認為是舒緩心臟最有效的藥方，且可以解憂傷以及沒來由的憂鬱。

它可以緩和血液，並緩解瘧熱發作。

種子放到酒中喝下，可增加女性泌乳。

還可以採取同樣的方法來減輕腰部、背部和腎臟的疼痛。

開花時期的藥草蒸餾水——或它的主要濃縮液，內服或外用都可以，能治療上述各種痛苦不適。

以此製成的糖漿非常有效，可以使心臟獲得舒緩，消除悲傷和憂鬱。

桂竹香

（參見286頁）

Wall Flowers

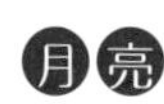

人工植栽的品種大家都知曉，無須描述。

形貌 常見的單瓣桂竹香在國外是野生的，有各種小而狹長的深綠色葉子，無序地排列在淡白色木質的小圓莖上。莖的頂部有許多單瓣黃花，一朵疊一朵，每朵有四瓣，散發著非常甜美的香氣；之後產生長莢，內有帶紅色的種子。根是白色的，堅硬而有絲。

生長地 生長在教堂的牆壁上、許多房屋的舊牆及其他不同的石牆上。另一類僅可見於花園中。

生長期 所有單瓣品種都在秋天結束時開花多次。如果冬季溫和，那麼整個冬季都持續著，尤其是在二、三、四月，直到春季暖熱的時候才萎弱。但是，儘管有時很早就開花，而在某些地方卻很晚才開始。

至於重瓣的品種，它終年都不會以上述的方式開花。

藥性及主司星辰 月亮藥草。蓋倫在他的第七本單方草藥書中說，黃色的桂竹香比其他任何品種都更有效，因此在醫學上更有用。它可以淨化血液，去除肝臟與腰子的阻塞，促進婦女月經，排出胎盤和死胎；可治子宮及脾臟的硬化和疼痛，抑制發炎與腫脹，舒緩並增強任何虛弱或脫臼的部位；有助於清潔眼睛上的霧氣或薄膜，並清潔口腔或任何其他部位的骯髒潰瘍，是痛風以及關節、筋骨各種疼痛的特效療法。

用花朵製成的蜜餞可用於中風和麻痺的治療。

核桃樹
The Wallnut Tree

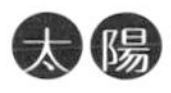

大家都知曉，無須描述。

生長期 它在葉子出來前很早就開花了，而且果實在九月成熟。

藥性及主司星辰 這也是太陽植物。當它們還是綠色，在有殼之前，就將它的果實收集起來，你將發現它們最具有藥效。樹的樹皮有很強的接合和乾燥效力，葉子的性質大致相同；但葉片較老時，性質達到第二級燥熱，並且比新鮮時更難消化，新鮮葉子由於其甜度而較為可口，並且在胃中的消化更好。與甜酒一起服用，會使腹部下沉，但是變老的葉子會使胃部不舒服。

在灼熱的身體中，會引起膽汁過多和頭痛，並且對咳嗽者有害。但對胃較冷的人傷害較小，據說可以殺死腹部或胃中的寬扁蟲。

如果與洋蔥、鹽和蜂蜜一起服用，它們可治毒蛇、瘋狗咬傷或任何猛野獸等的傳染性毒液。

凱亞斯・龐培（Caias Pompeius）推翻本都王國的國王密特里達提（Mithridates）之後，在其國庫中時發現了密特里達提的親筆手稿，其中記載了一種能抵禦任何毒藥或感染的藥物，配方如下：

取兩顆乾核桃和盡可能多的優質無花果，以及二十片芸香葉，與兩三顆粗鹽和二十顆杜松漿果混和後搗碎，每天早上空腹時服用，當天可免於中毒和感染的危險。
其綠色莢果的汁液和蜂蜜一起煮，對於口腔瘡痛或咽喉和胃部發炎發燙的人來說，是一種很好的含漱劑。
籽粒變老時會出更多油，因此不適合被食用，但此時可用來治療肌肉傷口、壞疽和癰。
變老的果仁燒過之後有非常強的固澀效力，會止住腹瀉和女人的月經，只要用紅酒浸泡過後服用即可；混和油和酒用來塗抹，可止掉髮，使髮色漂亮。綠色莢果以相同方式使用也可達相同效果。
將核果混和芸香和葡萄酒，搗碎後用來塗抹，可治扁桃腺炎。加一些蜂蜜搗碎後塗在耳朵上，可減輕耳朵的疼痛和發炎。將一塊綠色莢果放入蛀空牙齒中，可減輕疼痛。
在其葇荑花序掉落之前就採下，乾燥後磨粉，取一打蘭配白酒服用，可有效地幫助那些有子宮上浮困擾的人。
從核仁中榨取出的油非常有益，將它像杏仁油一樣內服，可以治腹痛，並能有效地排出脹氣。隨時可以取三十或六十克服用。
尚未成熟的鮮綠堅果糖漬保存後，對於胃虛弱或有腸胃不適的人很有用。半熟綠莢果的蒸餾液用於冷卻瘧熱效果很好，一次喝三十到六十克即可：如果取一些用於治疫病的瘡還可以抵抗瘟疫感染。相同的藥物用來沐浴也能冷卻新傷口和舊潰瘍的發熱，並治癒它們。
待綠色莢果成熟去殼後取其蒸餾液，加少許醋服用後對該部位是有益的——應在服用前打通血管。
上述藥液對於治療扁桃腺炎非常好，可用來漱口與沐浴，並且有效治療耳聾、耳鳴和其他耳朵病症。
五月底的嫩綠葉子取其蒸餾液，對結垢流膿的潰瘍和瘡可發揮特殊的療癒效果，可每天早晨用溼布或海綿蘸取擦拭該部位。

黃木樨草
Dyer's Weed

形貌 常見的種類長有成叢的繁多葉子，地面上的葉片狹長且平坦，呈深藍綠色，有點像菘藍（Woad），但沒有那麼大，還帶點皺褶，末端偏圓，初生的第一年都是這樣；第二年春天，從那裡冒出許多六十到九十公分高的圓莖，周圍纏著許多類似的葉子，但是較小，還長出了小枝。這些莖與枝頂部長著許多黃色的小花，花聚成為長長尖頭狀，隨後產生種子，種子又小又黑，封閉在頭部，頭的上部分成四個部分。
根長，白色，粗壯，經歷冬季而不死亡。在進入花期一段時間後，整株藥草轉變成黃色。

生長地 生長在路旁、潮溼的地面以及乾燥的地方到處都有，在田野和側邊小道的角落，有時甚至遍及整個田地。

在薩塞克斯郡和肯特郡，他們稱之為綠色雜草（Green Weed）。

生長期 在六月開花。

藥性及主司星辰 馬提歐利說，其根部可治頑固黏痰，消解溼冷痰液，減少劣質體液，溶去腫瘤並打通阻塞。

有些人高度讚揚它可對抗有毒生物咬傷，只要內服並外敷到受傷的地方即可。還可治瘟疫或鼠疫。

英國某些郡縣的人們以往會搗碎此藥草，然後將其放在手或腿上割傷受創的地方來治療它們。

小麥
Wheat

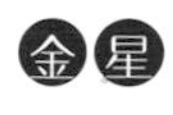

它的所有品種幾乎大家都知曉，無須描述。

藥性及主司星辰 在金星之下。迪奧科里斯說，吃綠色小麥的穀粒對胃有害，並且會滋生蠕蟲。普林尼說，小麥穀粒在鐵鍋上煎烤後食用，可迅速救治對那些著涼受寒的人。

小麥放在兩塊厚鐵板或加熱的銅板之間所榨取的油，趁溫熱外用，可治所有的皮疹和輪癬。蓋倫則說，他知道這樣的做法已經治好了許多人。

馬提歐利建議將其放入蝕空的潰瘍中進行治療，這對於手腳刀傷和使粗糙皮膚變光滑很好用。

小麥的青綠穀粒經咀嚼後，塗在被瘋狗咬傷的地方，便可使傷口痊癒。幾片用紅玫瑰水浸泡過的小麥麵包，敷在發熱、發紅、發炎或充血的眼睛上，對它們有幫助。不時用熱小麥麵包敷一小時，連續三天，即可完美治癒喉嚨中常被稱為國王之惡的結核。小麥麵粉與莨菪汁液混合後放置在關節處，可抑制體液流到關節。

普林尼說，將上述小麥粉放進醋裡滾煮，可治抽筋。而與醋混合在一起煮，也可治臉上各種雀斑、斑點和面皰。

小麥粉與雞蛋黃、蜂蜜、松脂混合，可以吸出、清潔並治癒任何癤瘡、瘟疫、痛瘡或發臭的潰瘍。

將小麥粉的麩皮浸入極酸的醋中，然後用亞麻布包捆起來，用來摩擦有皮屑脫落、瘢塊、疥癬或痲瘋疹的部位，可消除它們，但首先要對身體進行充分的排毒準備。

小麥或大麥麩皮煮的湯劑用於沐浴那些因疝氣破裂的地方很好。

麩皮用醋煮沸，塗在腫脹的乳房上，對它們會有幫助，並能抑制所有炎症。它也有助於治療蛇咬（我認為應該是指英國蝰蛇）和所有其他有毒生物咬傷。

小麥葉磨粉後加一些鹽用來外敷，可以去除硬皮、疣瘤和筋肉的硬結塊。

將小麥薄餅放入水中後喝下，可以止腹瀉和血痢，內服和外敷施用於兒童的疝氣病症也有益。用開水煮至濃稠成漿後服用，可治吐血。與薄荷和奶油同煮，可以醫治嗓子嘶啞。

柳樹
The Willow Tree

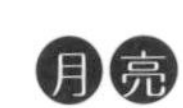

大家都知曉，無須描述。在此謹向你說明其醫療用途。

藥性及主司星辰 月亮植物。葉子、樹皮和種子都可用來為傷口止血，以及止住口鼻處的出血、嘔血、男性或女性的血液流失，如果喝了它們在酒中煎煮的藥湯，可使嘔吐和反胃停止。它還有助於避免稀薄、熱性、刺激性的鹽質蒸氣從頭部流到肺部，因而導致肺癆。

葉子搗碎後混和一些胡椒粉，與酒一起服用後，可治脹氣腹痛。葉子搗碎後在酒中煮沸，服用後可抑制男人或女人的欲火，如果長期使用，則可將其熄滅；種子也具有相同的作用。

柳樹開花時，將樹皮縱切開並以合適的器皿盛裝，可從柳樹上收集到一種水，對於眼睛發紅和視線模糊或眼睛上生薄膜的治療非常有用，也能阻止黏液流到眼睛。飲用之則能利尿，治好滯尿；可清除臉部和皮膚上的斑點和變色。

蓋倫說，其花朵乾燥體液的藥性令人讚賞，是一種沒有任何刺激性或腐蝕力的藥物；你可以將它在白葡萄酒中煮沸，然後盡可能多喝，只要不喝醉就行。如果以上述方式使用，樹皮也具有相同的效果，儘管並非總是開花，但至少樹總是有樹皮可用。

將樹皮燒成的灰燼與醋混合在一起，可消除疣、雞眼和肉贅，只要施用於該部位即可。

葉子或樹皮在酒中煮的湯劑用來淨洗，可除脫皮和頭皮屑。

這是很好的清爽樹種，樹枝很容易取得，可放在發燒的病人房間裡。

菘藍 （參見286頁）
Woad

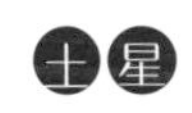

形貌 它散布著許多長而稍寬的大葉片，像較大株的車前草，但是更大且更厚，偏綠又略帶藍色。從葉子間往上長出飽滿多汁的莖梗，高九十到一百二十公分，上面長有許多葉子。莖向上生長得愈高，葉子就愈小。頂部開展出許多分枝，末端有非常漂亮的黃色小花，當它們像田野間的其他花朵一樣消逝後，就會出現果莢，長而有些平坦，外形像舌頭，它們是黑色的，向下懸掛擺動著。這些果莢中所含的種子若稍微咀嚼的話會呈現出蔚藍色澤。根部為白色且長。

生長地 人們為了收益將它播種在田間，而播種者每年可收割三遍。

生長期 在六月開花，但要等很長一段時間種子才成熟。

藥性及主司星辰 乾冷的土星植物。有些人肯定這種植物對蜜蜂具有殺傷力，如果真是如此的話，我無能為力。但我寧可認為，除非蜜蜂與其他生物相反，否則是菘藍使牠們受傷害是違背常理的，因為這種藥草異常乾燥而具有收束力。但是，如果有任何蜜蜂因為菘藍而患病，可以對牠們施用尿液，但要將尿液倒在容器中，並在其中放軟木塞，使牠不會溺死，這就是治癒蜜蜂可以採取的補救措施。

這種藥草是如此乾燥和且黏著，不適合內服。用它製成的藥膏可止血。

由菘藍製成的糊劑施用到身體左側的脾臟區域上，可消除其硬塊和疼痛感。

該藥膏用在潮溼多水的潰瘍上非常好，可消除腐蝕性體液；它還可以消炎，平息麥角中毒，並抑制血液逸流到身體的任何部位。

五葉地錦 （參見286頁）
Woodbine

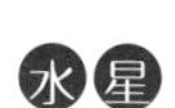

這種植物實在太普遍了，只要是有眼睛的人都曉得，而眼盲的人也無法讀說明描述。

生長期 在六月時開花，而果實會在八月成熟。

藥性及主司星辰 因襲傳統的慣例就等於走向接連的錯誤，變得厭憎真理，對愚蠢投懷送抱。那些舊習教導普通百姓在漱口水中使用這種植物的葉子或花朵，而且由於時間長了，這觀念在庶民們的腦中已經根深蒂固，用榔頭敲也打不掉了。所有的漱口水都應是涼冷而乾燥的，但是五葉地錦有清潔、耗蝕和消解的特性，因此適合用於治發炎；這是理性思維所得。

再次請你離開思辨一會兒，然後來看看真正有學問的實證體驗所得。取一片葉子放在嘴裡咀嚼，你會很快發現，比起治療口腔，它反而更容易引起口腔和喉嚨的疼痛。那麼，如果這用於口腔不好，那有什麼用途呢？這對某物必是有好處的，因為上帝與大自然不會白費其創造之力。

這是水星植物，適合治療肺部症狀；巨蟹座對它有主導力；它與獅子座並不對立；如果肺部因木星而感染不適，此藥草正是你所需要的。

每位女士的家中都應該備有由其花朵製成的蜜餞，就我所知，要治療哮喘沒有比這更好的藥方了；此外，它可以消除脾臟的惡疾，刺激排尿，使難產婦女迅速分娩，醫治抽筋、抽搐和麻痺症狀，以及無論是寒冷還是阻塞導致的身體不適。

如果你希望將其用來做為藥膏外敷，它也能清除你的皮膚上的斑點、雀斑和曬傷，或其他任何變色情況，女士們就喜歡它。

學者們說，花朵的作用比葉子更大，這是事實，不過他們表示，其種子是效力最微弱的。但是理性告訴我，每顆種子都含有一種生機勃勃的精魂，使它長大變得像此植物一樣。經驗實證讓我知道，種子蘊含的熱能比植物任何其他部分的熱能都大；而且，那種熱能是動力之母。

苦艾 （參見286頁）
Wormwood

火星

我們熟悉的苦艾草有三種。有一種我不描述，這裡將描述另一種，第三種則是介紹的重點。我不介意從最後一種開始。

海艾草（Sea Wormwood）

海艾草的名字與它的優點一樣多，有位教皇最後一時興起，稱它做聖艾草（Holy Wormwood）。實際上，我認為，他們給予此藥草如此高的評價，導致它們變得益發稀罕。婦女常將這種艾草的種子給孩子服用來除體內蠕蟲。在英國生長的所有艾草中，這是最弱的一種，但是醫生們稱讚它，而藥劑師販售它，前者須維持名聲，後者想要賺錢，事情就這麼運作。

請容我訴諸理性衡量其優劣，然後可知：在驅除兒童或成年人體內蠕蟲的效力方面，普通艾草的種子比這種的更優越；在這些艾草之間，有些藥性較弱，而海艾草是最弱的，或許也因此最適合虛弱體質使用，身體強壯的人請服用一般艾草，因為另一種沒多大幫助。此外，有許多人生活在海邊，海艾草就生長在那附近，因此更適合他們的身體，因為是被相同的風土滋養的。

它該得的稱讚應是：它是最弱的，因此對於較弱的身體最合適，對那些生活在它附近的人比那些遠離它的更合適。我的理由是，海洋散發出的氣味與土地不一樣。上帝的慈悲遍及一切受造的，祂永恆的天意，在海邊種下了海艾草，做為附近居民的良藥。

最後要說，凡是了解自然界一些道理的人都曉得，肝臟喜歡甜味，既然這樣，它便是討厭苦味。如果你的肝臟虛弱，那麼與它的敵人聯合起來對它造成困擾，就不是最明智的方法。

若肝臟疲弱，虛勞隨之而來，試問其因？因為人的肉體是靠著血液修復的，而此作用將血化為肉。肝臟造血，若肝虛弱而造血不足，肉體便會耗損；為何血肉需時時更替呢？因為永恆的上帝在創造萬物時就使一物不斷地依賴另一物。為什麼會這樣呢？因為神是恆久的；為了教導我們不應將感情執著於短暫的事物上，而要專注於永恆之事。因此，如果肝臟虛弱，不能充分產生血液，海艾草——艾草中最弱的一種，是效果最好的，勝過所有藥草。我想我已經夠細心辨明了。

形貌 它從土地中冒出，從一個根部長出許多木質、帶毛的圓莖。高一百十公分，或者至少九十公分。葉子縱軸長，狹窄，白色，略帶蒼灰，外型類似青蒿（Southernwood），只是更寬和更長。因為生長在鹽水附近，口味較偏鹹而非苦。在莖節處長著葉子，頂部開著黃色的小花；根埋得深，木質。

生長地 在英國海邊很常見。

普通艾草

我就不描述了，因為每個會吃雞蛋的男孩都曉得。

羅馬艾草（Roman Wormwood）

它在英格蘭很普遍，為什麼叫羅馬呢？之所以這樣稱呼，是因為它可治口臭——這是羅馬人無法擺脫的毛病。

形貌 其莖稈柔軟，比普通的艾草短至少三十公分。葉子比一般苦艾有更細的缺刻和裂片，但是葉子更小。葉子和莖都是蒼白的，花是淡黃色的。除了尺寸較小外，它完全就像普通的艾草。在味道上，它不是那麼苦。聞起來辛辣。

生長地 生長在純天然無人煙的山頂上（似乎令人嚮往），但通常是栽種在園中以供倫敦藥劑師取用。

生長期 所有的苦艾通常在八月開花，有時早些，有時晚些。

藥性及主司星辰 請讀者們容許我在此表示一點批評，我必須離題一下。苦艾是火星藥草，如果蓬塔諾（Pontanus）持不同的意見，那就是他弄錯了。以下為我的論證：

性喜生長在有火星特質地區的便屬於火星植物，而苦艾傾向生長在這種火星屬性的場所（在鄰近鍛造鋪和鋼鐵廠的地方，你可以採集到一整車這種藥草），因此，它是一種火星藥草。屬於一級燥熱，也就是說，熱度剛剛好就像血液一樣，沒有比較熱。它可藉著交感作用醫治膽汁液對身體造成的傷害，通過反感作用則可救治金星和她那任性小男孩引起的身體不適。

它還有其他作用，能為身體清除膽汁（誰敢說火星沒有好處），利尿，治療腹部腫脹或暴食過量。也能引起食欲，因為火星主掌人的吸收力，若要治黃疸，太陽底下從來沒有這更好的藥草。

人們為什麼要對火星如此大肆譴責呢（或者是土星？），難道上帝會刻意為祂的受造物製造苦難？這種藥草證明了，火星願意治癒祂引起的所有疾病。

事實上，火星厭惡懦夫，也不愛抑鬱而愚蠢的人，我也是如此。

取苦艾、迷迭香和黑刺李的花朵，每種

花的量都相等，番紅花取前述的一半量，倒入萊茵酒中滾煮，但等到幾乎沸騰後再將番紅花放入。卡梅拉流士在他的著作《霍圖斯醫療學》（Hortus Medicus）中指出，這是保持人體健康的做法，是相當好的方法。

除此之外，艾草還會刺激排出經血。我願意教占星家醫療之術（如果我知道該怎麼做），因為他們最適合擔負此天職。如果你不相信，請問問希波克拉底博士和蓋倫博士，以及幾位醫師們未必好好追隨但會抬出來說嘴的大人物。

我要以這種藥草為人說明規範原則，給醫術學子們約略的概念：我的弟兄們，占星家因此能見微知著，至於學院派的醫師們，他們過於莊重死板而難以共事，或者太高傲而不能持續下去；他們說老鼠由月亮主管，那就是為什麼牠們在夜間覓食。月亮的宮位處於巨蟹座；大鼠與小鼠具有相同的性質，只不過體型較大，火星在巨蟹座落入弱勢，因此，艾草成了火星藥草，是對治大小老鼠咬傷可迅速見效的治療方法。蘑菇是土星植物（而與另一種一起食用，它們造成的危害與帶來的好處一樣多），如果有人誤食中毒了，火星藥草苦艾可治癒他，因為火星在土星的宮位摩羯座中擢升，通過交感作用來治療，就像它通過反感來達到相反效果一樣。丘疹、腫塊、烏青斑點——無論是瘀傷還是撞擊造成的，艾草這種火星藥草皆可治療，因為火星（祂叫人厭憎，也令人喜愛）不會傷害你的頭，而是上天賜予你好用的膏藥糊。如果祂的作用是教你認識自己，那麼其恩惠是大於侵害的。

行星之間最大的反感作用產生在火星和金星之間：一熱一冷，前者屬於白晝，後者屬於黑夜；一個乾燥，另一個溼潤；祂們的居所是相對的，一個是男性，另一個是女性；一個是公眾的，另一個私密的；一個是勇猛的，另一個是嬌柔的；一個愛好光明，另一者則厭惡之；一個嚮往田野，另一個留戀床第。

喉嚨由金星主掌，扁桃腺炎好發於喉嚨，是此部位的發炎症狀；金星主司咽喉（處於金牛座之下）。火星可以其藥草（苦艾為其中之一）掃除所有咽喉部位疾病，將它們驅逐至九霄雲外不復返，這靠的便是反感作用。

眼睛由發光天體掌管。太陽主司男人的右眼和女人的左眼；男人的左眼和女人的右眼則由月亮主掌，火星藥草苦艾對兩者皆有療效。對屬於太陽的部位是透過交感作用，因為火星在太陽位置升高，但是對於月亮主司的部位則藉由反感作用，因為祂在月亮處已經下落。假設一個人被黃蜂、大黃蜂、蠍子這類的火星屬性生物咬傷或叮到，屬於火星的艾草能夠很快地治好他；火星雖然暴躁，卻已知寬容，忽略你對祂的詆毀惡言，並透過我的筆告訴你，祂不會帶給你痛苦，反而給了你的藥方療法；你毋須向阿波羅或埃斯丘勒匹厄斯（Æsculapius）求助；若是祂真像你描述的那樣火爆，祂早該怒而拔劍，冷眼看著眾人身上那些祂惡行所造的病情，而不是施展祂的美德。永恆的上帝造火星時，是為了公共利益創造祂，而世人在世界的另一端也應知道這一點。

天上只有一顆火星。你若說火星是破壞者，那麼試試將少量艾草與墨水混合，用來書寫，老鼠不會去碰那張沾墨的紙，此時火星就是保護者了。

占星家認為火星會引起疥癬和瘙癢，而少女們會對祂發火，因為縱情肆意的金星讓她們以為，火星使其皮膚出狀況而變醜。但是，火星曰：「吾唯願她們了解自己；我的藥草苦艾能使其恢復往昔之美麗，我的效力不遜於對面的金星。」誰才是罪大惡極的呢？是那奪走人天生之美麗，又知道如何使之恢復的火星？還是教導那一票放縱小姑娘往臉上塗脂施粉的金星？

如果本命星盤上的火星位於處女座的位置，據說會造成腹絞痛（上帝的安排真令人無法為人類的智商感到驕傲）。處於處女座中的火星並沒有以腹絞痛造成任何人痛苦，有病痛的都是些不了解自己的人（對自己夠了解的人，或許很容易就能洞悉這整個世界）。苦艾，一種火星藥草，能迅速治好腹絞痛。

我曾經造訪倫敦塔宮殿，見到了其中的衣櫥，裡面有相當多漂亮的衣服，雖然它們看起來華美鮮麗，但我想它們可能會遭到蠹蛾蛀蝕；蠹蛾為火星主司；將艾草放在絲布織品之間，可使蠹蛾不願再混入其中，就像獅子不與小鼠為伍，或飛鷹不與蒼蠅混在一起。

讀到且讀懂此文的人，已獲得比鑽石更有價值的珍寶，讀不懂的人則不適合施藥行醫。這段文中蘊藏開啟醫藥寶櫃的鑰匙（如果用明智的手轉動）。我已經盡我所能地將它表達得平易好懂，不僅是關於艾草的描寫，還包括所有的植物、樹木和藥草。無法理解者（我認為）不適合行醫。

西洋蓍草 （參見286頁）
Yarrow

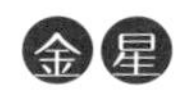

可稱鼻血草（Nose Bleed）、千葉蓍（Milfoil）與千葉鋸草（Thousand Leal）。

形貌 它有許多長葉散布在地上，有很細的缺刻，形成許多小裂片。花是白色的，但並非完全為白色，頭狀花序，留在許多從葉子之間升起的綠色莖上。

生長地 在所有牧場中都很常見。

生長期 開花得很晚，甚至在八月下旬才開花。

藥性及主司星辰 在金星的影響下。其藥膏可以治癒傷口，最適合發炎之類的症狀，是金星女神的藥草。

用白葡萄酒煮湯後喝下，可使女性月經停止，也止血痢；藥膏不僅對新傷口有益，也治潰瘍和瘻管——尤其是潮溼的潰瘍和瘻管。

用其湯劑浸洗頭部可治掉髮；內服有助於維持胃部的機能。它可治男人的淋病和女人的白帶，並幫助留不住體內水分的人。咀嚼其葉子可減輕牙齒痠痛，綜合以上這些藥性，可知此草性質為乾燥和收合。

阿基里斯被認為是將這種藥草的醫療用途傳予後世的第一人而他是從人馬奇戎這位大師那兒習得的，而且此草確定是非常有益於治抽筋的藥草，因此被稱為Militaris（拉丁文，指軍隊）。

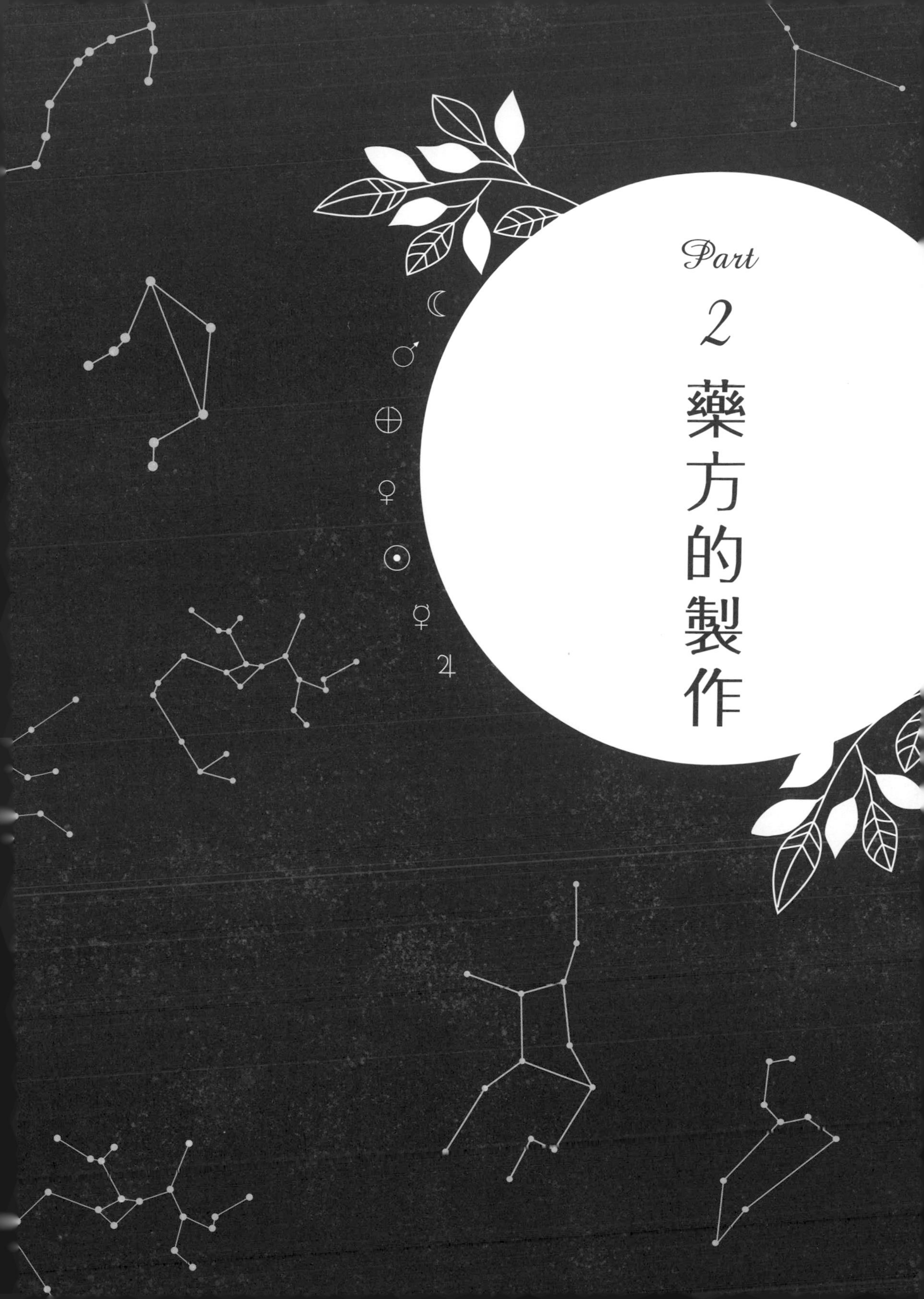

Part 2 藥方的製作

單方藥草及其汁液的採集、乾燥與保存

在本書許多處已向你許諾過，將說明用草莖、根部、花朵等製成糖漿、蜜餞、精油、軟膏等物的方法。

有了這些製品後，便可備好，在無法取得藥草時使用。

為了使這項工作更有條理，我將製作說明並將此部分分為兩個主要章節，每個章節又分成幾大類分。

別說明如下：

草葉

1. 關於葉子，只能選擇綠色的和汁液飽滿的；請仔細挑揀，任何凋落的部分都要丟棄，因為它們會使其他葉子腐爛：如此處理的藥草，一把便勝過你向草藥商買十把。
2. 注意藥草容易在哪些地方生長，並從該處採集；長在陰影中的藥水蘇遠勝於生長在陽光下的藥水蘇，因為它性喜陰暗處。所以，易生於水邊的草，就應在水域附近收集——儘管你可能會驚喜地發現在乾燥地面也可見其中的一些。你可在本書讀到每種藥草本性易生長的地點。
3. 會成長而播種的藥草，在開花後的品質不如花期之前好（除了少數例外，幾乎不會使用這種植物的葉子），如果因為不懂而不會分辨，或者一時疏忽忘了，在這種情況下，你最好先取頂部和花朵，然後再取葉子。
4. 如醫生所說，藥草必須在陽光下曝曬而不是在陰涼處風乾。因為太陽會把藥草的藥性吸走，那麼依照同樣的道理，它對乾草也有類似的作用。然而，每個鄉下農民都能憑經驗，將這種說法駁斥得一文不值。
5. 我建議優秀的占星術士，在使用藥草前，等待支配藥草的行星進入角宮，形成的合軸愈強愈好。如果可以的話，對於土星藥草，就讓土星處於上升點；對於火星藥草，讓火星在中天頂中，因為它們喜歡所屬行星處於那些宮位；讓月亮以良好的角度配合它們，不要讓她出現在相沖互剋者的宮位。如果你無法一直等到她能配合它們，那麼就等她能配合相同元素星座的行星；如果你也等不到那時候，那就讓她搭配有著它們性質的恆星吧！

6. 充分乾燥後，將它們放在牛皮紙中，像麻袋一樣將紙袋縫起來，並且不要用力，輕輕按壓，將它們放在靠近火源的乾燥處。
7. 至於乾藥草能存放多久，無法給出準確客觀的時間，讓學者專家們愛怎麼說就怎麼說吧。我的理由是：
   (1)生長在乾燥地區的藥草，保存狀態要比長在潮溼地區的好。
   (2)汁液飽滿的藥草無法保存得像較乾的草那樣久。
   (3)充分乾燥的藥草能比乾燥未完全的保存更長時間。但是，你可以藉由顏色或氣味的消失，察知它們什麼時候變質腐壞。如果腐壞了，理智就會告訴你，服用它們必會損害身體。
   (4)請在其主司行星的時辰採集。

花朵

1. 花是植物之精華，在醫學上的用途可不少，它每年都長出來，應該在它盛放時就採收。
2. 至於收集的時間，正如在上一單元中向你介紹的那樣，請觀察行星時間及藥草所屬的行星。若在白天，就在太陽照射它們時，這樣它們可能會變乾；因為，如果在潮溼或有露水時收集花朵或藥草，它們將難以保存。
3. 如前所述，將它們在陽光下曬乾，然後封於紙袋中放在火源旁。
4. 只要顏色和氣味依舊留存著，其品質就是好的。若兩者中任何一個消失了，其藥性也就消失了。

種子

1. 種子是植物的一部分，具有驅動發芽、產生同種類生物的生命力，種子內包含了整株植物的潛能。
2. 至於採集地，就從它們習於生長的地方收集。
3. 等它們完全成熟時再採。別忘了前面提到的天體和諧，因為我從經驗中發現，在星相完美時採集藥草，其優點是其他時刻所得的兩倍：「太陽下的每件事物都有其指定的時間。」
4. 收集好後，在鋪好它們之前先將它們弄乾一點，但只能在陽光下曬一會兒。
5. 你不必像前述那樣，小心地將它們保持在火源附近，因為種子充滿了生命精力，因此也不易腐化。
6. 至於存放期限，它們很顯然能保存

許多年。然而，第一年的品質是最好的，關於這點，我有很好的論證：它們在播種的第一年生長得最快，可見是處於最佳狀態，而且很容易每年更新一次。

根部

1. 根，要選既未腐爛也無蟲蝕，而且味道、顏色和氣味都是恰當的；軟硬也要適中。
2. 請允許我對流俗庸見稍加批評，那些看法認為，樹汁在秋天落入樹根，在春季又上升，就如同人們在晚上睡覺，在早上起床。
   這種無聊的不實言論不僅庸俗下人深信之，就連學識淵博的人也是如此，以至於人們無法理性地將其逐出腦袋。
   希望這樣無可救藥的人回答我以下質疑：如果樹汁在葉落時節掉入根部，且整個冬季都留在那裡，那麼根部便只能在冬天生長。但是，就我們的經驗所知，根部並不會像那樣在冬天生長，而只會在夏天長出，因此，如果你在春天播下一顆蘋果種子，你會發現其根部在夏天長得相當大，而且來年春天時它並未更大一點。樹汁在那段時期一直在根部做什麼？撿草梗？這真是奇爛無比的想法。
3. 真實情況是，當太陽從北迴歸線落下時，樹的汁液開始在根部和樹枝中凝聚；當太陽接觸到南迴歸線，並朝我們上升時，樹汁與凝聚的情況類似，又開始逐漸稀薄。由此循環持續著。
4. 採集根部的時節，氣候愈乾燥愈好，因為其排泄的水分較少。
5. 處理柔軟的根部，最好的方法是在陽光下曝曬，或者將它們綁線掛在煙囪的一角上。堅硬的根部則可以放在任何地方乾燥。
6. 比起較小的根部，較大的根能保存較久，而大多數人會存放一年。
7. 若採到的根太軟，讓它們靠近火堆是最佳方法，並應持續遵循此通則。如果在冬季，你發現任何根部、藥草或花朵開始變溼，那麼多數情況下你應該用非常柔和的文火烘乾（最好一個月察看它們一次）；或者，如果方便的話，就讓它們保持靠近火源，可較省事。
8. 像歐芹、茴香、車前草這類尋常可得的植物根部就毋庸乾燥備用，只須在需要時去採收便可。

外皮

1. 行醫時使用的植物皮層有以下種類：果皮、根皮、枝幹樹皮。
2. 如橙子、檸檬等果實，應趁完全成

熟時取其皮。但是由於本書不處理外來植物，因此略過它們。

3. 如果是橡樹之類的樹木，樹皮最好在春季收集，因為此時它們較容易脫落，同時，也可以將它們晾乾，以備不時之需。但最好的方式是有需要的當下再去採集樹皮。
4. 至於根皮，可如以下方式處理取得。取其中帶有瓤髓的這類藥草的根，如歐芹、茴香等，將它們從中間縱切，然後取出瓤髓（很容易就能做到），剩下的部分就被稱為樹皮（儘管不太適切），只能拿此部分來使用。

汁液

1. 汁液應在藥草幼嫩時從中榨出，從一些草和植株的莖和嫩頂中抽出，也可取自一些花。
2. 採集完藥草後，若其非常乾（如若不然，汁液就不值錢了），而要保留其汁液，就要用木杵在石臼中將其充分搗碎，然後放入帆布袋（我的意思是藥草，而不是杵臼），因為它只會產生很少的汁液，用壓榨機用力壓，然後取得汁液，並使其澄清。
3. 使其澄清的方式：將汁液放入小瓦罐或煎鍋或類似的東西，置於火上；當浮渣出現時就撈掉；擺在火上，直到不再出現浮渣為止；汁液澄清後，將沒有用的渣滓扔掉。
4. 這樣澄清之後，有兩種方法可以保存它一整年。

⑴冷卻後，倒進玻璃杯中，並在其上倒油覆蓋它，油的量必須達到兩指寬；油會在頂部流動，因此注意不要讓空氣滲入使其腐敗。當你打算使用它時，將其倒入小湯碗，如果有油一同流出來，你可以用勺子將其撈除，並不難，然後將不用的汁液再次倒入玻璃杯中，它會迅速沉到油底下。這是第一種方式。

⑵第二種方法稍微困難，但通常會以這種方式保存果實汁液。澄清後，將其放在火上煮沸，直到（冷卻）如蜂蜜般黏稠；此物最常用於治口腔疾病，被稱為Roba和Saba。因此，第一部分便到此為止，接下來為第二部分。

Chapter 2

複方藥劑的製作與保存

蒸餾液

在前章文中，我們已經談過依藥草自身性質製成藥物，儘管這樣的稱呼並不合適，但一般作者還是取其俗稱「單純製劑」。事實上，沒有什麼是單一而純粹的元素，萬物都由不同元素組合而成。現在我們來處理人工製劑，依其形式（因為我們總得從某處開始），我們先說明蒸餾液，理由為：

1. 這是從草葉、花朵、果實和根部中蒸餾出來的水。
2. 這裡談的並非烈酒，而是涼冷的液體，像是扮演蓋倫的角色，而非帕拉塞爾蘇斯。
3. 應在藥草生命力最旺盛時進行蒸餾，對於花朵也應如此。
4. 人們用粗糙的方法蒸餾，是因為他們不知道更好的方法，所以仍然用錫製蒸餾器。儘管蒸餾液是人造藥物中效力最弱的一種，若未與其他藥物混合，幾乎沒有好處，但是以沙子蒸餾所得的藥水能增加幾分強度。只是，若我認為以沙子蒸餾的方法是可能的話，我會嘗試進一步為你說明。
5. 蒸餾出水後，將其倒入玻璃杯中，並為玻璃杯蓋上滿是刺破小孔的紙，讓廢渣受熱蒸氣排出，若未將它們排除，會導致蒸餾水中出現沉澱物，它將使蒸餾液腐敗。然後將其封閉，保留以備使用。
6. 用軟木塞堵住蒸餾液會使它發霉，如果紙張碰到水也會發霉。最好用氣囊塞住，先將氣囊泡過水，然後包在玻璃杯的頂部。

錫製器具所得的蒸餾冷液（如果保存得當）可保存一年；在沙子中蒸餾的，因為強度為兩倍，所以保存期限也是兩倍長。

糖漿

1. 糖漿是一種液態藥物，包含了浸泡

液、湯劑和植物汁液。而且⑴更加美味。⑵更易於保存：但要將一定量的蜂蜜或糖（以下會提到）滾煮至新鮮蜂蜜的濃稠度。

2. 在第一項說明中可見到，這種藥劑可分三種，浸泡液製成的糖漿、湯劑製成的糖漿，以及植物汁液製成的糖漿，每一種我皆稍述一二。

⑴浸泡液製成的糖漿通常以花朵為原料，如玫瑰、紫羅蘭、桃花這類的花朵，一旦滾煮便失去了顏色和強度。以下為作法：

摘下花朵洗乾淨後，在每四百五十克花朵中加一・五升的水，可用泉水（全都一樣），再將它們煮沸。先將花放到有蓋的錫鍋中，將水倒入。然後蓋上鍋蓋，擺在火上，保持受熱十二個小時，之後將其過濾（對於像是大馬士革玫瑰糖漿、桃花糖漿等這類排毒糖漿而言，一般作法——實際上也是最好的方法，便是重複這種浸灌過程，在原本的泡劑中添加幾次鮮花，以增加其濃度）。過濾後，倒入錫盆或上釉的陶土碗中，然後在每品脫（一品脫約四百七十三毫升）泡劑中添加九百毫升剛在火上融化的糖，不需沸騰並撈掉浮渣，就能產生你所想要的糖漿。

⑵水煎製成的糖漿通常是由複合草本製成的，但也可將任何單一藥草製成糖漿：

將要製成糖漿的藥草、根部或花朵取一點，將其稍微搗碎，然後用適量的泉水煮沸；用來滾煮的水愈多，強度就愈弱。手抓一把的藥草或塊根搭配一品脫水，將其煮沸直至消耗掉一半的水，然後將其靜置直至幾乎變涼，再用羊毛布過濾，讓它緩緩流出，不用緊壓。在此湯液的每五百七十毫升中加四百五十克糖，然後在火上滾煮，直到變成糖漿為止。如果你不時撈一匙冷卻一下，就能判斷；滾煮時一邊撈掉浮渣，待其充分煮沸後，趁熱再次用羊毛布過濾，不要擠壓。這樣就可得到完美糖漿。

⑶汁液製成的糖漿通常是用汁液飽滿的藥草製成的，實際上，這種藥草比其他任何藥草都更適合以此方式製成糖漿。作法如下：

如前所述，在石臼中用木杵將草打碎，榨出汁液並使之澄清。然後把汁液煮沸直到蒸發掉大約四分之一的量。在每五百七十毫升中加四百五十克糖，煮沸後，像之前教過的那樣，用一塊羊毛布將其過濾，保存備用。

3. 如果你要使用很硬的根部製作糖

漿，例如歐芹、茴香和草根等等，當你搗碎它們後，讓它們泡在你打算用來滾煮它們的水中，這樣藥性就會更容易提取出來。

4. 將糖漿存放在玻璃杯或石鍋中，不要用軟木塞或氣囊塞住它們——除非你想將玻璃杯弄碎並讓糖漿流失，只要在開口纏上紙就好。
5. 如果製作得當，所有的糖漿都能保存一年，且品質皆優良。不過，浸泡液製成的糖漿最不耐久放。

朱莉普酒

1. 我猜朱莉普酒是在阿拉伯人研發出來的，我這樣推想是因為Julep是阿拉伯語。
2. 它僅代表一種宜人的藥水，生病需要幫助的人或健康而不願花錢來解渴的人使用它的情況十分浮濫。
3. 如今，它經常被用來——
   - 幫身體排毒預作準備。
   - 打通阻塞和毛孔。
   - 消解難除的體液。
   - 緩解犬瘟熱等。
4. 單一草本的朱莉普酒可這樣製作（因為複合草本在此項藥劑中沒什麼好說的）。取五百七十毫升有助於治癒體熱失調的藥草蒸餾水（前面有提供蒸餾水的作法）並在其中添加六十毫升可達到相同效果的糖漿；將它們混合在一起，想要時就可喝一小口。
5. 所有的朱莉普酒均為製好現用；因此，不須談論其保存期限了。

湯劑

1. 煎湯藥劑和糖漿的區別在於：糖漿可保存，湯劑都是煎好立刻服用。因為不管什麼時候，幾乎都不可能讓煎藥湯存放一週；若天氣炎熱，更是三、四天就壞掉了。
2. 湯劑可由葉子、根部、花朵、種子、果實或樹皮製成，有助於針對你所患疾病進行治療；製作方法與糖漿相同。
3. 用酒煮成的藥湯比用水煮的保存期限更長；如果要用湯劑來清洗尿道或打通阻塞，則最好用白葡萄酒代替水，因為它滲透力強。
4. 湯劑用於對付發生於人體通道——如胃、腸、腎、尿道和膀胱等處——的疾病最為有效，因為水煎劑比任何其他形式的藥物能更快地通過這些部位。
5. 如果加糖讓湯甜一些，或者依照需求加入適合的糖漿，會是很好的做法，也不會造成傷害。
6. 如果要將根部、藥草、花朵和種子放在湯裡一起煮，須先讓根部滾煮一會兒，因為根部能固鎖藥性的時間最長。然後依相同原理依次放入(1)樹皮(2)藥草(3)種子(4)花朵(5)香料（如果有的話，因為它們的藥性很快就會煮出來）。

7. 對於如無花果、榅桲籽、亞麻籽等這類沸騰後會使湯變黏稠的東西，最好的方法是在搗碎它們之後，就像包住小牛腦一樣，用亞麻布將它們綁起來後再滾煮。
8. 將所有湯劑保存在玻璃杯中，密封並放在涼爽的地方，可持續較長時間不變酸。

最後要說的是，通常每一次應給的劑量為六十、九十、一百二十或一百五十毫升，視患者年齡與體力、當時季節、藥物強度和疾病特性而定。

藥油

1. 我想，橄欖油常被稱為沙拉料理油，是因為熱愛此油的人常用它拌生菜沙拉一起食用。而根據蓋倫的說法，若將其從成熟的橄欖中壓榨出來，它就是中性溫和的，並且沒有任何一種性質超量。
2. 在各種藥用油中，有些是單方的，有些是複方的。
3. 單方藥油是果實或種子經過擠榨後產生的，例如甜杏仁油和苦杏仁油、亞麻籽油和油菜籽油等。
4. 複方油是由橄欖油加上其他單純油品製成的，可考慮藥草、花朵、根莖等的油。
5. 製作方法是這樣的：
將要製成油的藥草或花朵搗碎後放入土鍋中，然後每兩、三把的量要倒入五百七十毫升的油，用紙片覆蓋鍋子，在太陽炎熱期間，將其放在太陽下約兩週左右。
接著置於火上好好為之加熱，然後將藥草取出用力壓榨。在原本的油中添加更多藥草——用同樣方式將藥草（不是油）搗碎——像之前一樣將它們放在陽光下；重複的次數愈多，所得到的油藥性就愈強。
最後，若認為藥效夠強了，便可將藥草和油一起滾煮，直到汁液被蒸騰耗盡為止，可從它冒泡的情形判定確認——藥草會脆裂。然後趁熱過濾，並保存在石製或玻璃容器中以備使用。
6. 至於化學油（Chemical Oils），此處不予評論。
7. 這些藥油一般用於治療四肢疼痛、皮膚粗糙、瘙癢等情況。以及製成軟膏和藥糊。
8. 如果需要將藥油用於傷口或潰瘍處，請在六十毫升的油中溶解十五毫升的松脂，以火加熱便可快速溶解，油本身會刺激傷口，松脂能夠使之緩和。

乾藥糖劑

我只說明一種常見的製作方法。至於成分及分量，你可以在《400年占星藥草千芳》中找到它們，並視情況與自己喜好而定。

1. 為了能在需要時製作乾藥糖劑，家中必須時時存放著乾燥的藥草、根部、花朵、種子等。材料準備好並在家中晾乾，以便隨時能將它們打成粉末使用。
2. 最好保持完整而不是搗碎後存放；搗碎後，藥材容易失去效力——因為空氣很快就會滲透進去。
3. 如果在需要使用時藥材還不夠乾燥而不能打成粉末，請用溫和小火將其烘乾。
4. 將藥材搗碎後，以絲紗濾網過篩，以防乾藥糖劑中出現碎片。
5. 在三十克的粉末中加入九十毫升的澄清蜂蜜；我認為這個數量就足夠了。如果你希望增加或減少乾藥糖劑的量，請依需求調整比例。
6. 在研缽中將它們充分混合在一起，並記住，研磨愈久愈好，請盡量混合均勻。
7. 使蜂蜜澄清的方法如下：
   以適當的容器盛裝，放在火源上，加熱直到浮渣出現，除去浮渣後即為澄清蜂蜜。
8. 通常強心作用的乾藥糖劑開立劑量是半打蘭到兩打蘭，而排毒用的乾藥糖劑則會給十五克到三十克。
9. 保存在鍋中。
10. 服用乾藥糖劑的時間是早上空腹時，服用後需禁食一小時。或者晚飯後三、四個小時，睡前服用。

蜜餞

1. 蜜餞製作方式有兩種，一種是用藥草和鮮花製作而成，另一種則是使用果實。
2. 藥草和花朵的蜜餞這樣製作：
   若要製作如辣根菜（Scurvy Grass）、艾草、芸香等藥草的蜜餞，只要取葉子和嫩莖頂端（不然你可能捶到自己心臟跳出來都還無法將其硬莖搗碎），將它們打碎後秤重，然後以一比三的比例，在每四百五十克中添加一・三五公斤的糖，捶打得愈細小愈好。
3. 將刺檗、黑刺李（Sloe）等藥草的果實製成蜜餞：
   首先，將果實燙洗過，然後用果菜泥過濾篩網摩擦、濾出果肉（有需要的話，可以用勺子的背面來輔助），接著把這樣抽取的果肉，加上等重的糖——不可超過，放入錫製容器中，以炭火燒煮；上下攪拌，直到糖融化，就製成了蜜餞。

4. 這樣，你就知道製蜜餞的方法了；保存方式是放在土鍋裡。
5. 服用劑量通常是早上和晚上各一次（除非你需要排毒），每次一顆肉荳蔻的量。
6. 有些蜜餞可以保存多年，如玫瑰製成的；有的則只能保存一年，如琉璃苣、牛舌草、黃花九輪草這類的蜜餞。
7. 蜜餞製成不久，應留意其中的變化情況。每天檢視一次，並且攪拌一下；攪拌能使琉璃苣、牛舌草、艾草等蜜餞的藥效變得更優異。
8. 如果發現以下現象，你就知道蜜餞幾乎都被破壞了：你會在其上方表面發現有小孔洞的硬皮，彷彿已有蟲在該處蛀蝕。

醃漬物

漬物分成許多種，每一種的處理方式都有所不同，以下我們分別來談。

不同種類的漬物

以下這些可用糖漬保存：花朵、果實、根部、樹皮。

1. 花很少用於醃漬。印象中，除了黃花九輪草，我從未見過其他任何花朵漬物，而我幼年時，黃花九輪草的醃漬花朵在薩塞克斯郡是相當普遍的。作法如下：取一個的玻璃罐，先撒上一層糖粉，再撒上一層花，然後撒上另一層糖，再撒上另一層花，直到罐子裝滿為止。然後用紙捆包起來，過不了多久，便可獲得優質而美味的糖漬物。
2. 像榲桲這類果實有兩種保存式：

   ⑴先將它們用水煮沸，然後過篩打成漿。以同樣數量的糖加酒滾煮，即以大約四百五十克糖兌四百七十毫升的白酒比例煮成糖漿；在每四百五十毫升糖漿中添加一百二十克果泥，然後用小火煮沸，使糖漿達到適當濃度。判別濃度的方法是將其滴在盛食物的木盤上，如果夠濃稠，涼掉時它不會沾黏手指。

   ⑵醃漬果實的另一種方法：
   首先去皮，然後切成兩半，去除果核；將其在水中煮至柔軟，如果你知道牛肉煮多久才夠，你可能就知道果肉要煮到何時才算好。接著將水和等重的糖滾煮成糖漿，將糖漿放入鍋中，把煮過的果肉整塊放入，就此保存，直到有需要時取用。

3. 根的醃漬方式如下：
首先，將它們刮乾淨，要去除掉瓤髓（如果有的話，有些植物——像是海濱刺芹，根部沒有瓤髓）。正如之前在果實部分所說的那樣，先將它們放在水中煮至柔軟為止，然後照先前說明那樣，將煮根部的水滾煮成糖漿。之後將整個根部封存在糖漿中，直到需要時取用。

4. 至於樹皮，能夠用的材料就非常少，我記得的是柳橙、檸檬、柚子，以及核桃的外皮（是包覆於殼之外的皮膜，殼本身只會製成劣質的漬品）；這些是我所僅知的。

醃漬法

醃漬這些材料的方法人人見解不同，因為有些苦，有些性熱。學者說，味苦者須浸泡在溫水中，時常換水直到苦味消失。

但是我不喜歡這樣做，理由如下：我懷疑藥性是否會隨著苦味消失，如此一來它的優點也消失了。以下我將說一種常見做法。

首先，將它們整個煮軟，然後在煮它們的沸水中加入糖製成糖漿，將樹皮保存在糖漿中。

1. 將它們放在玻璃罐或上過釉的鍋中保存。
2. 如果不食用，花朵漬物可保存一年。根和樹皮則可放更久。
3. 這項藥物製法顯然起初是為了美食料理而發明的，但後來應用在醫學中的效果很好，因為——

⑴如此製成的藥物溫和，適合施用於胃部病弱、容易反胃作嘔的患者，其他藥物則容易刺激胃部。

⑵它們可以長時間保存而不腐壞。

舔舐劑、止咳露

1. 阿拉伯人稱之為Lohocks，希臘人喚做Eclegma，拉丁人叫它做Linctus，用簡單的英語表示，其實也就是供舌頭舔舐的東西，沒有別的意思。
2. 其外型比糖漿厚，而不如乾藥糖劑那麼稠。
3. 服用方式經常是搭配甘草根少量服用，然後緩緩嚥下。
4. 照以下方法便很容易製作。用舒胸藥草煮湯，將其過濾後，加入其重量兩倍的蜂蜜或糖，滾煮後即製成舔舐止咳露。如果你的痰多，用蜂蜜比糖更好，若加一點醋，效果也不錯。如果沒有此症狀，我認為糖要比蜂蜜好。
5. 保存在鍋罐中，可保存一年或更長時間。
6. 對於呼吸道粗糙、肺部發炎和潰瘍、呼吸困難、哮喘、咳嗽和體液滲流等症狀非常有用。

軟膏

1. 前輩作者們留給後代各式各樣製作

藥膏的方法，這裡我不一一列舉，僅摘錄最簡單的作法，最有益於對醫學一竅不通的民眾，因此我寫了以下說明：

將這些要製成軟膏的藥草、花朵或根搗碎，然後在搗碎的藥草中，每兩把的量就加入四百五十克乾燥的或從豬皮上剝除的豬油，用木杵在石臼中將它們好好地打碎攪拌在一起。然後將其放入石鍋中，用紙覆蓋它，放在陽光下或其他溫暖的地方；經過三、四或五天它就可能會融化。之後從石鍋中取出並稍微滾煮一會兒，趁熱過濾後放在壓榨機中用力擠壓。在這種油脂中添加和先前一樣多的碎藥草，和之前的作法一樣經歷相同時間後，再取出來滾煮。

如果你認為你的藥膏不夠濃，可重複做第三次和第四次，但我得提醒你，藥草汁愈豐富飽滿，藥膏效力就愈快增強。

最後一次滾煮時，須沸騰很久，直到藥草變乾脆，汁液蒸發消耗完，然後用力壓榨將其過濾，在約四百五十克藥膏中加入六十克松脂和等量的蠟——因為動物油脂和油都會刺激傷口。

2. 一般大眾都知道軟膏可保存在鍋罐中，且可放一年以上，有些可存放達兩年以上。

膏藥貼

1. 希臘人製作膏藥貼的成分來自諸多不同的單方草本，並將金屬加入其多數（如果不是全部的話）成分裡。膏藥的其餘成分為脂肪，希臘人將金屬磨細成粉末後，就能將之與脂肪混合在一起，再趁熱不斷上下攪動，以免其沉入底部。不斷攪拌直到它變硬，然後取出將它們翻折成一捲一捲，當需要使用時，再以火加熱融化。
2. 阿拉伯人也用油和動物脂肪來製作膏藥貼（不加入金屬），但不需要那麼長時間滾煮。
3. 希臘人的膏藥貼成分包括：金屬、礦石、各種泥土、糞便、蔬果汁、烈酒、種子、根部、藥草、生物排泄物、蠟、松香、樹膠。

溼敷糊劑

1. 此劑在拉丁文稱為Cataplasmata，而英語稱之為Cataplasm就好了，畢竟是很晦澀拗口的拉丁詞；這確實是一種催熟瘡皰很好用的藥品。
2. 由適合治療某種疾患、某傷病部位的藥草和根部製成，切成小塊，在水中煮到近乎果凍狀，然後加入一點人麥粉或羽扇豆粉，再加些油或未精製的甜板油（我認為後者更好），將其在布上抹開，敷於傷痛部位。

3. 其用途是止痛、消炎、使瘡皰破裂、溶解硬塊、減輕脾氣、消解體液與消腫。
4. 我懇求你留意以下這點。使用具有療效的膏藥糊之前，請務必先將身體洗淨，因為它們很容易從身體各部位將其體液吸過來。

藥錠

1. 拉丁人稱它們為Placentula或小圓餅，希臘人稱其為Prochikois、Kukliscoi或Artiscoi。外型通常是小小的扁平圓餅，但也可以將它們做成方形。
2. 藥錠首次研發是因為這樣保存藥粉可以抵抗空氣滲透，因此可使其純淨藥性保持更長的時間。
3. 此外，它們更容易放在口袋中攜帶移動；有多少人的胃太冷，或者至少不夠溫熱？正常人要等到死了，胃才可能是冷的，而這種患者有時不得不動身遠行，在這種情況下，最好將一小紙包的艾草或高良薑藥錠放在他口袋裡，而不是要他帶著藥罐子一起動身。
4. 藥錠製法如下：
   晚上上床睡覺時，取兩打蘭優質的黃蓍樹膠，將它放到藥罐中，接著根據你製作藥錠的目的選取合適的蒸餾液，將七十毫升的蒸餾液倒入罐中覆蓋樹膠，第二天早晨，你會發現它呈現果凍狀態，醫師稱此為糊液；這樣一來，你（可能會花點工夫）可將粉末製成糊狀，然後將黏糊製成被稱為藥錠的圓餅。
5. 製作完畢後，將其放在陰涼處晾乾，然後放入鍋罐中備用。

藥丸

1. 由於形似小球體，因此被稱為Pilulæ；希臘人稱之為Catapotia。
2. 現代醫生認為，這種製藥形式只是為了欺騙味覺，在一口全部吞下的過程中可能不會感覺到藥物的苦味，或者至少較易忍受；實際上，儘管不是全部，但大多數藥丸都非常的苦。
3. 我對此持完全相反的意見。我寧願認為它們這種堅硬的形態可能是為了使消化的時間更長，我的意見是基於理性思考，而非來自幻想或傳聞。最初發明藥丸就是為了滌清頭部，正如我之前告訴你的那樣，要去除身體通道附近的虛弱不適，最好使用湯劑，因為它們會盡快傳遞到患病部位；所以在這裡，如果身體病弱處位於頭部或任何其他遠端部位，最好的方法就是使用藥丸，因為消化它們的時間更長，因此吸收藥物的效能會更好。

4. 如果我在這裡對你長篇大論有關交感作用和反感作用的醫學原理，你會一頭霧水；有志從醫者可在本書中自行找到說明。現代醫生對於交感療法的內涵全都不甚了解，好比叫聲平直單調的杜鵑鳥不懂樂理的音調升降，他們沿襲著庸常流俗之道，而稱星相感應是祕儀歪道，這是因為笨蛋的眼睛看不見真理，實際上，只有占星家才能給出理性詮釋；缺乏理性推論的醫學就像少了油脂的布丁。
5. 有了杵臼的幫助，再加上一點點勤奮，製作藥丸便非常簡單，你可以將任何粉末製成藥丸，無論是混和糖漿，或者混和我之前說過的膠凍糊液。

為複雜症狀尋找適切藥方

這部分確實是本書的關鍵，某種程度上我將更加著力於此。我將努力為以下兩者服務，一是庶民大眾，二是占星術研究者，或從占星學的角度進行的醫療研究者。

第一，致庶民大眾。善良的靈魂們，如此長時間習於蒙昧未開化的埃及醫術，我為你們的痛苦不幸感到難過，你們自己也覺得難受吧？我所實踐的不是俗常之醫道，因此不適合給你建議。我出版的一本小書《蓋倫的醫療術》，不僅可以幫助你了解自己的身體，而且還能讓你懂得找適合的藥物對身體患病的各部位進行施救，在身體不適的時節服用。

1. 患病時，要考慮病因和患病的身體部位；例如，假設有女病患容易因脹氣而流產，則這樣做：

   ⑴在疾病表中查看流產這項，你將得知哪些藥草能防止流產。

   ⑵在同一表單查看脹氣，你將看到哪些藥草能排除脹氣。這些是可以治療你病痛的藥草。

2. 針對所有疾病，可使受害的身體部位得到加強與治療。
3. 至於綜合病症則存在一些困難，因為有時兩個身體部位的不適是源自互異相反的體液，像是有時肝臟會受膽汁和水液困擾，此時一個人會同時出現水腫和黃疸，這通常會要人命的。

此外，患病時假使腦部太溼涼，而肝臟又太燥熱，應如以下方式處理：

⑴讓頭部外面保持溫暖。

⑵時常嗅聞熱性藥草，直至習慣。

(3)服用晚上睡覺時會使頭部溫熱的藥丸。

(4)早晨服用使肝臟清涼的煎藥湯，因為它會迅速通過胃，即時到達肝臟。

讀者閣下，別期待我會花時間一一為你說明所有疾病的例子。上述這些有如光照，已足夠讓無醫術的你得到啟發。如果我說得過多，有如讓你朝著太陽看，應該會使你目眩眼盲。

第二，對於研究占星術的人（就我所知唯一適合鑽研醫學的人，缺乏占星理解的醫療就像無油之燈），我非常敬重你們，只要是目前我所思所知（但不在我的研究專業之中）能提供給你們的資訊，我會盡量給予。

1. 利用具有上升主星特性的藥草來補強身體，無論在此情況下這主星是吉星還是凶星。
2. 選用藥物應與第六宮主星產生反感作用。
3. 選擇具上升星座特質的藥物。
4. 如果第十宮的主星夠強，請使用其主宰藥物。
5. 如果不能完全做到這一點，請使用時間之光藥物，即太陽草本。
6. 欲補強身體痛苦不適的部位，務必採取交感作用療法。
7. 必須考量心臟狀況，要緊緊抓住心臟，因為太陽是生命泉源，正因如此，那些普世靈丹、黃金飲料和賢者之石，治癒所有疾病的途徑都是強化心臟。

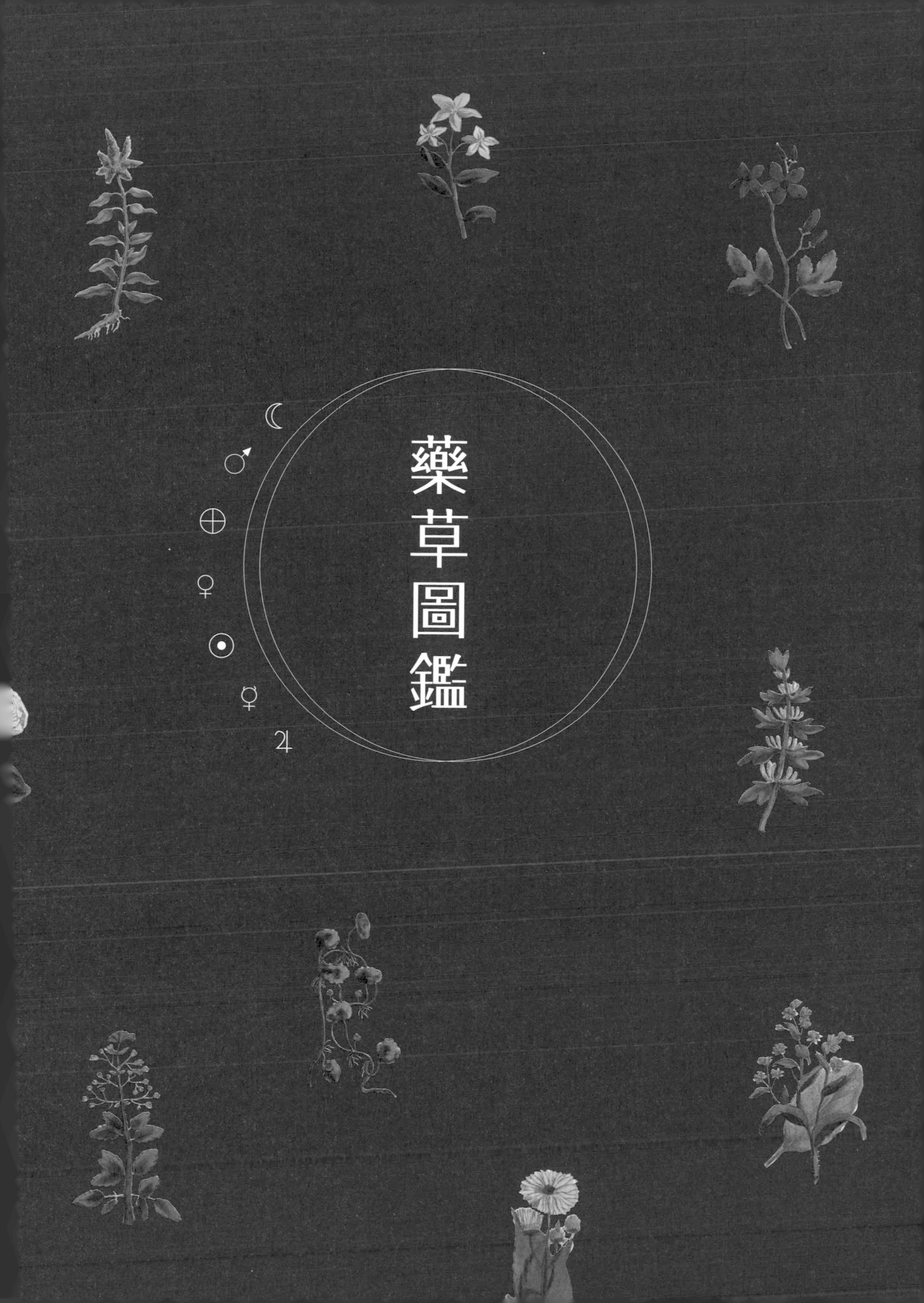
藥草圖鑑

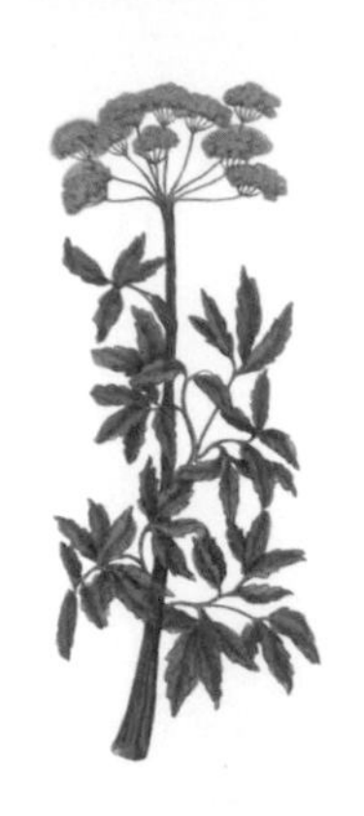
亞歷山大草

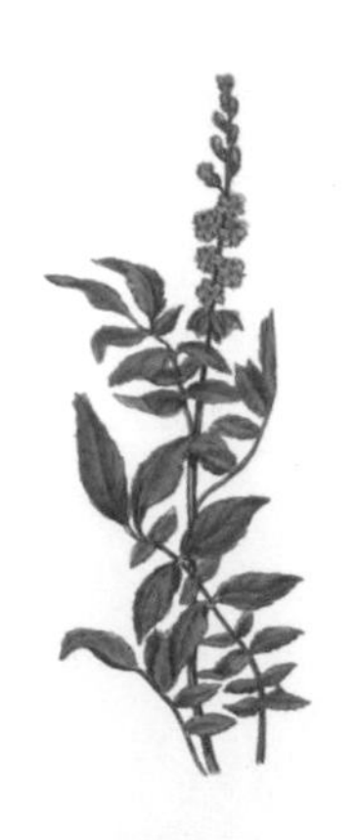
龍牙草

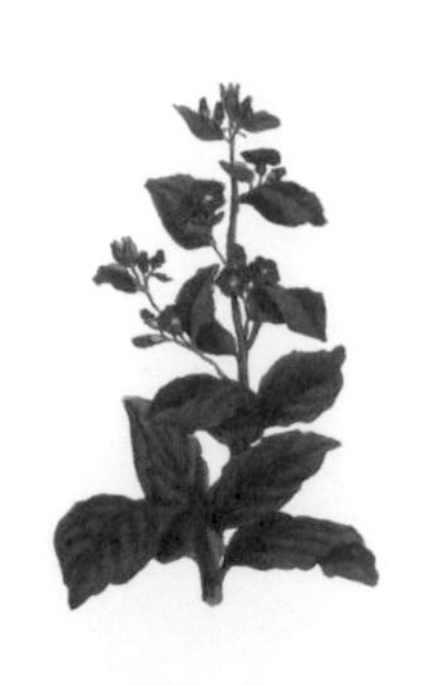
紫朱草

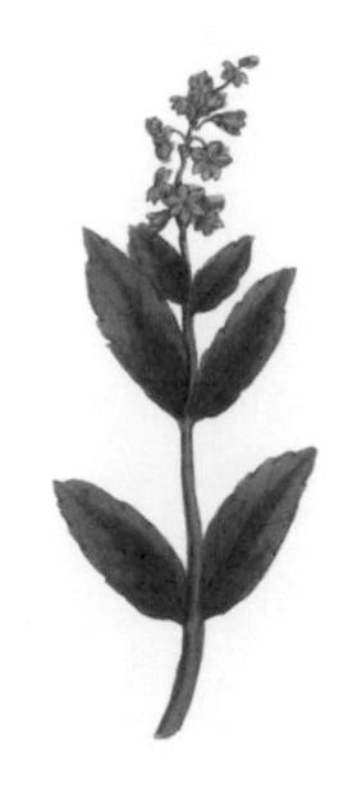
萬靈丹

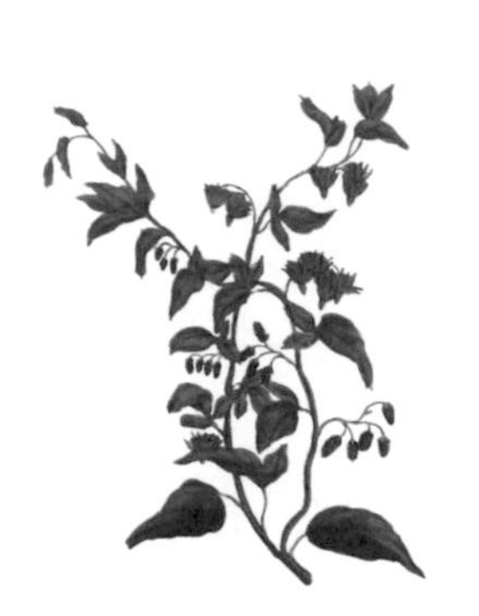
苦甜藤

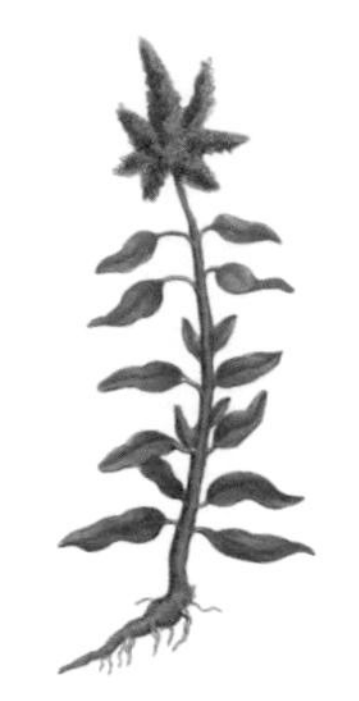
野莧

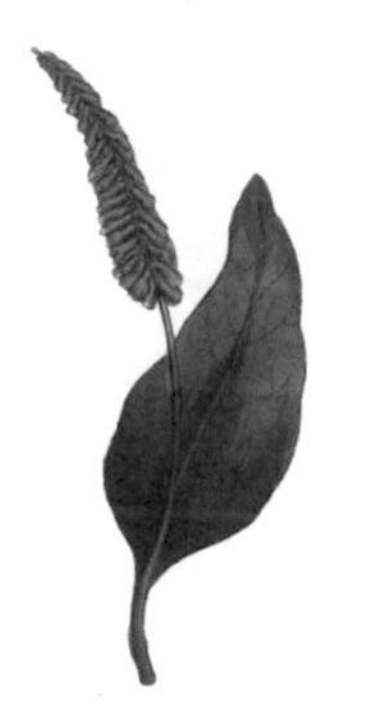
蝰蛇之舌

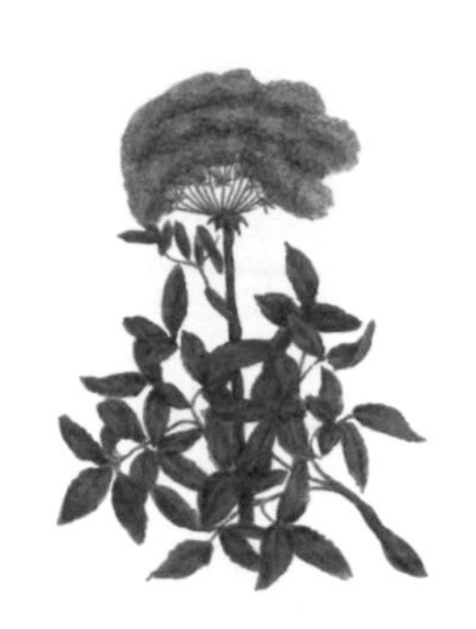
歐白芷

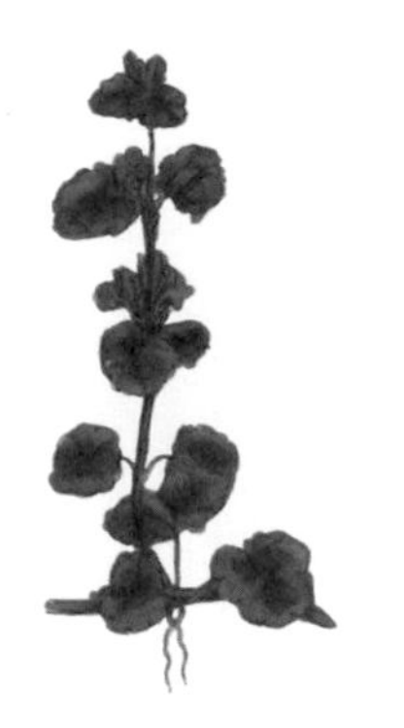
連錢草

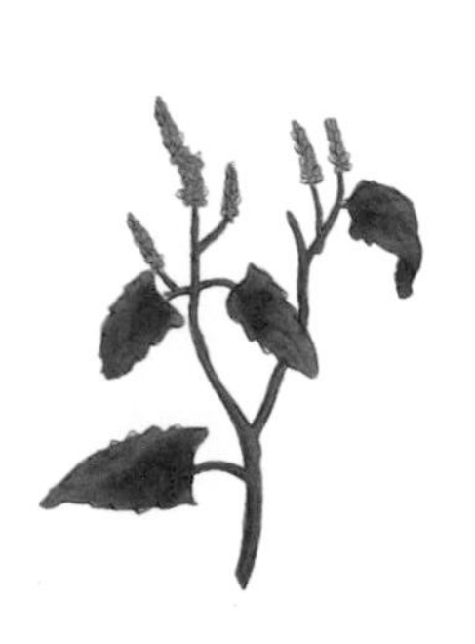
花園濱藜

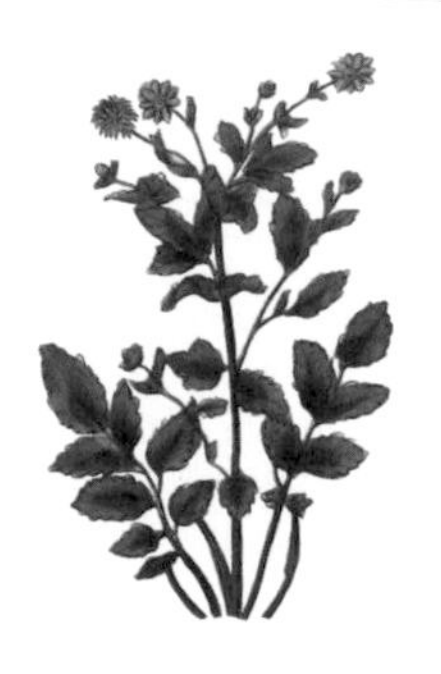
水楊梅

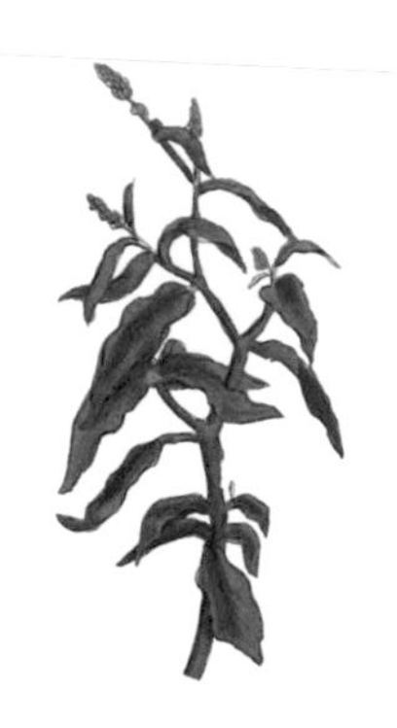
蓼草

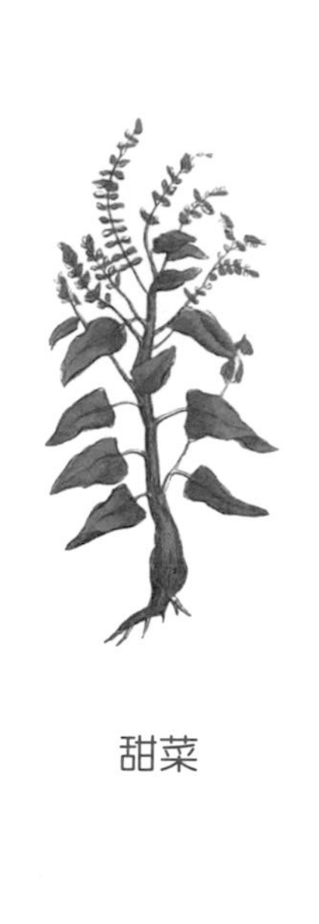

甜菜

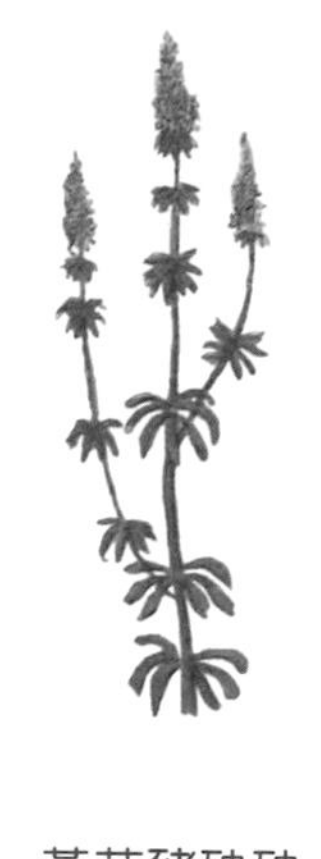

黃花豬殃殃

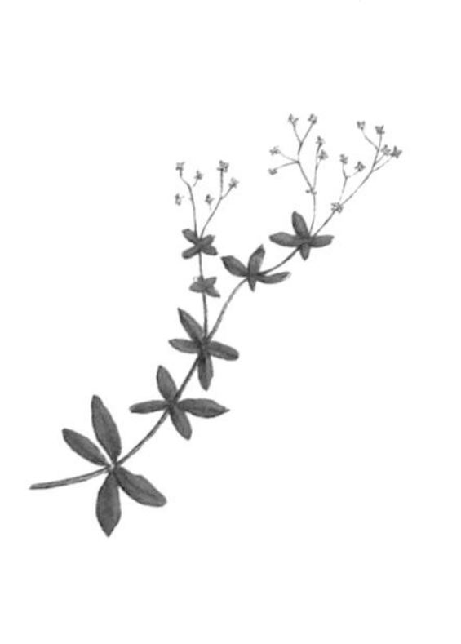

白花豬殃殃

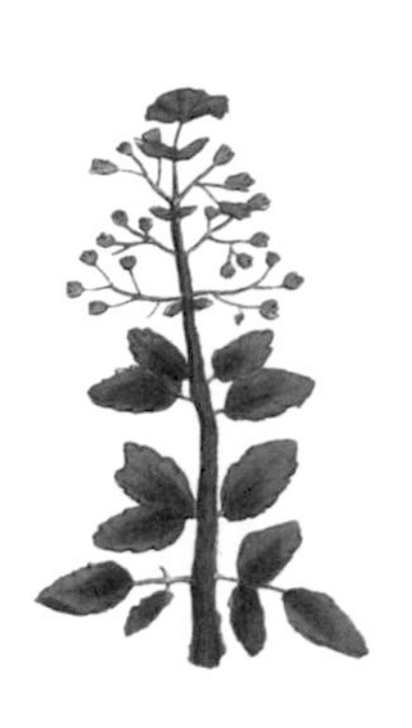

翅莖玄參

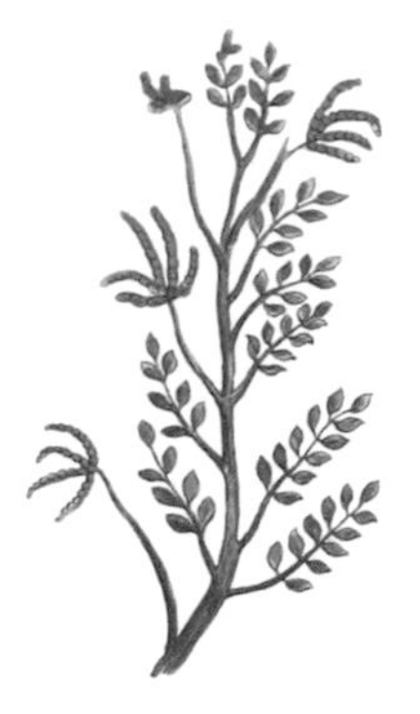

百脈根

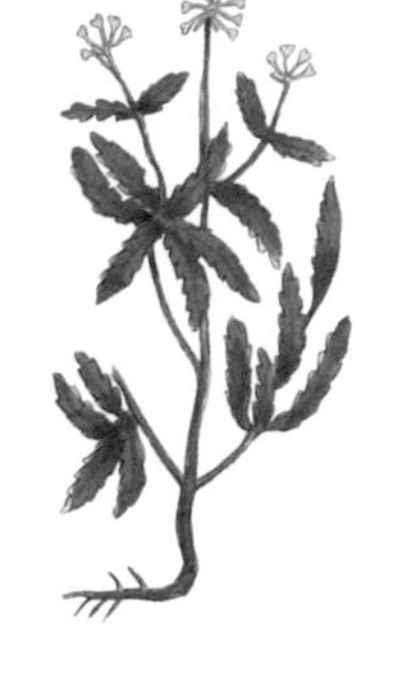

羊角芹

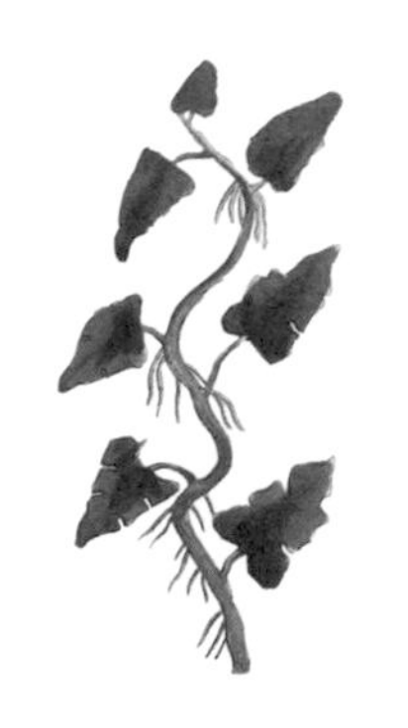

拳參

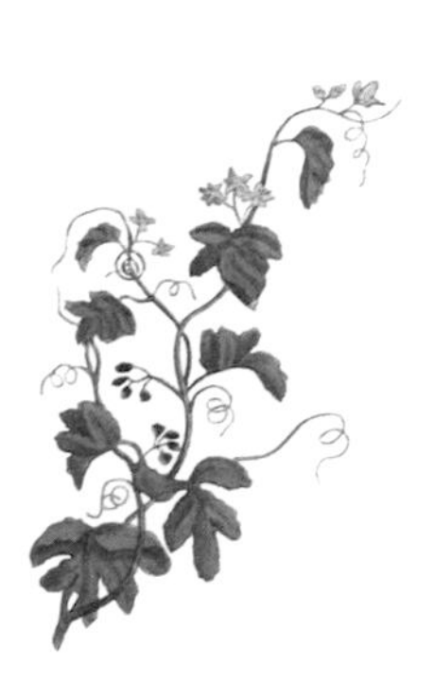

白瀉根

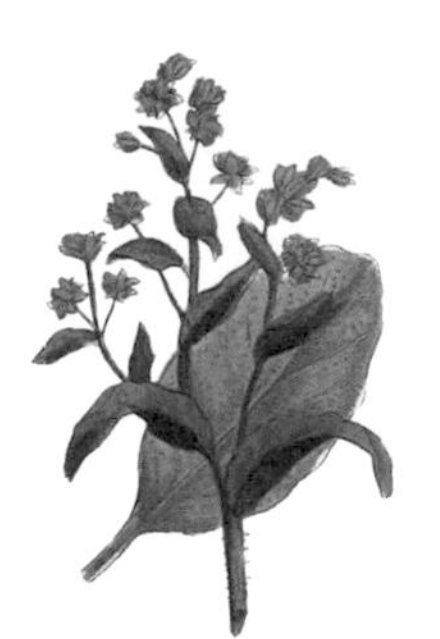

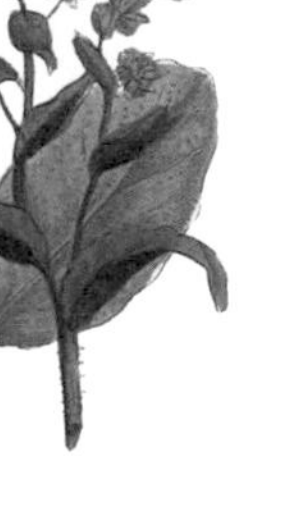

琉璃苣

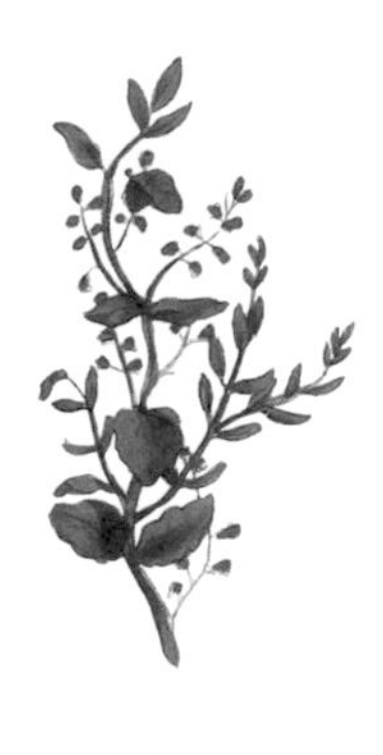

有柄水苦

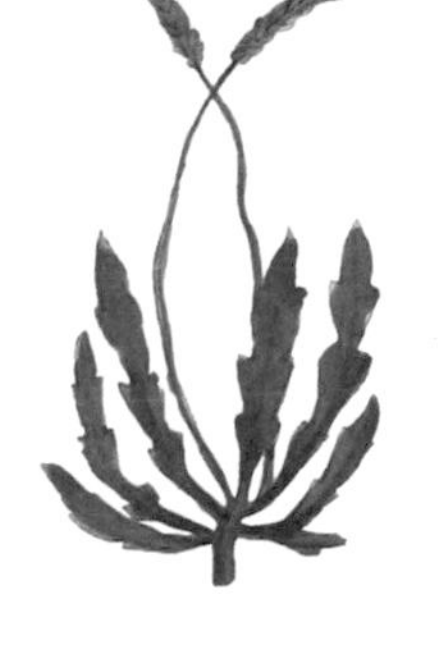

芹葉車前草

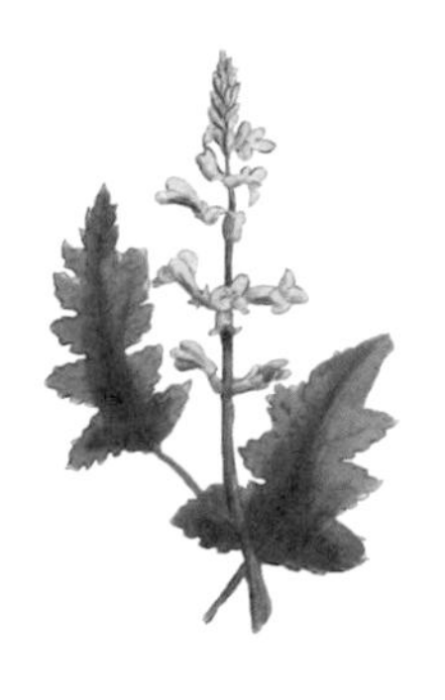

葉薊

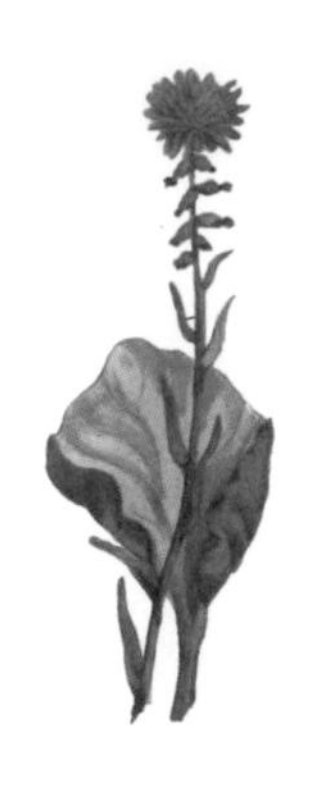
款冬屬植物

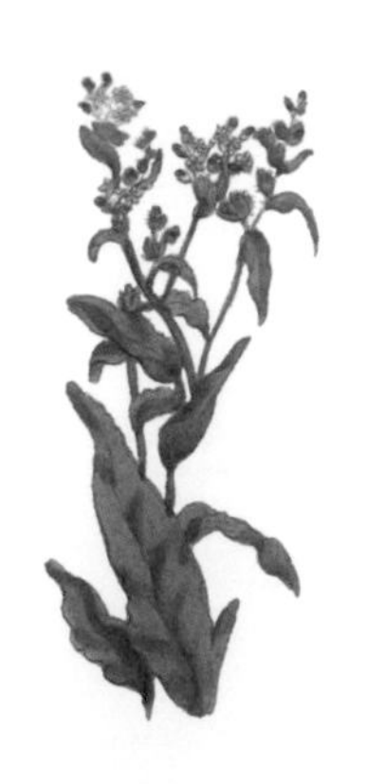
野牛舌草

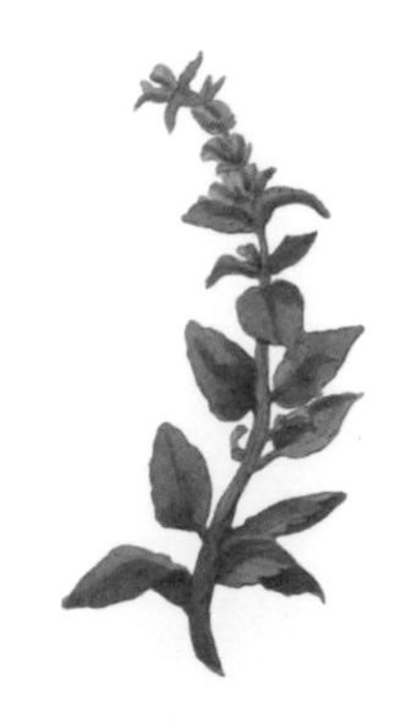
匍匐筋骨草

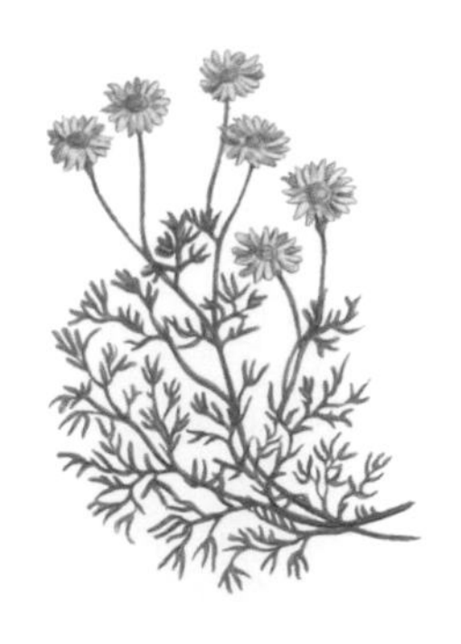
洋甘菊

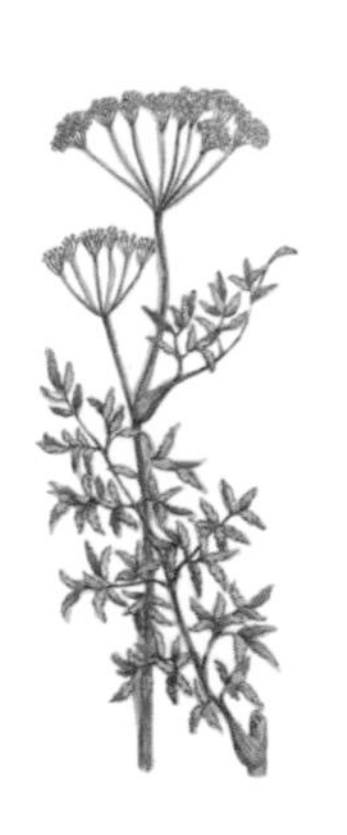
藏茴香

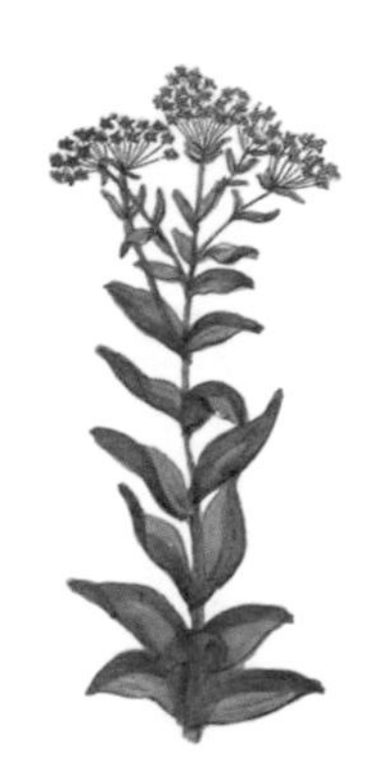
小百金花

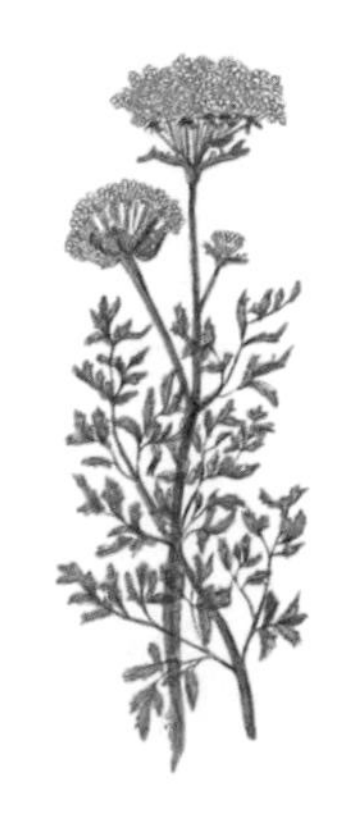
野生胡蘿蔔

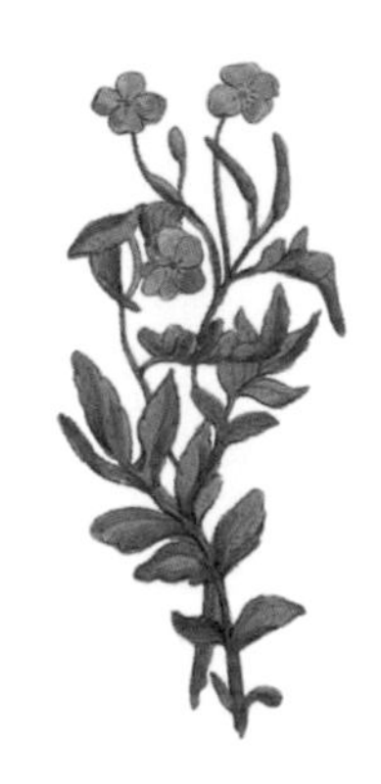
白屈菜

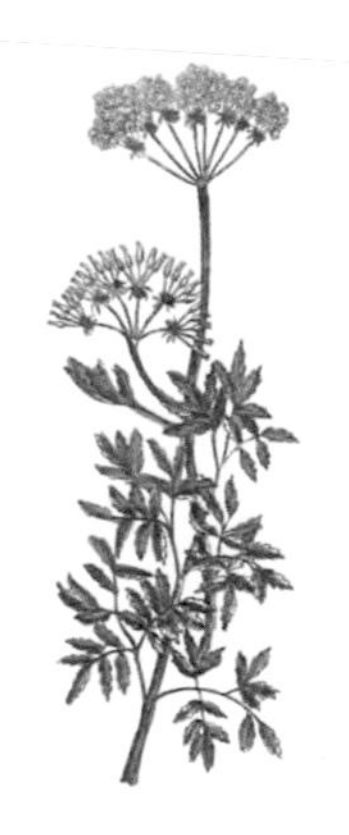
峨參

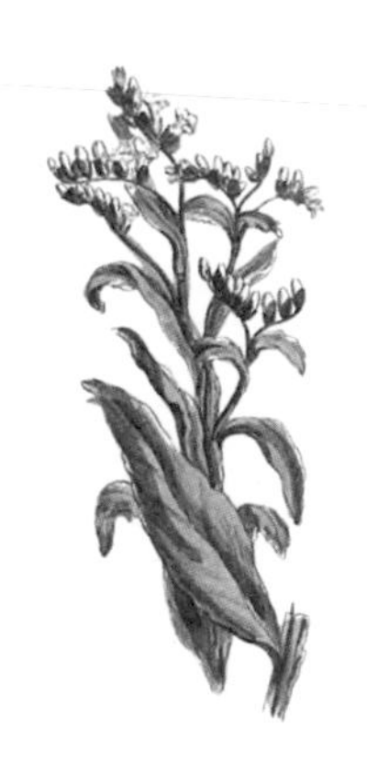
康復力

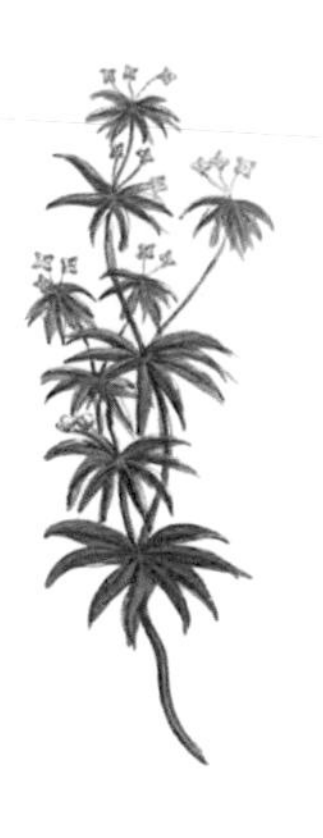
豬殃殃

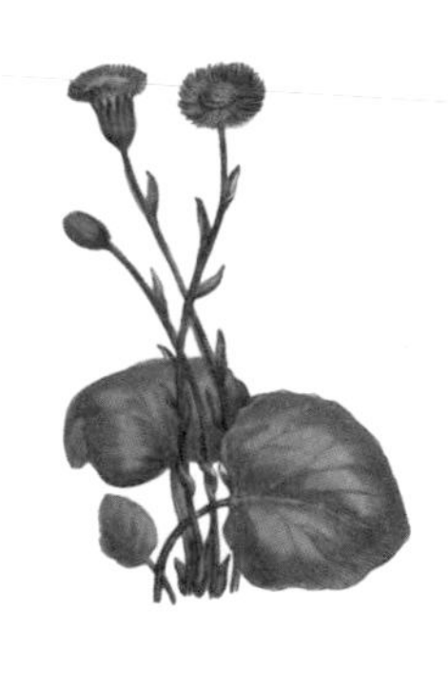
款冬

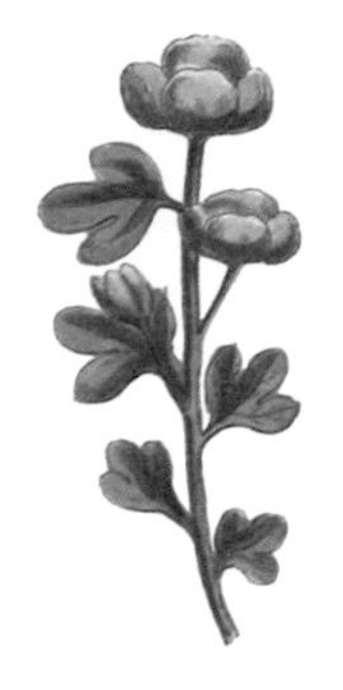

耬斗菜

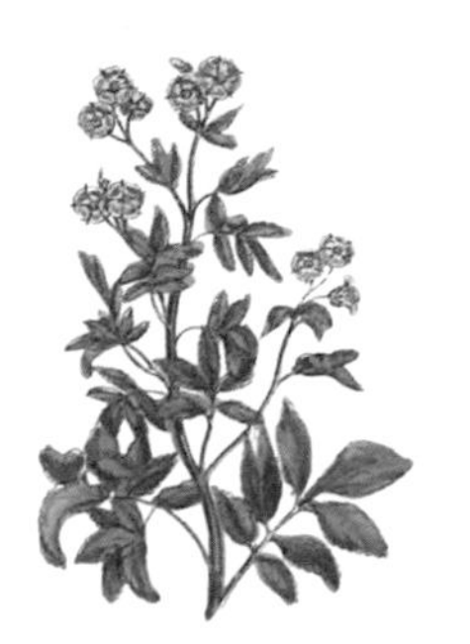

洋委陵菜

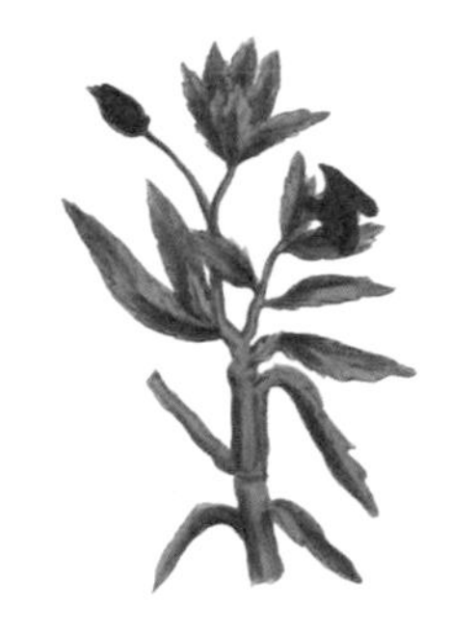

脂香菊

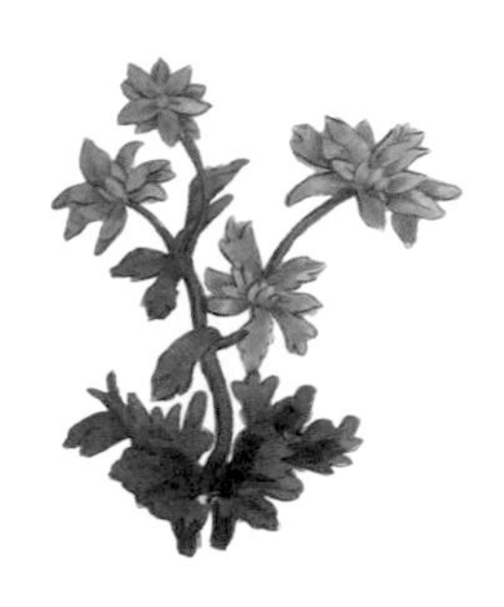

毛茛

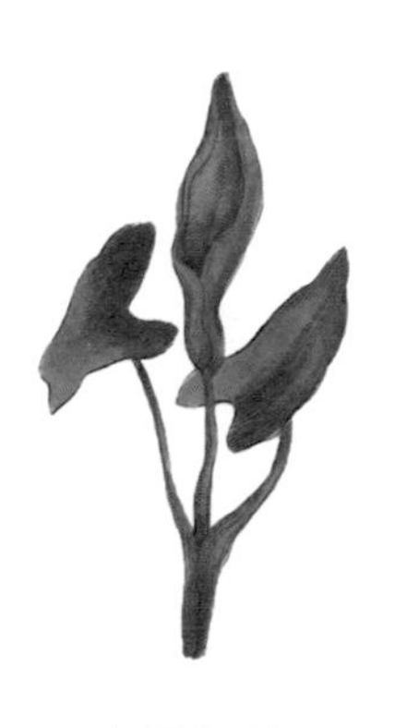

白星海芋

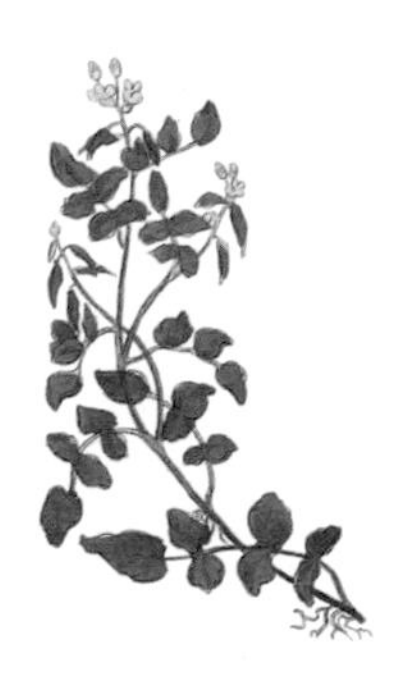

水田芥

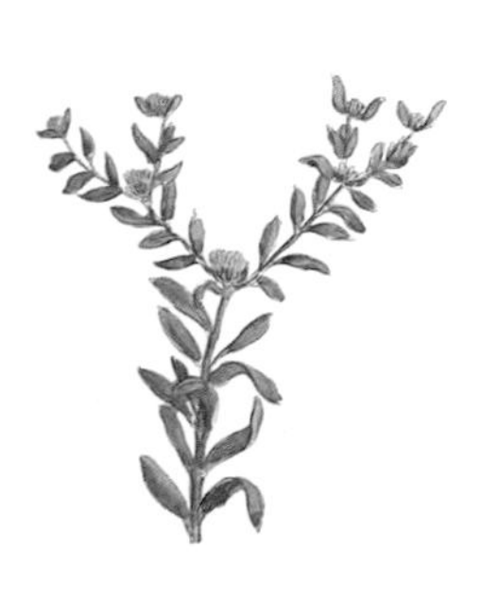

鼠麴草

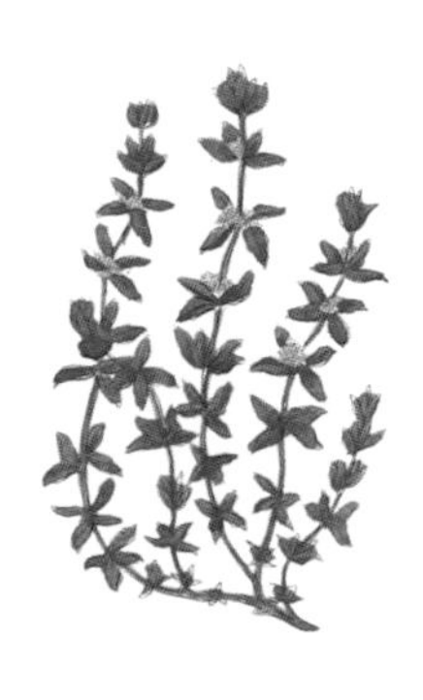

十字草

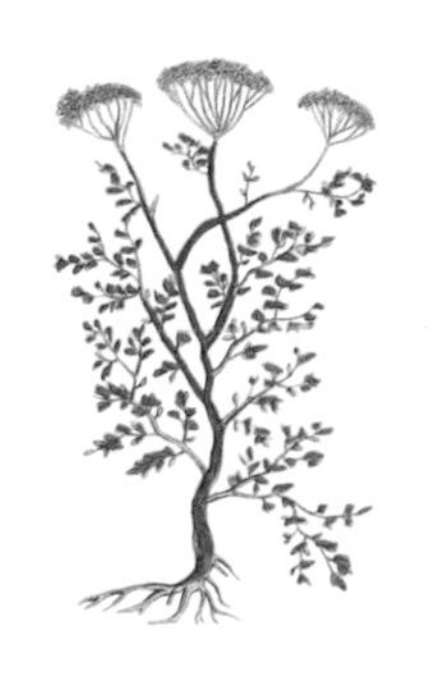

蒔蘿

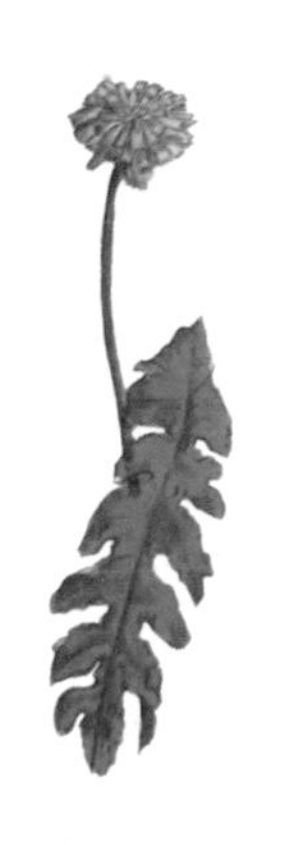

蒲公英

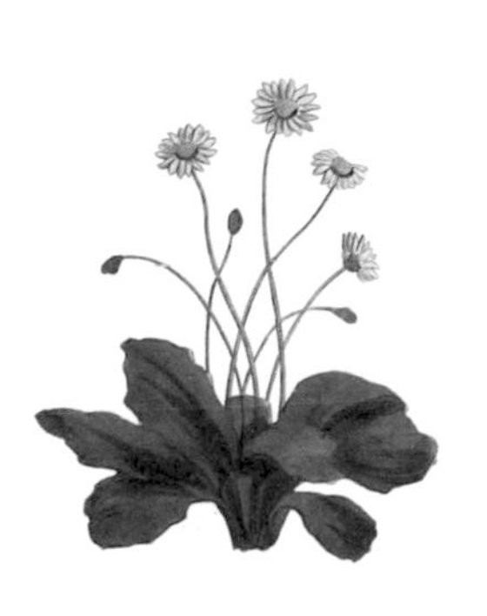

雛菊

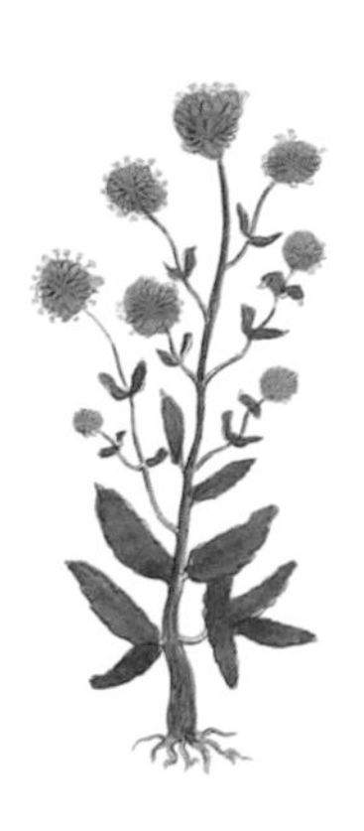

斷續科山蘿蔔

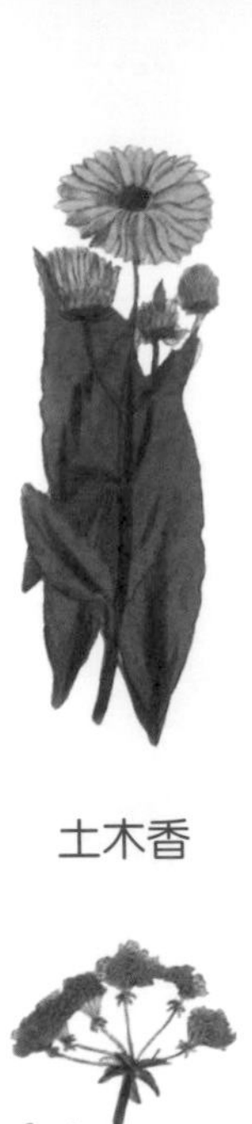

土木香

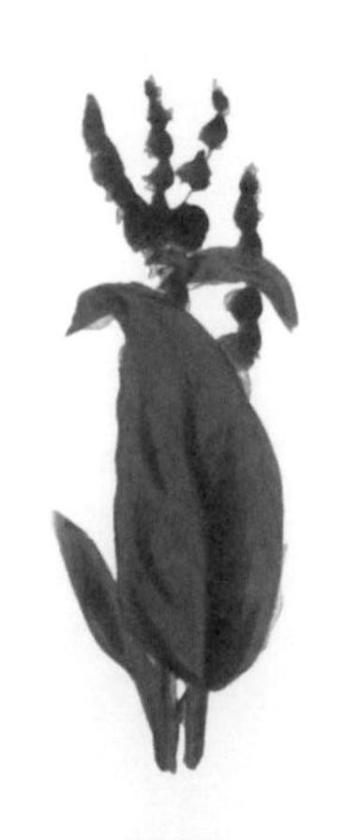

酸模

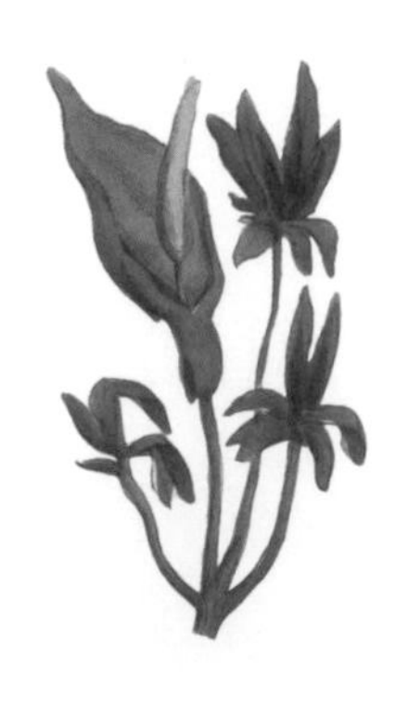

龍艾

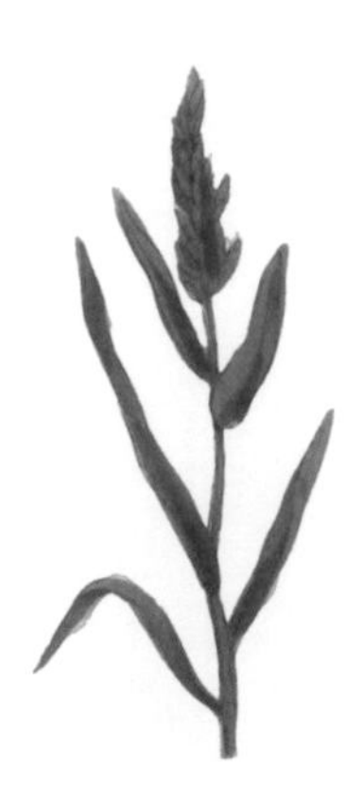

匍匐冰草

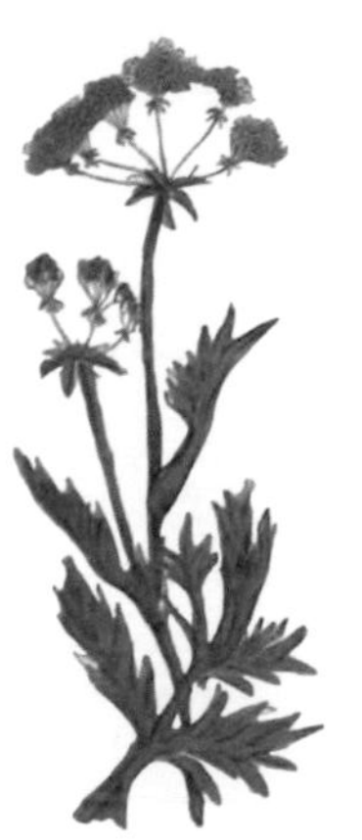

滴墜草

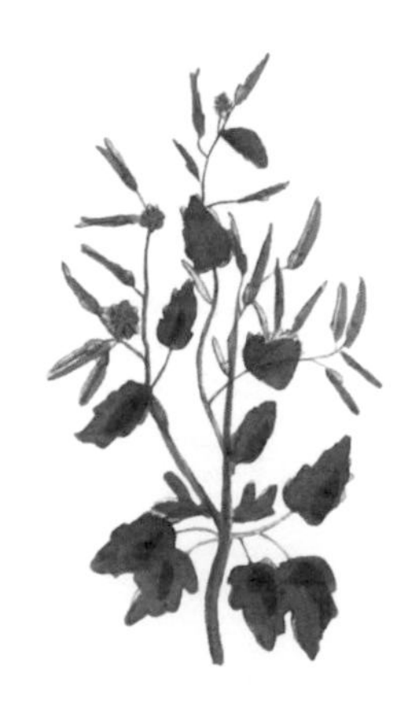

鴿足草

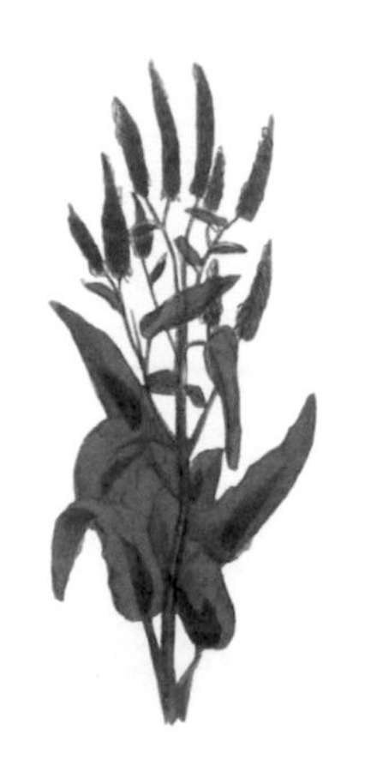

紅酸模

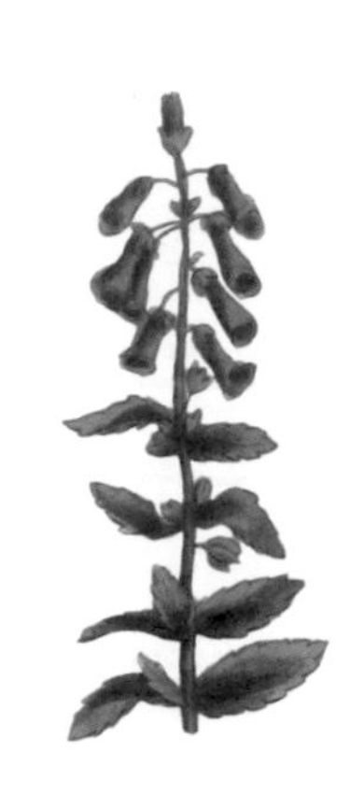

毛地黃

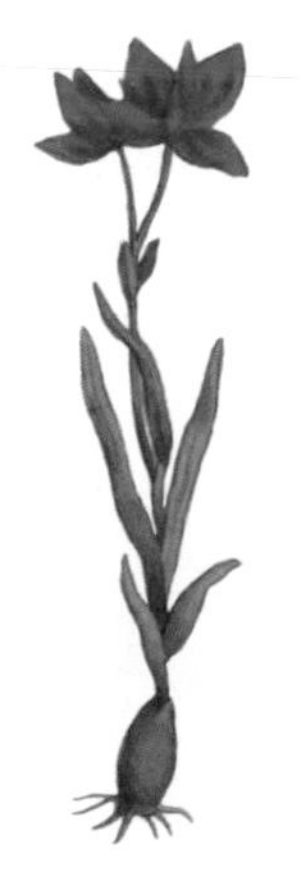

鳶尾花

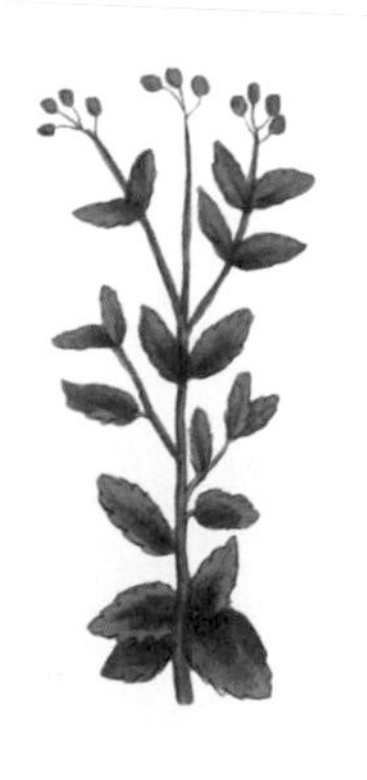

林生玄參

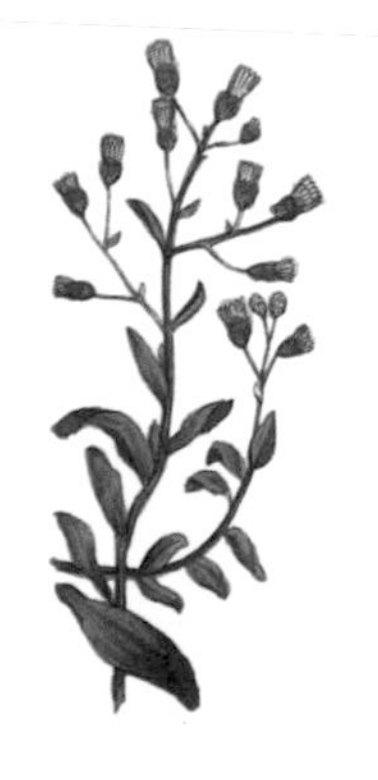

小蚤車前草

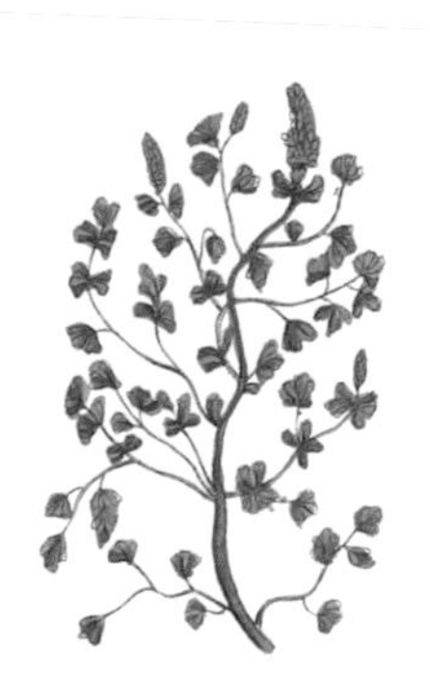

延胡索

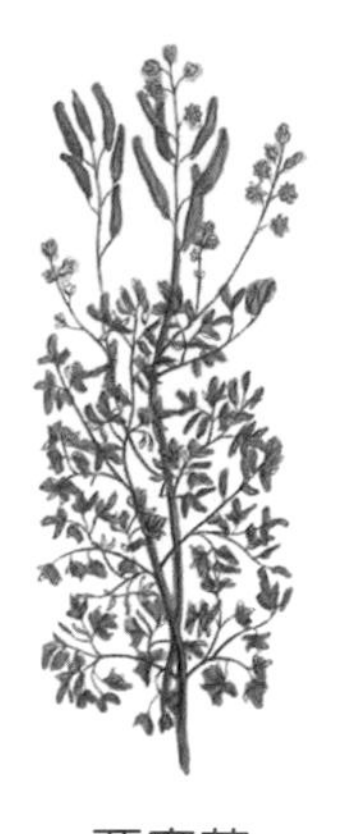

亞麻草

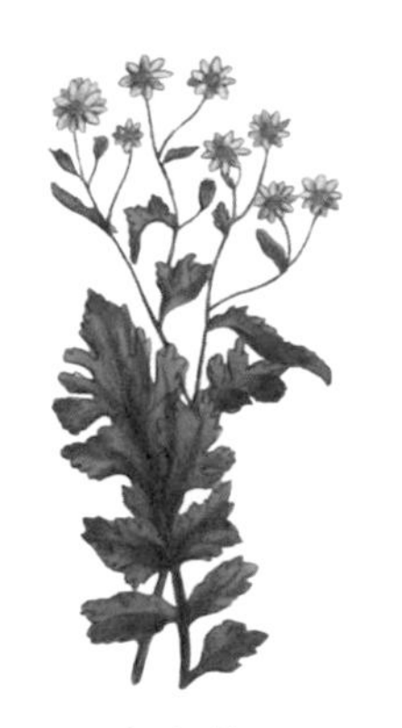

小白菊

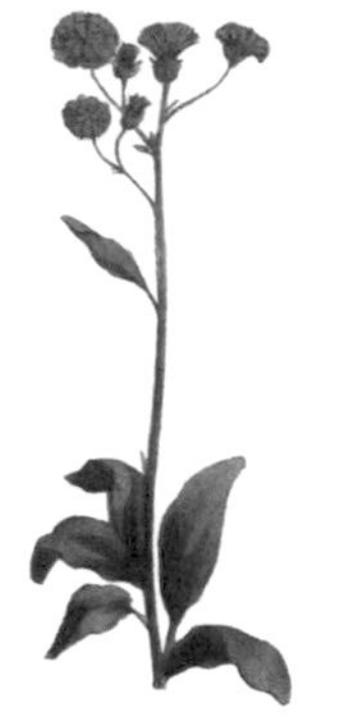

牆山鷹草

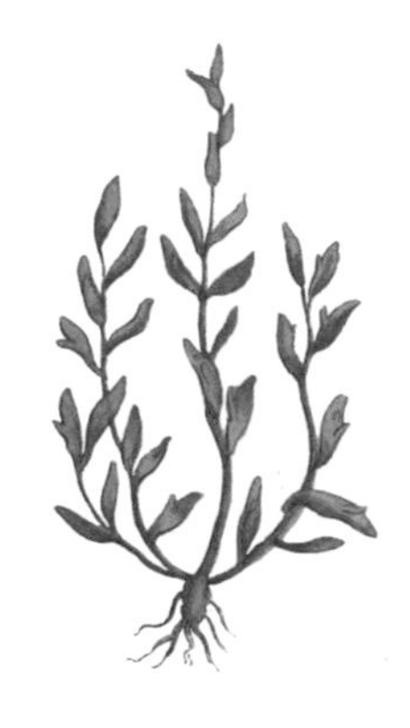

鹿舌草

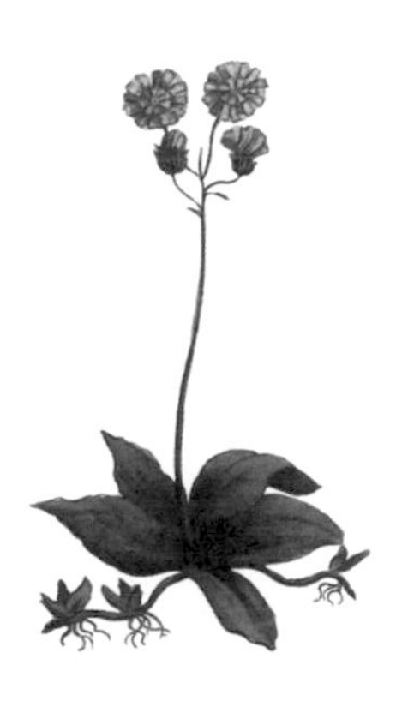

鼠耳山柳菊

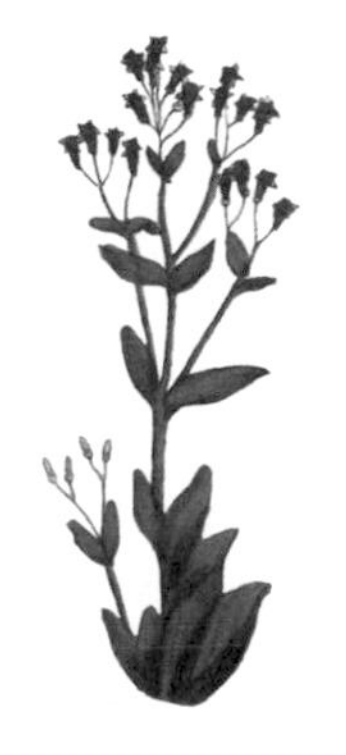

龍膽

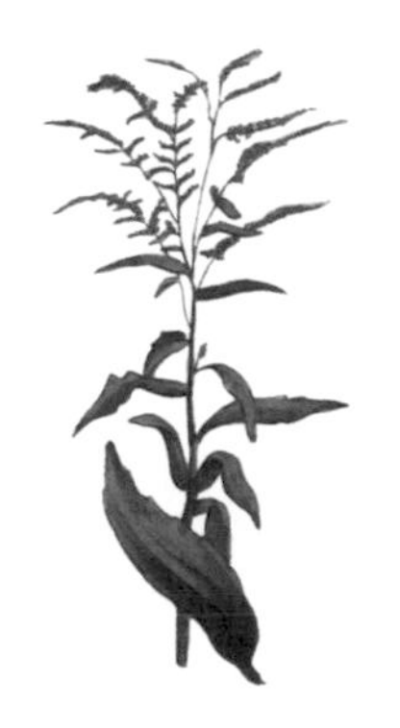

一枝黃花

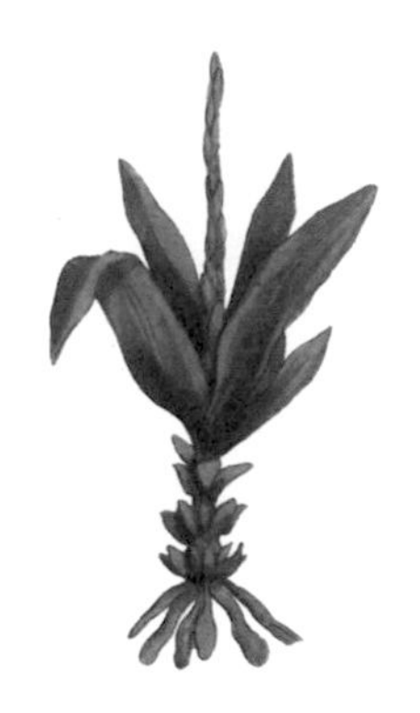

高良薑

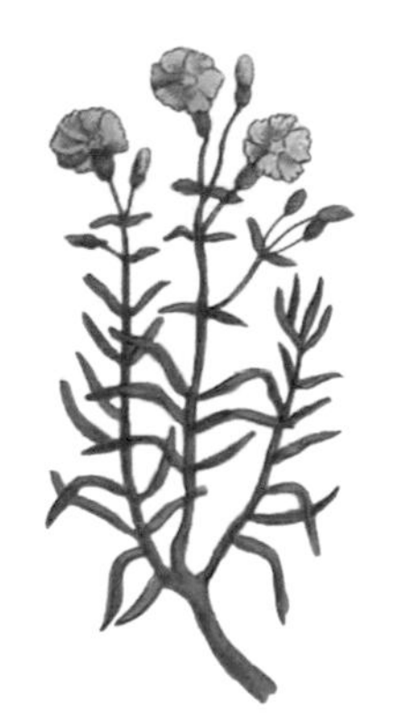

康乃馨

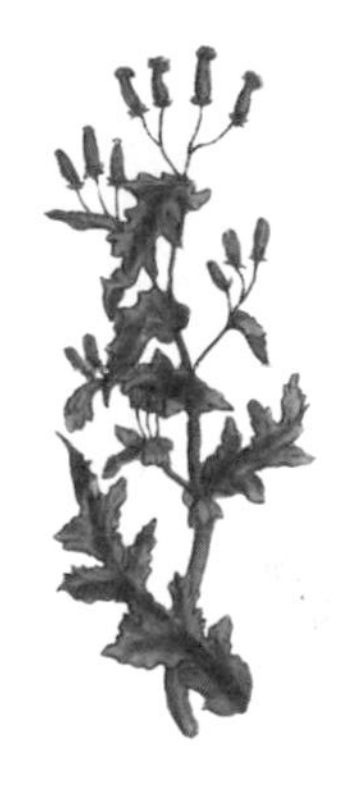

歐洲黃菀

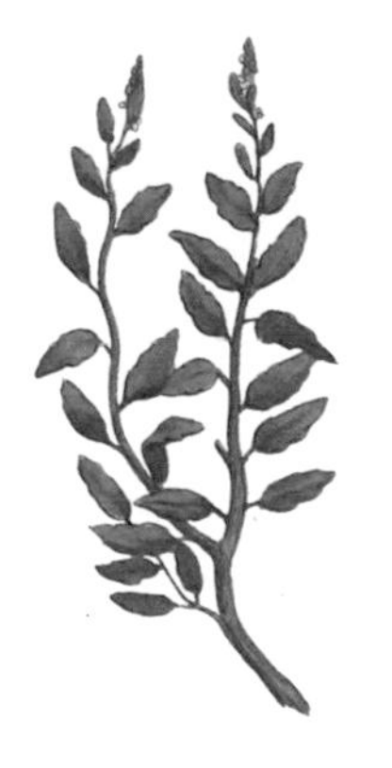

石蠶屬植物

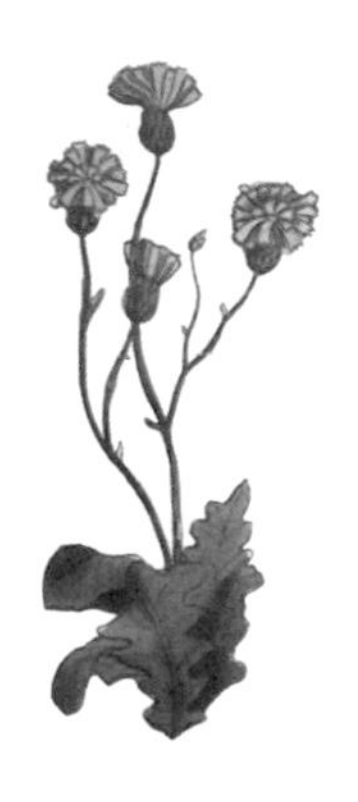

長根山柳菊

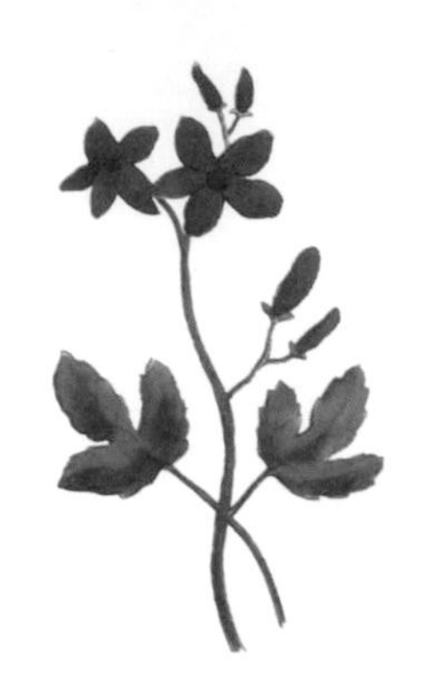

漢葒魚腥草

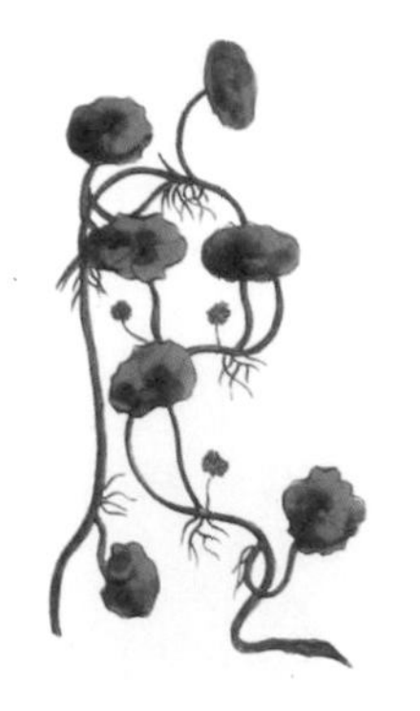

野天胡荽

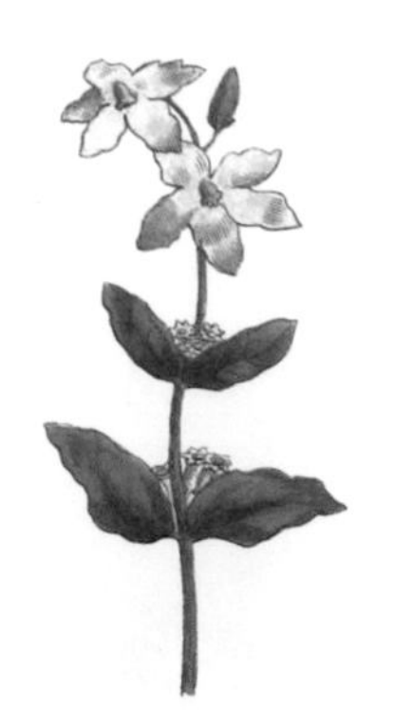

白花苦薄荷

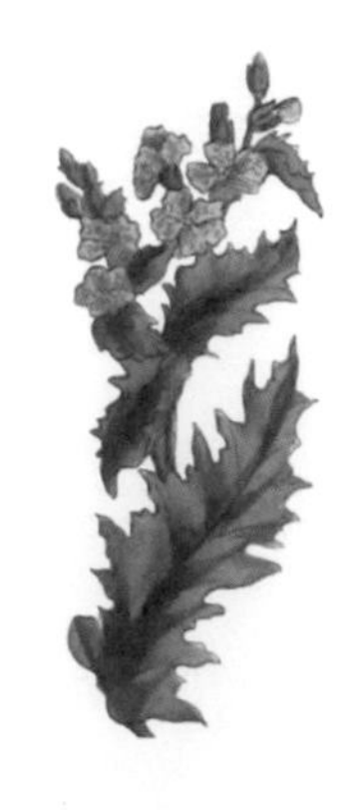

莨菪

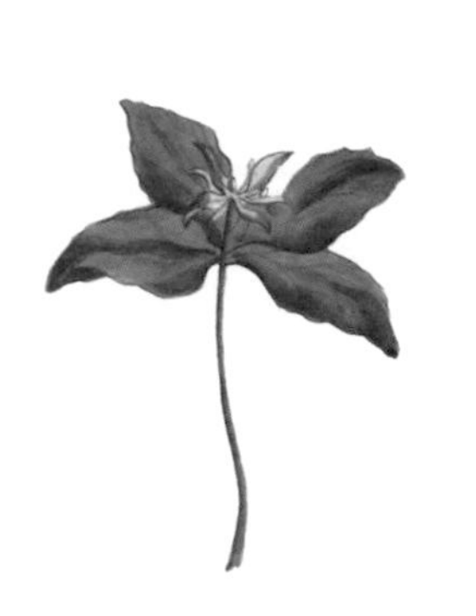

真愛藥草

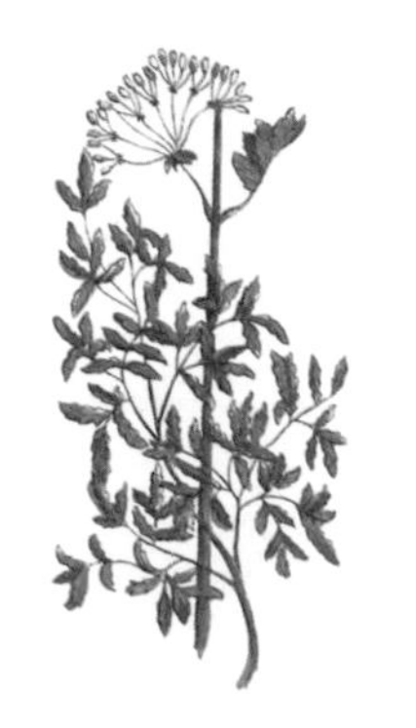

毒芹

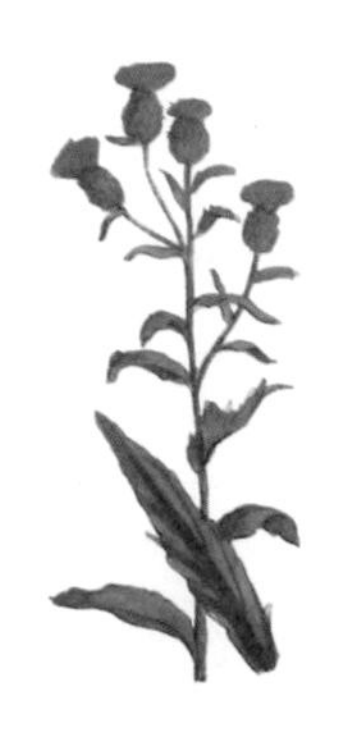

矢車草

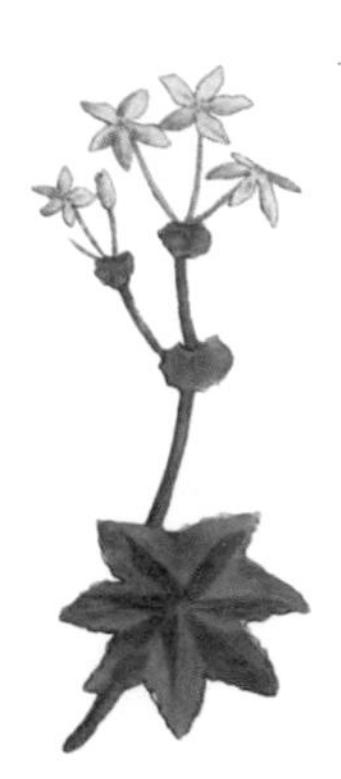

羽衣草

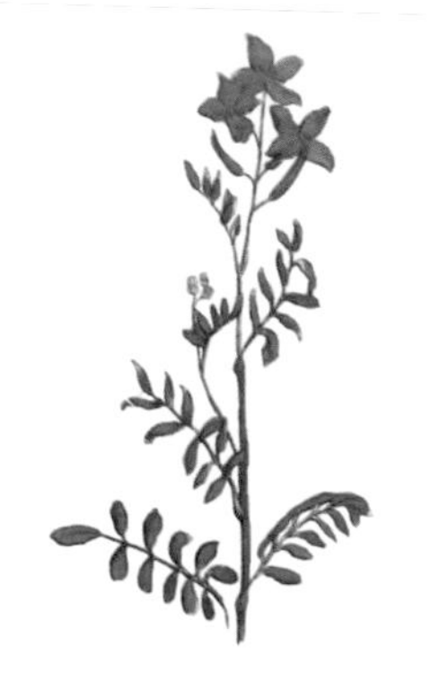

仕女襯衣草

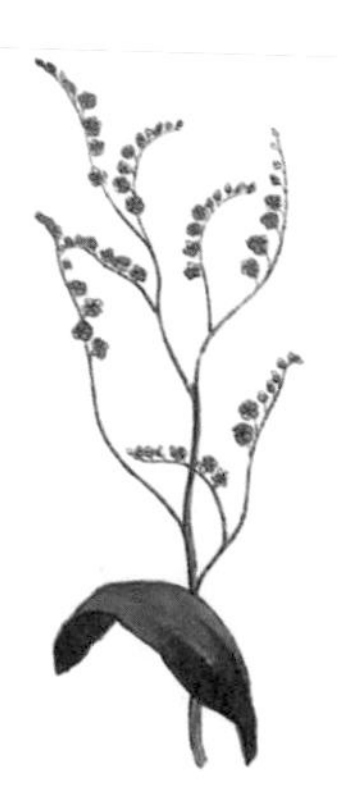

海蓯蓉

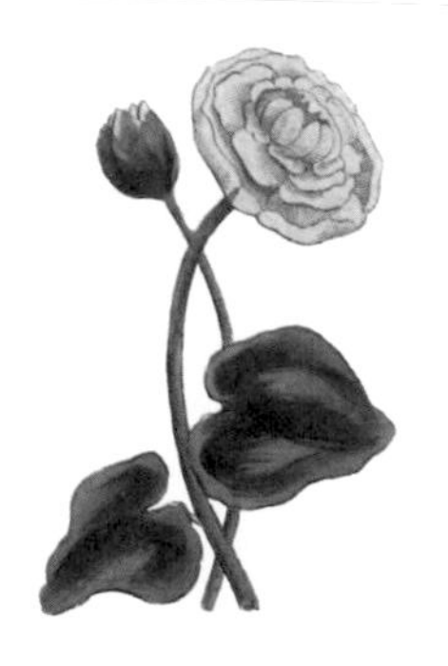

睡蓮

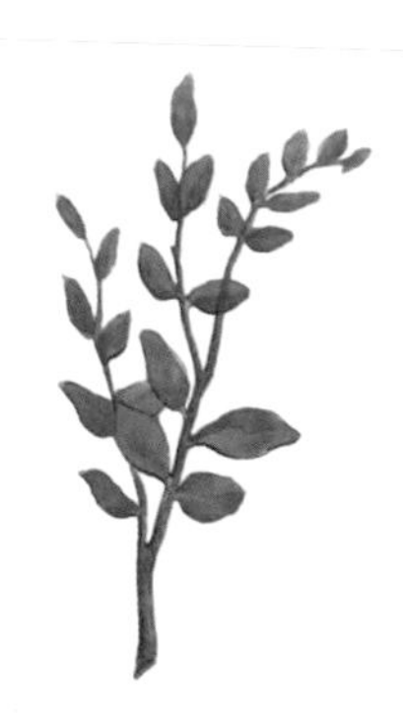

甘草

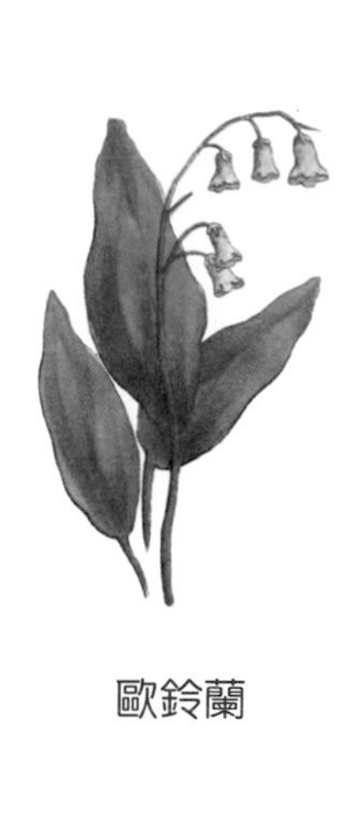
歐鈴蘭

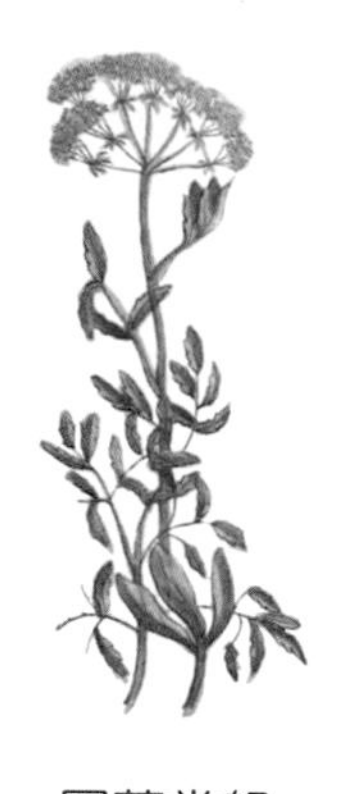
圓葉當歸

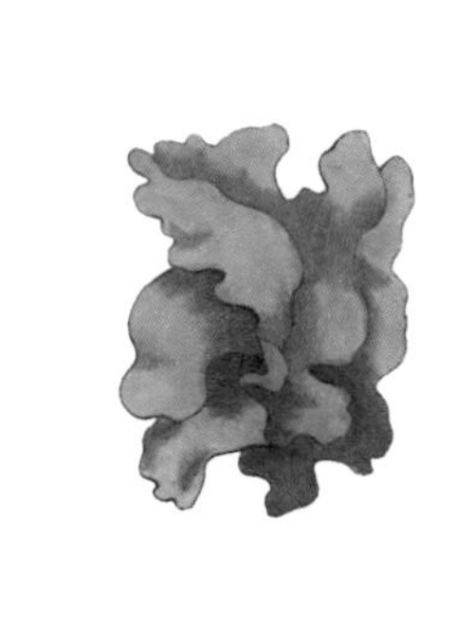
地艾

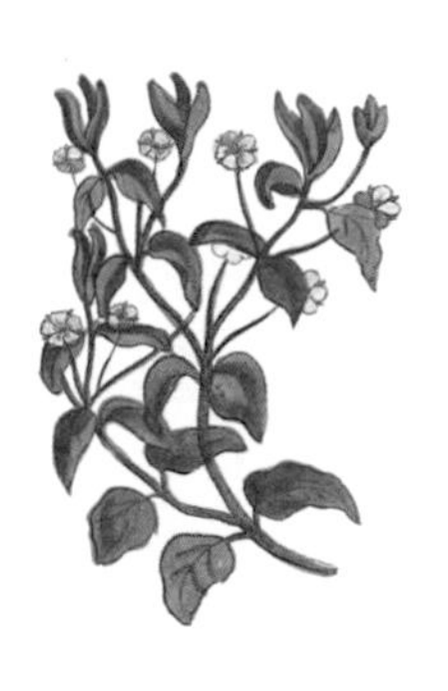
千屈菜

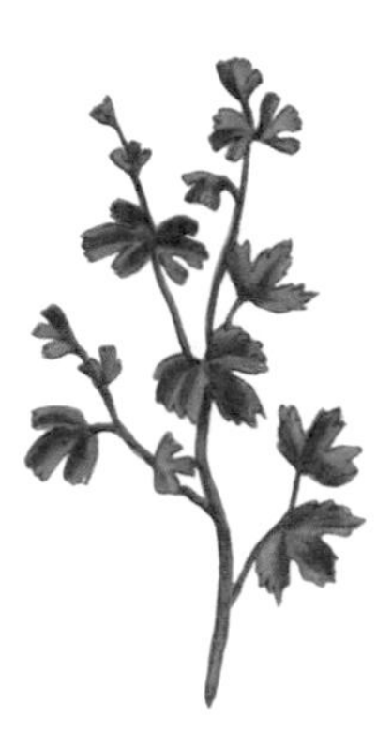
鐵線蕨

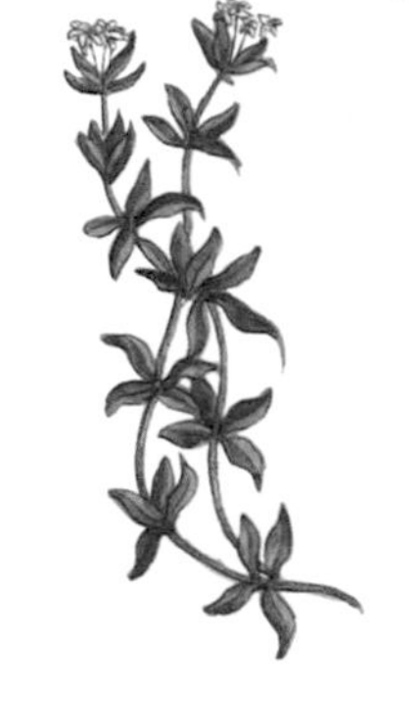
茜草

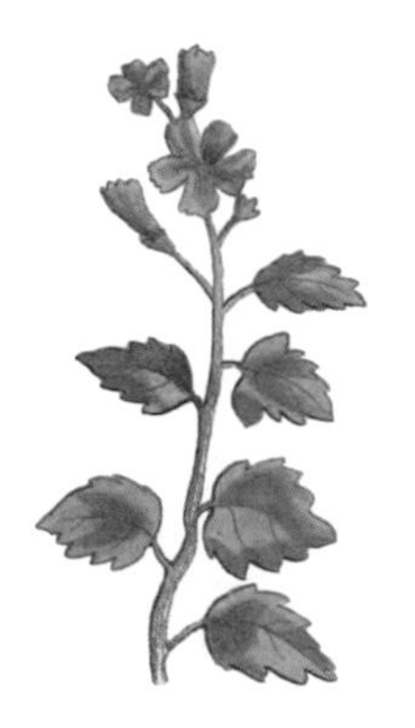
藥蜀葵

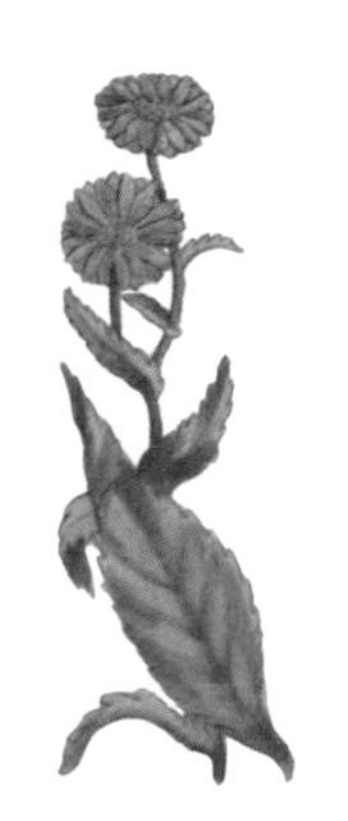
金盞花

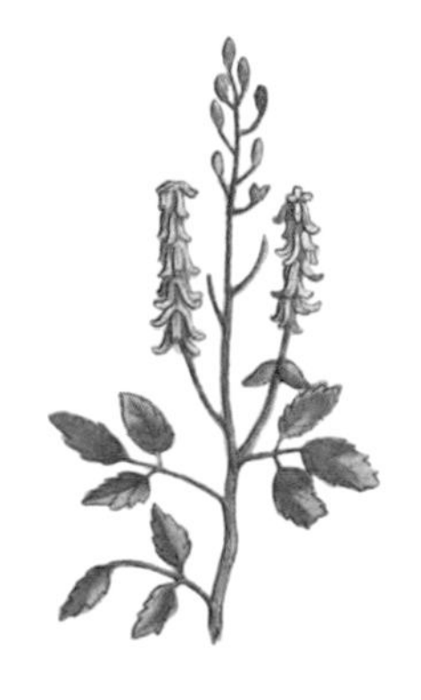
金花草

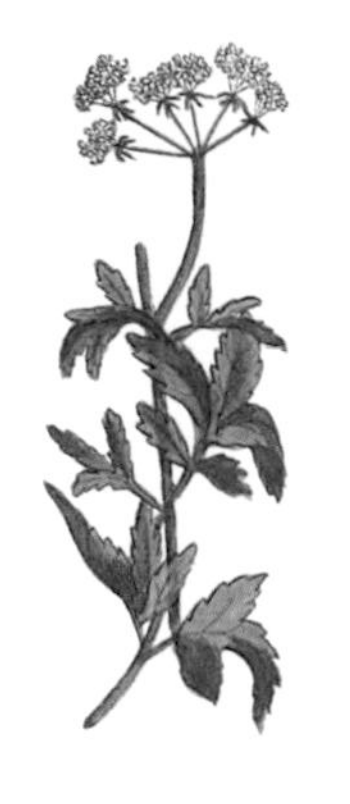
大星芹

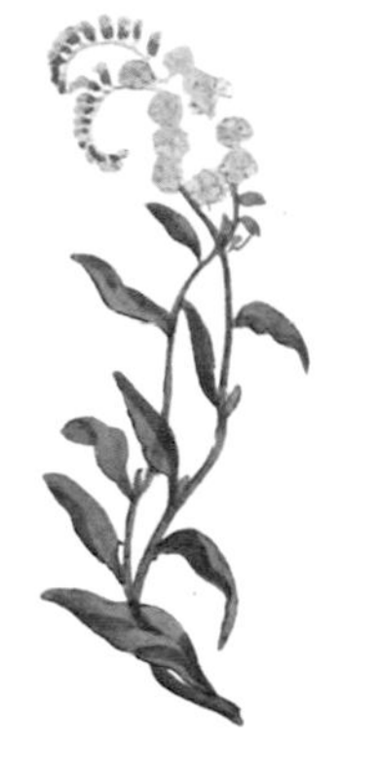
鼠耳草

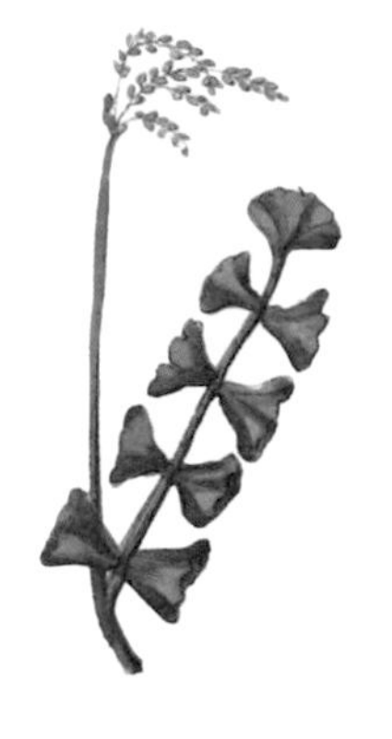
銀扇草

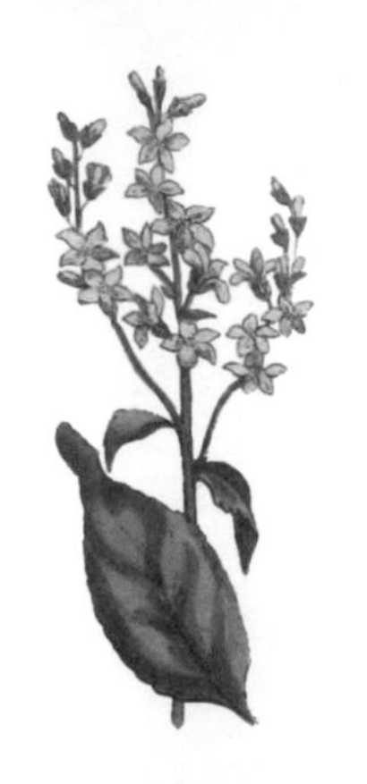
毛蕊花

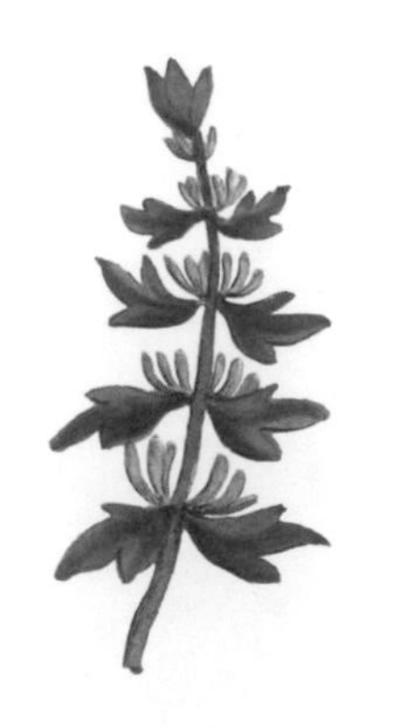
益母草

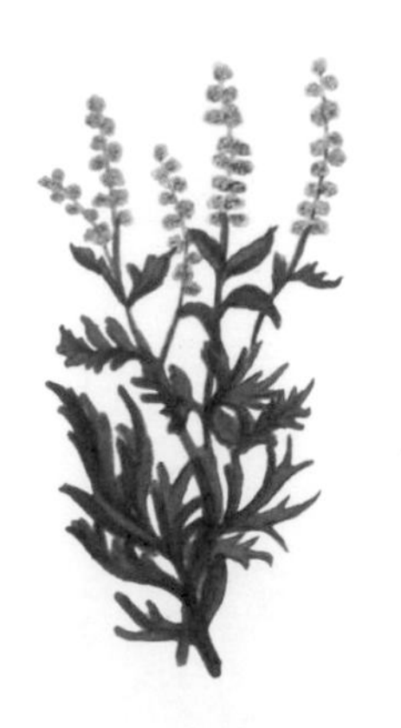
艾蒿

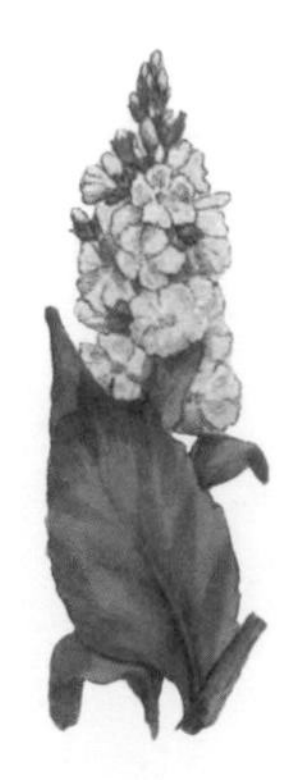
白毛蕊花

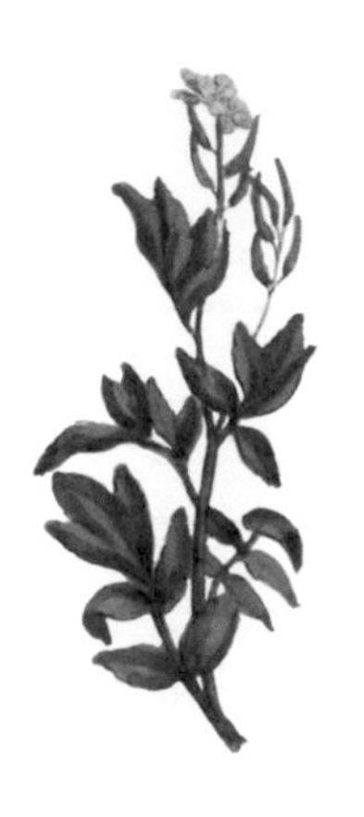
白芥

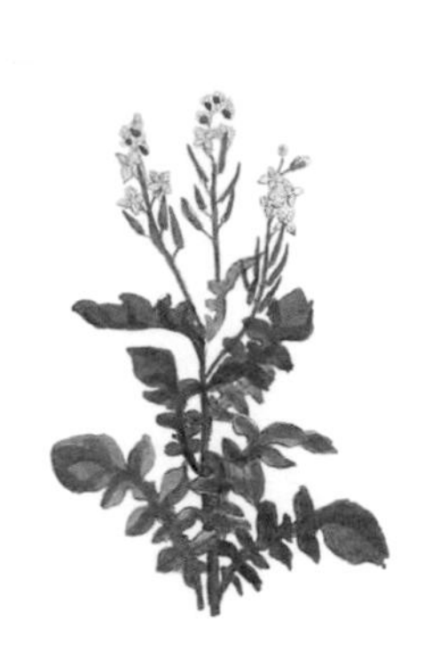
黑芥

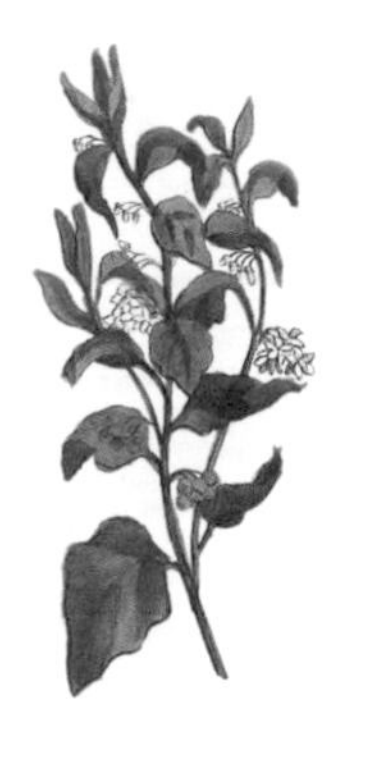
茄屬植物

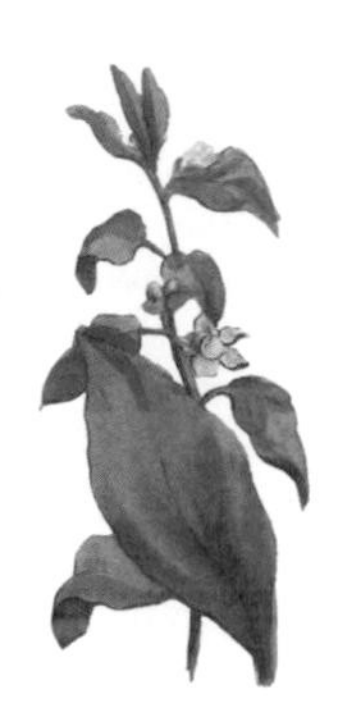
顛茄

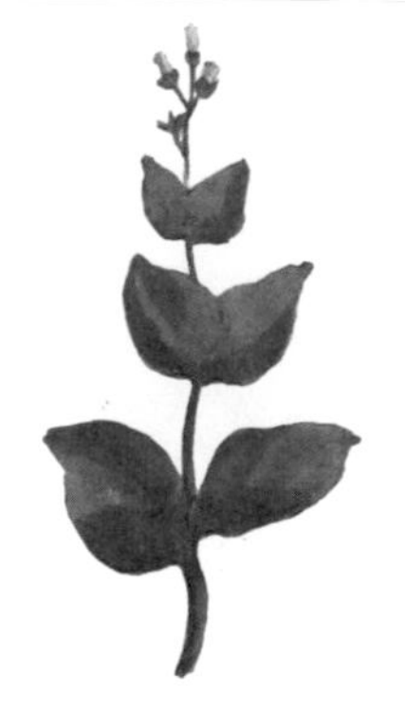
荊芥

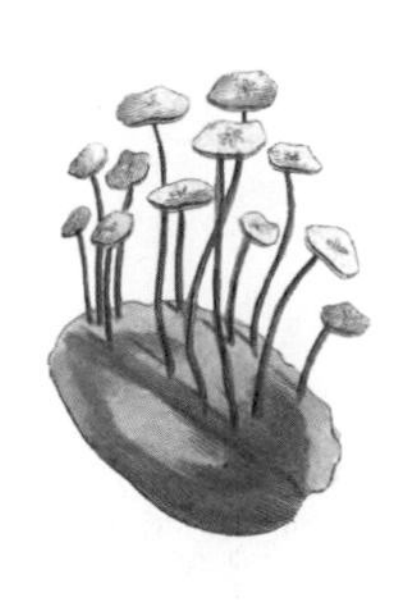
指尖草

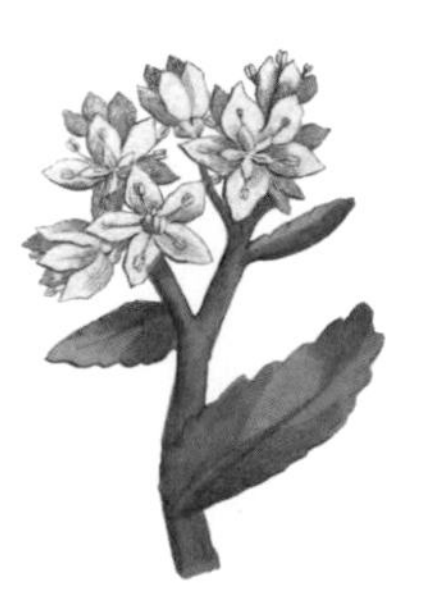
紫景天

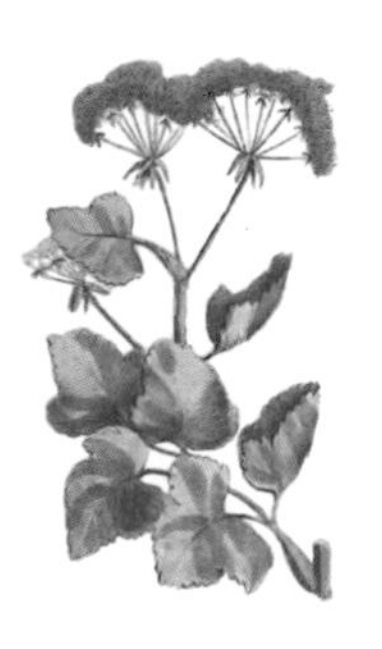
花土當歸

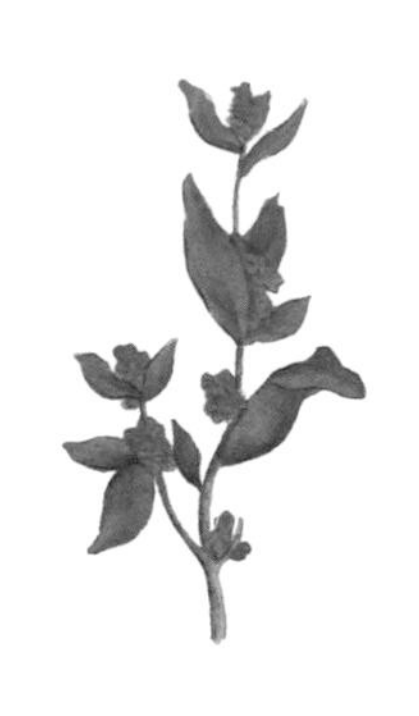

牆草

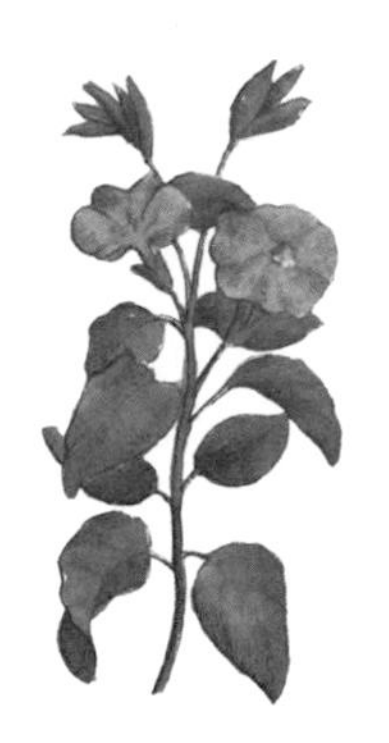

蔓長春花

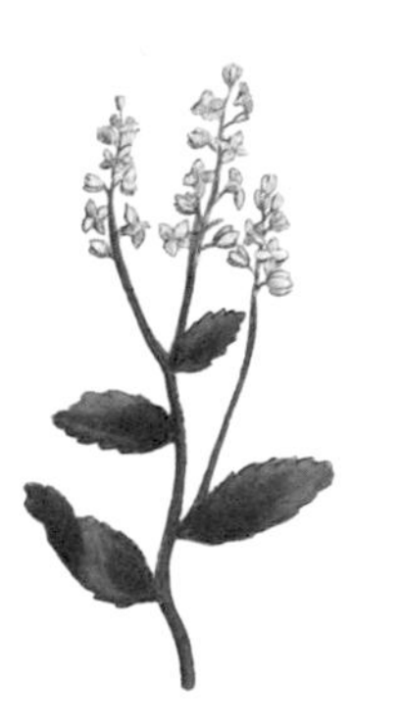

胡椒草

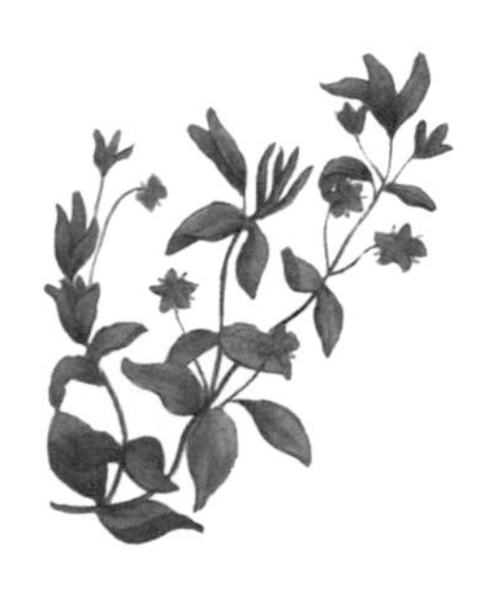

紫蘩蔞

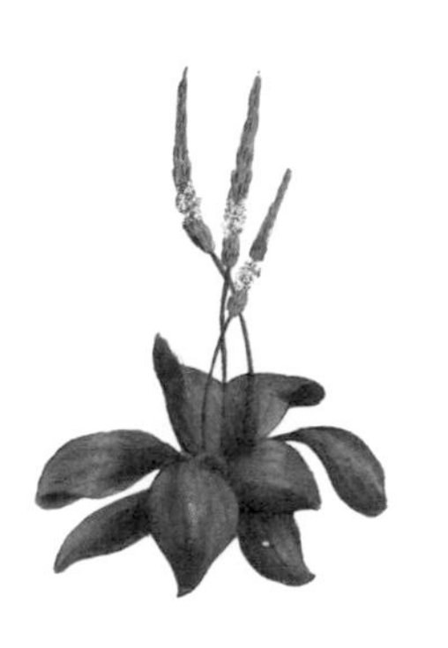

車前草

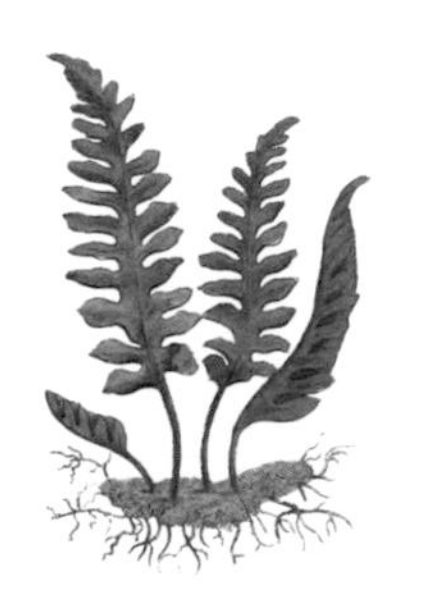

多足蕨

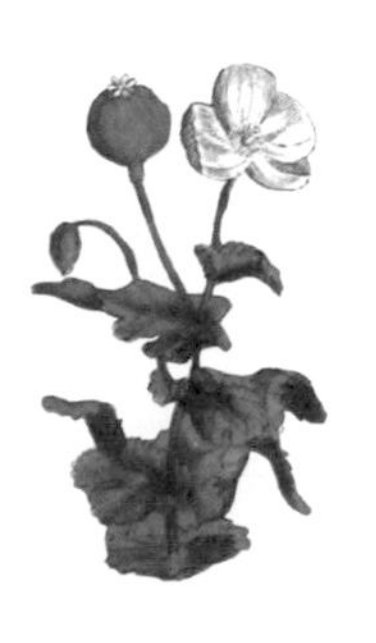

白罌粟

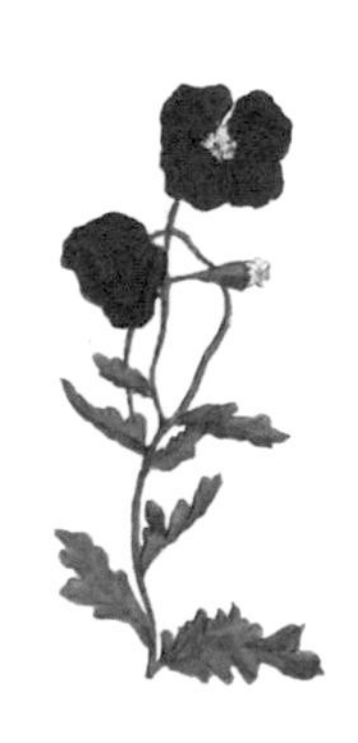

野罌粟

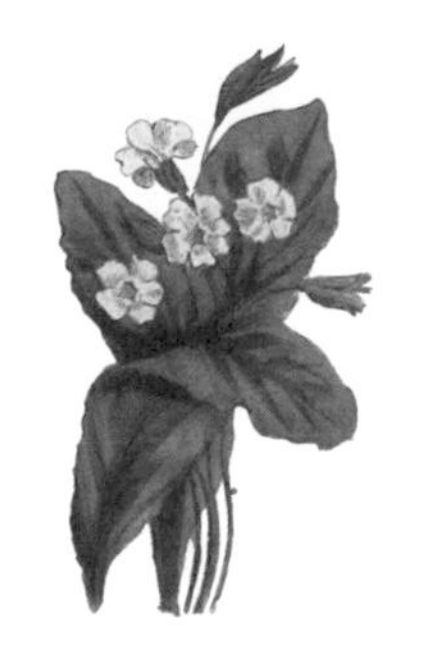

歐洲報春花

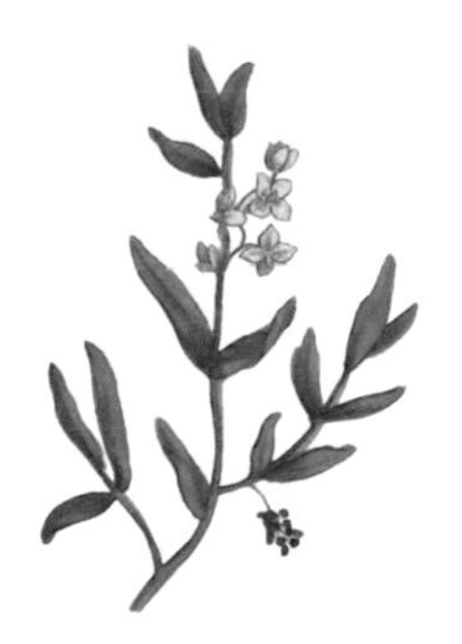

水蠟樹

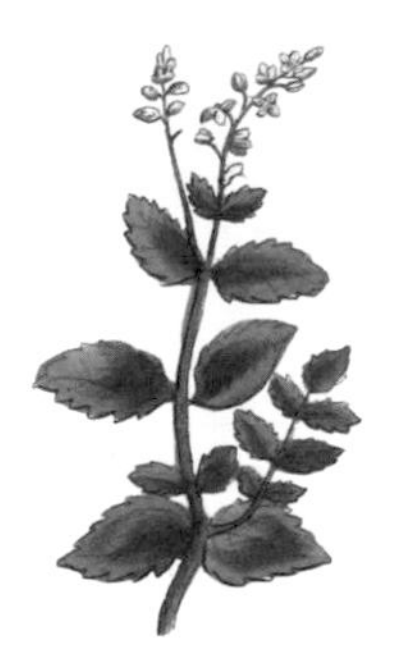

草地女王

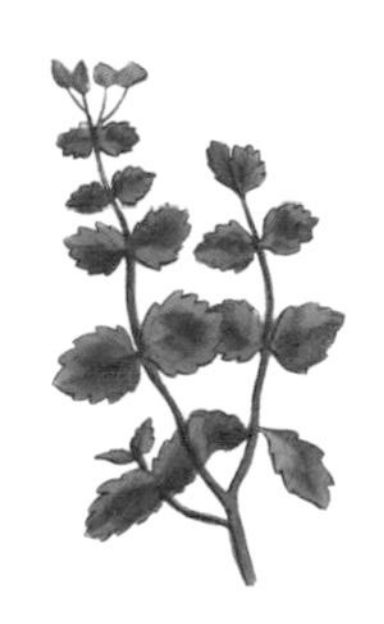

唐松草

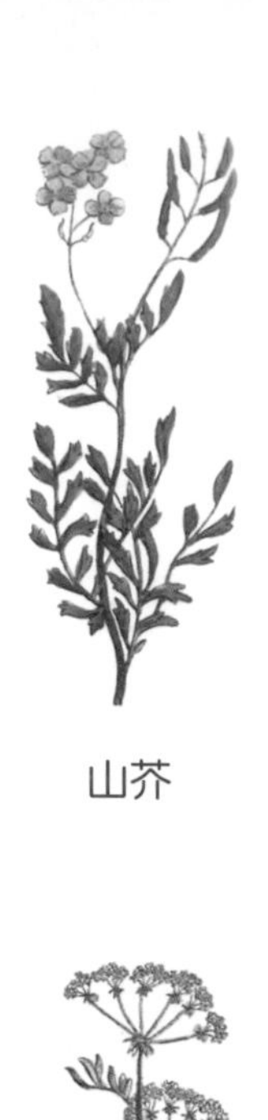

山芥

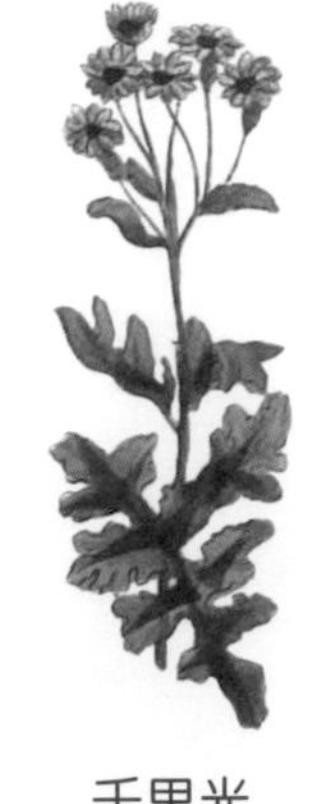

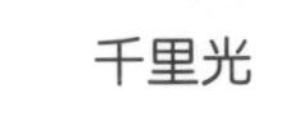

千里光

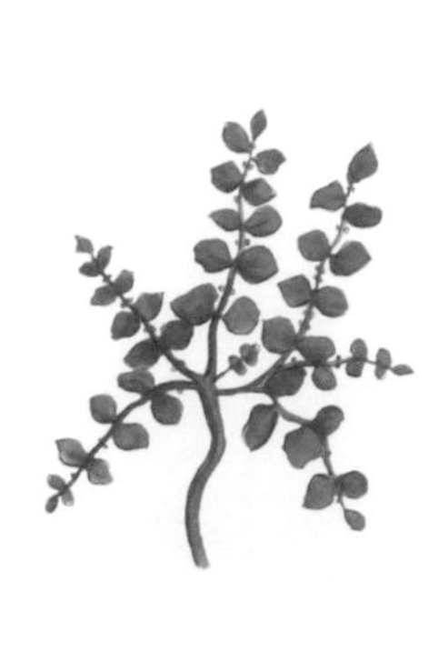

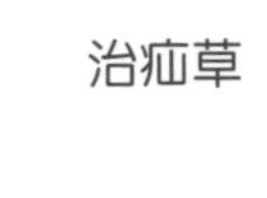

治疝草

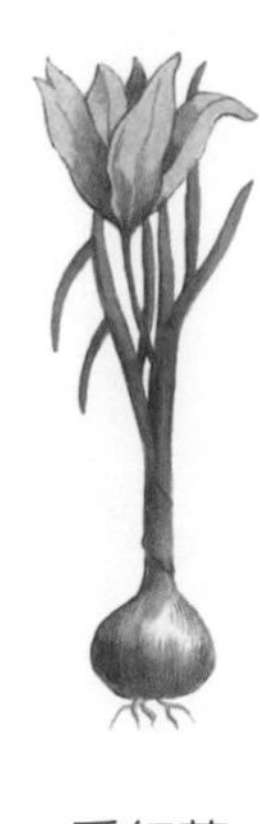

番紅花

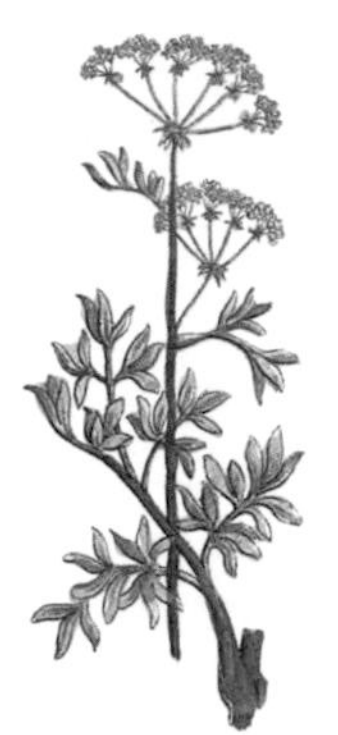

虎耳草

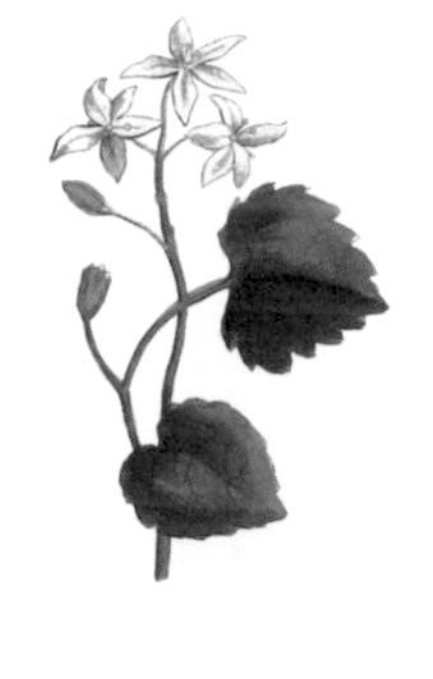

大株變豆菜

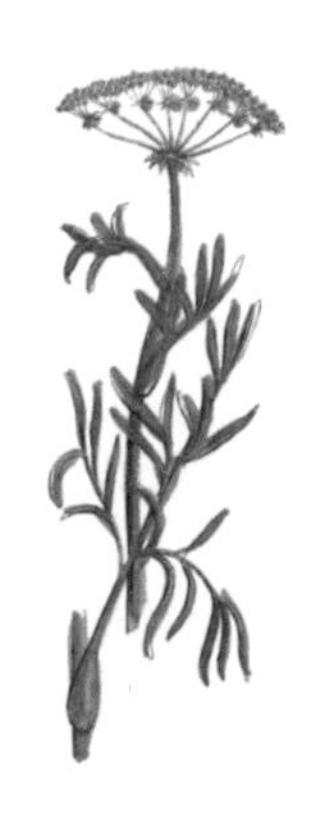

海蓬子

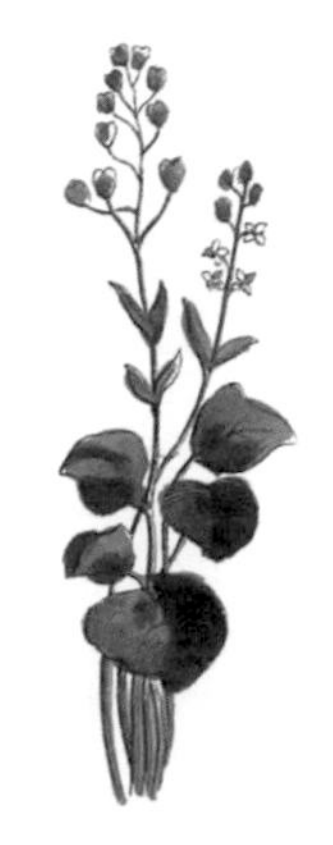

植栽辣根菜

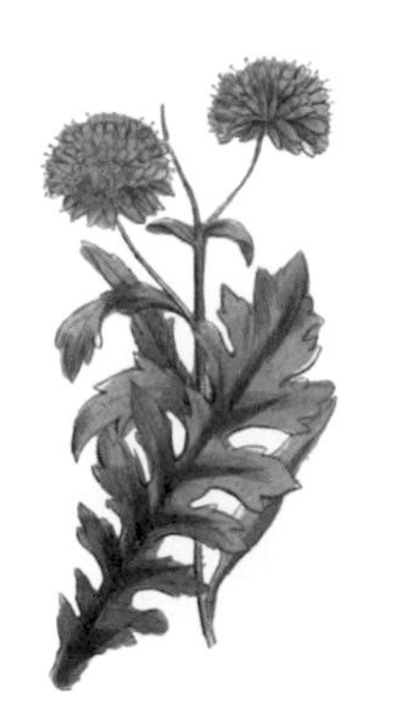

山蘿蔔

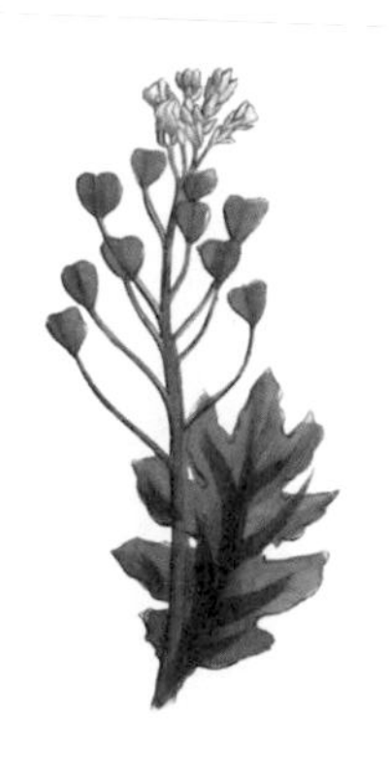

薺菜

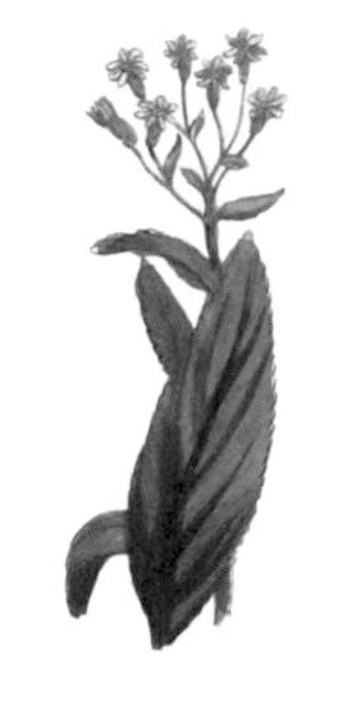

薩拉森癒傷草

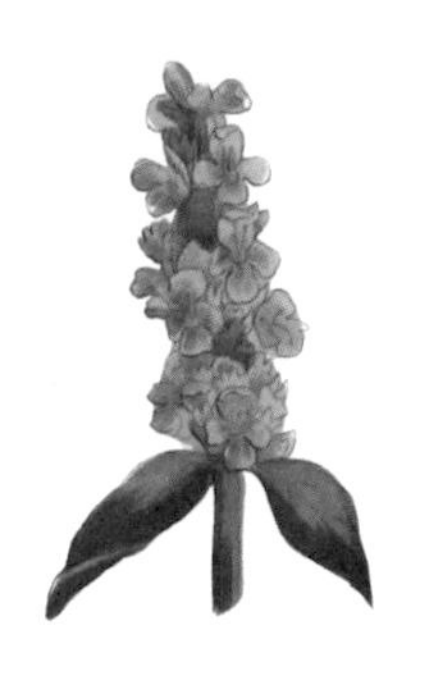

夏枯草

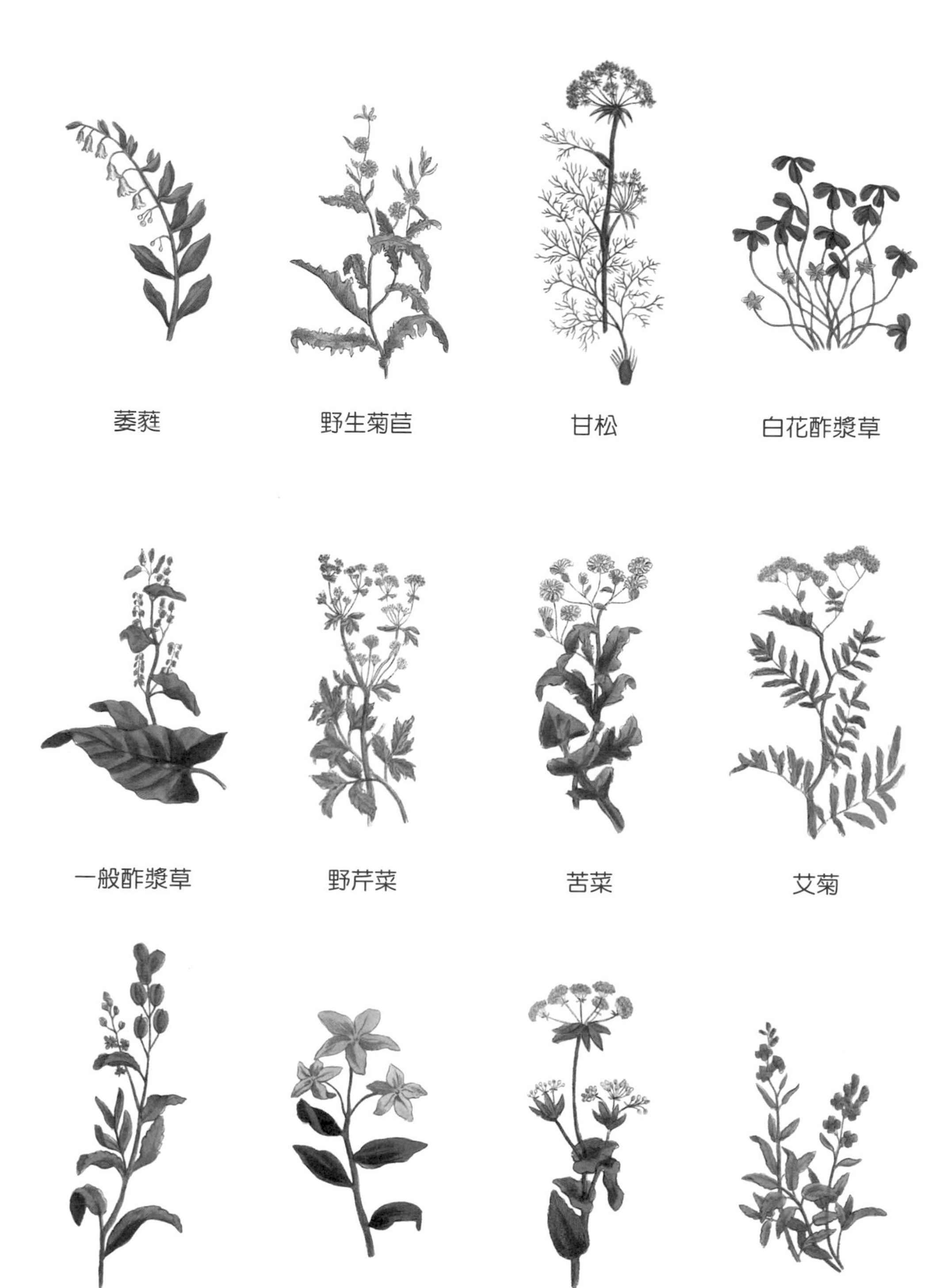

小花糖芥　圖斯坦草　圓葉柴胡　牙齒草

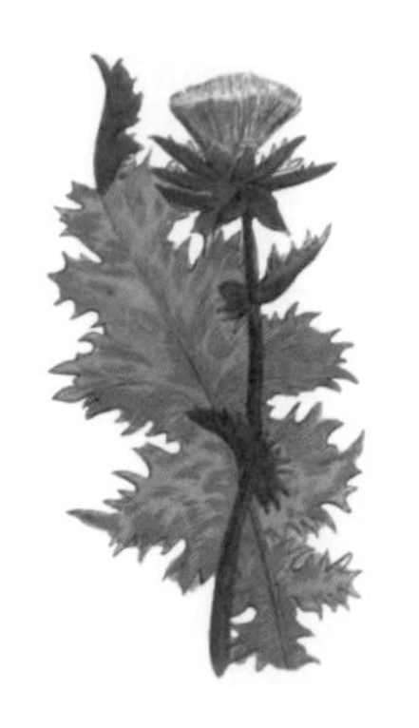

聖母薊

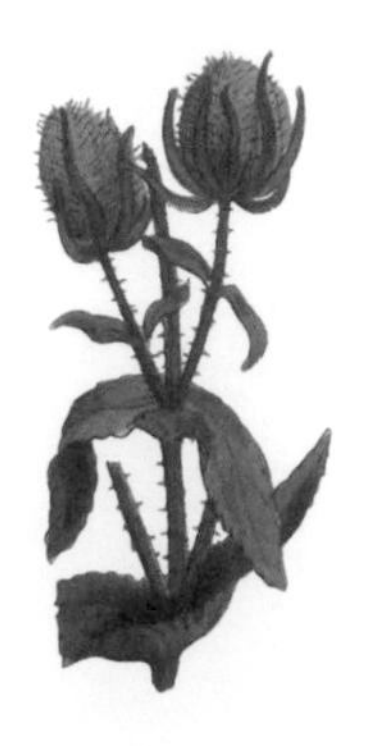

野生起絨草

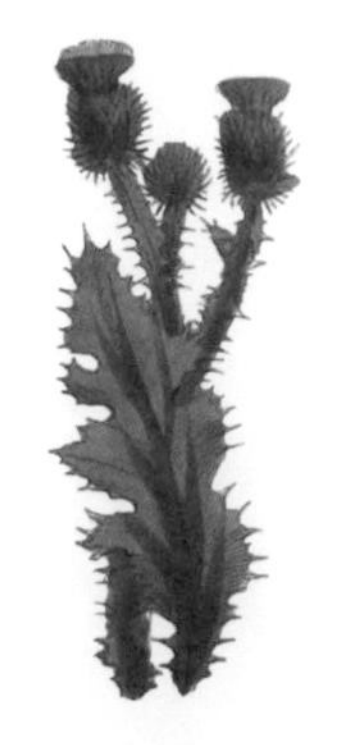

毛薊

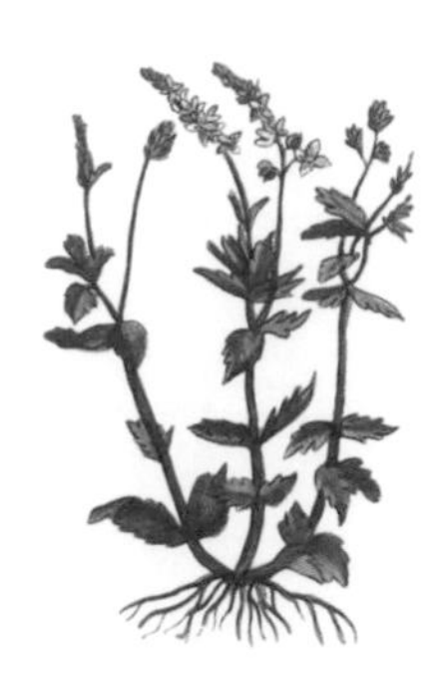

馬鞭草

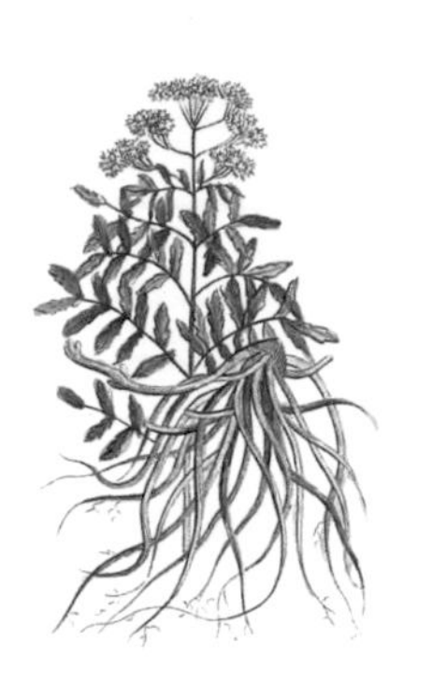

纈草

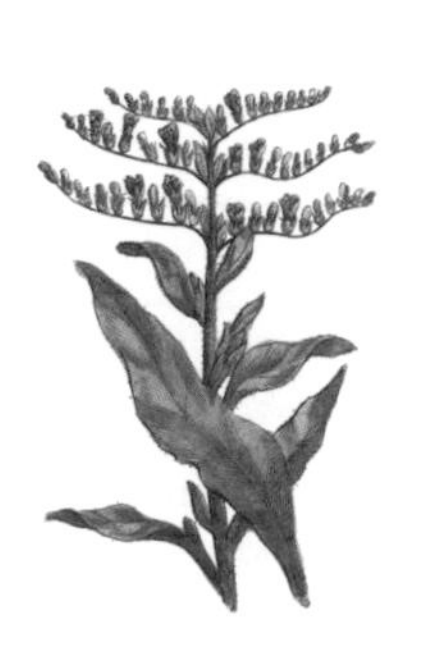

藍薊

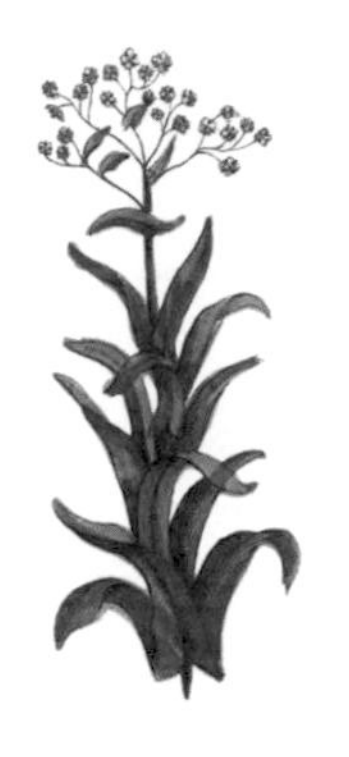

菘藍

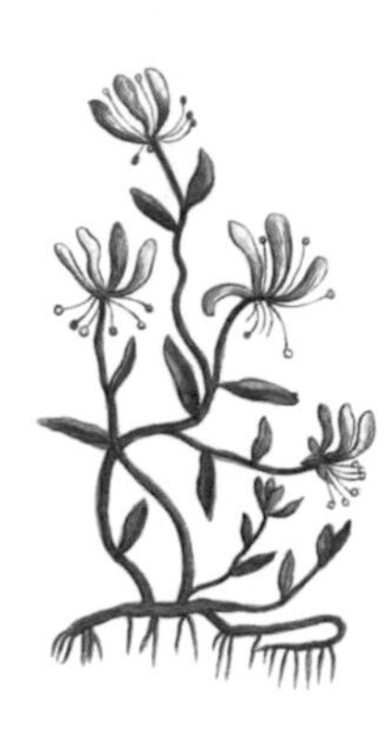

五葉地錦

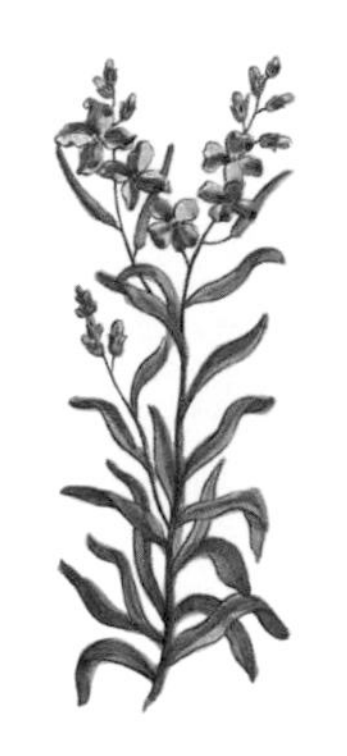

桂竹香

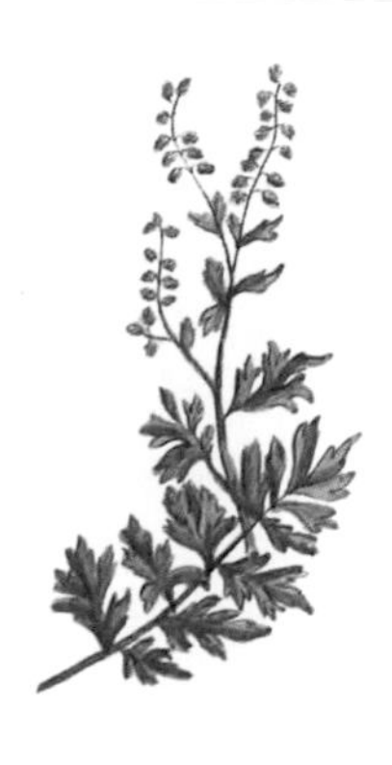

苦艾

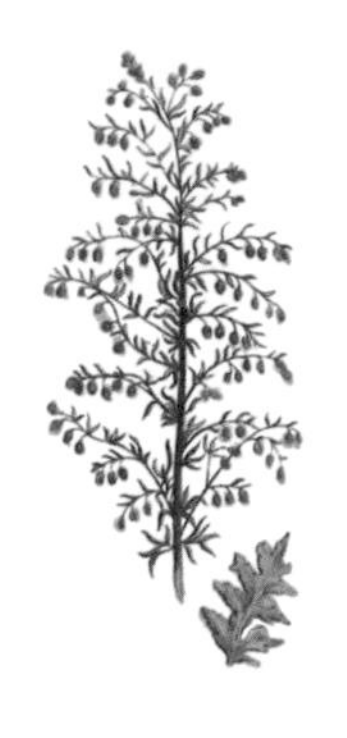

海艾草

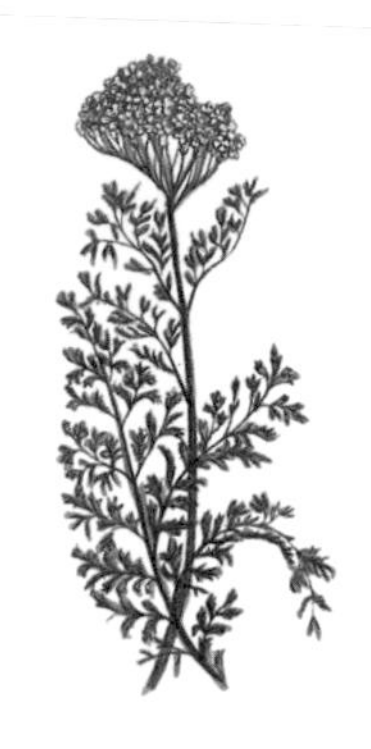

西洋蓍草

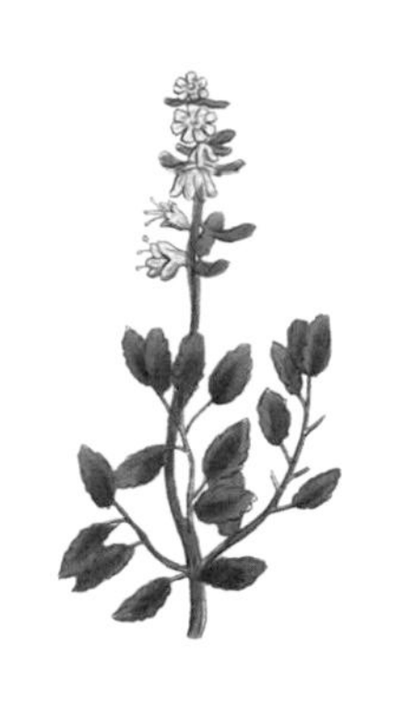

羅勒

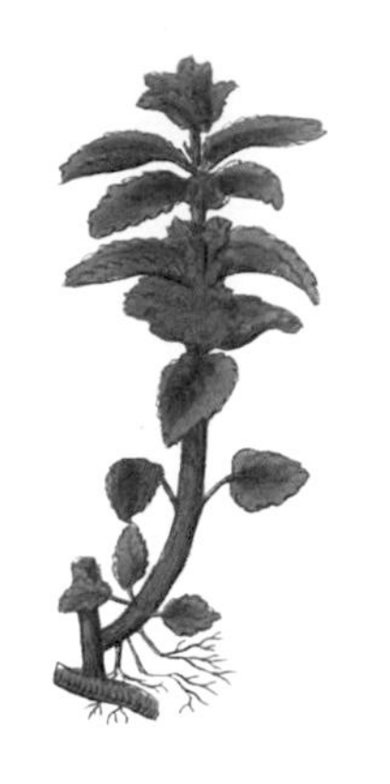

大天使草

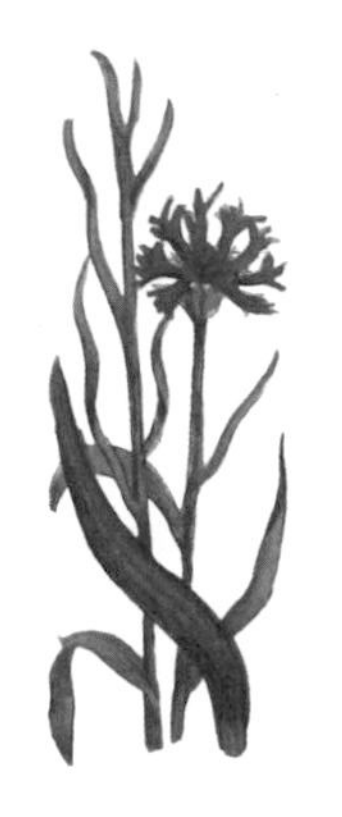

藍瓶花

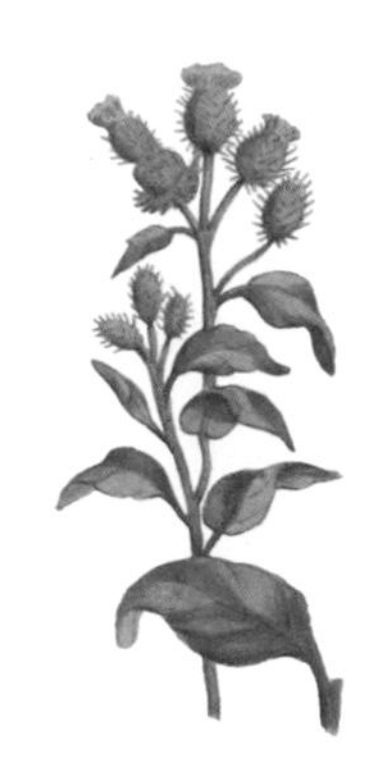

牛蒡

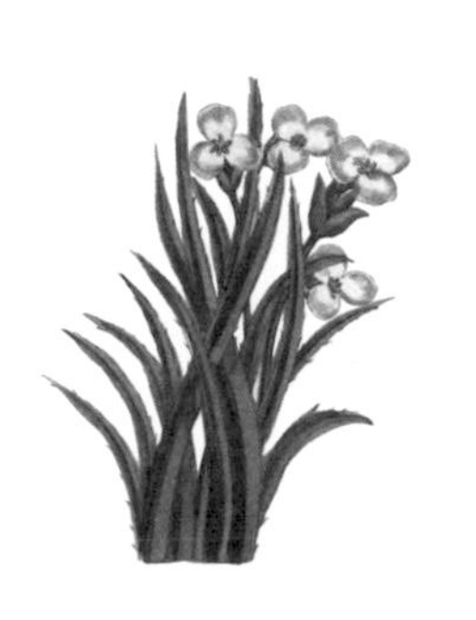

蟹爪

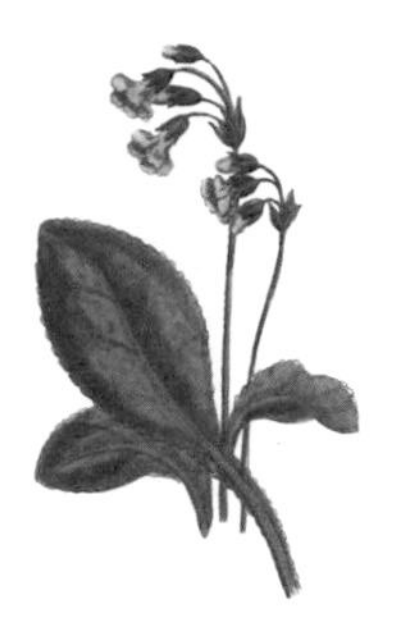

黃花九輪草

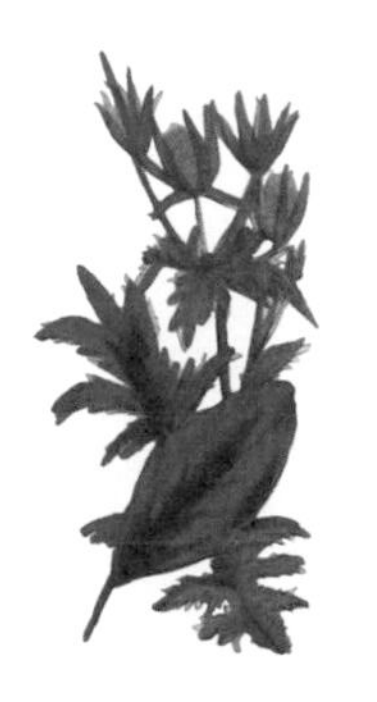

海濱刺芹

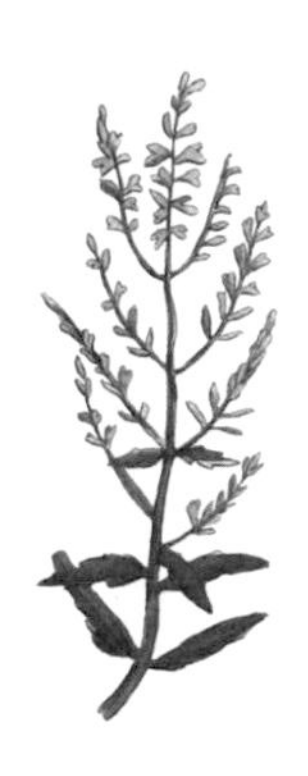

小米草

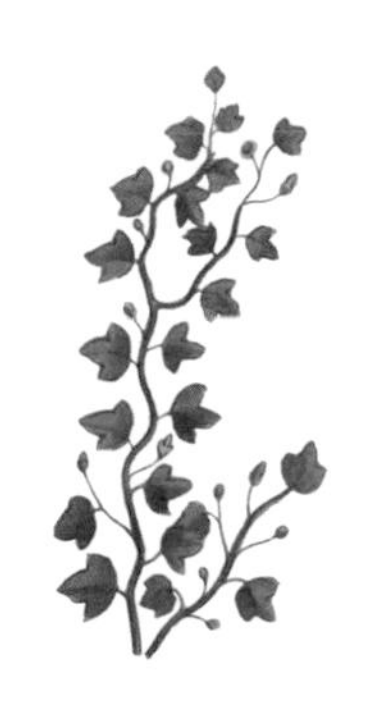

婆婆納

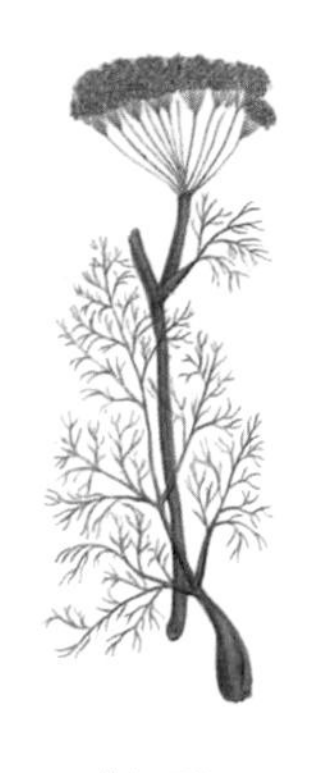

茴香

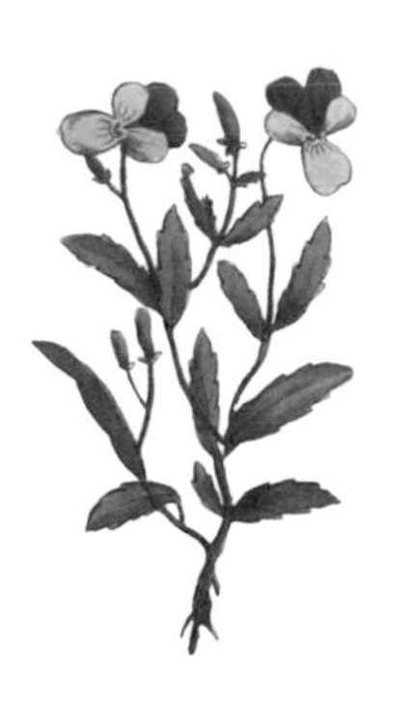

寬心草

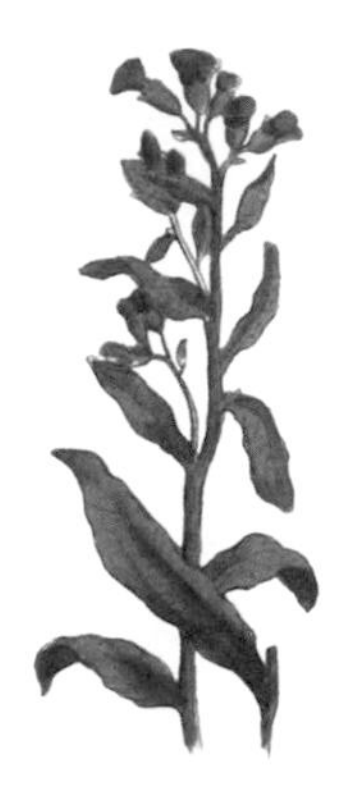

狗舌草

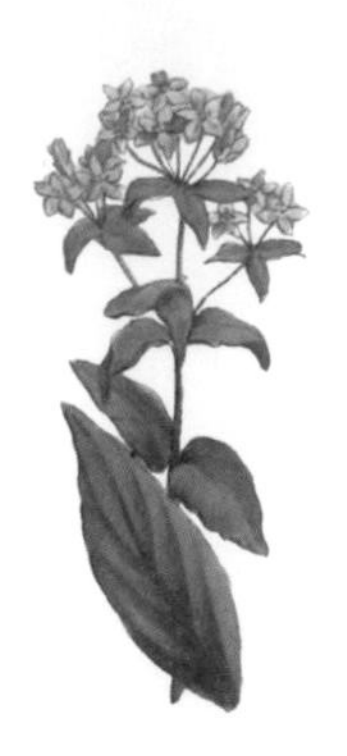

柳草

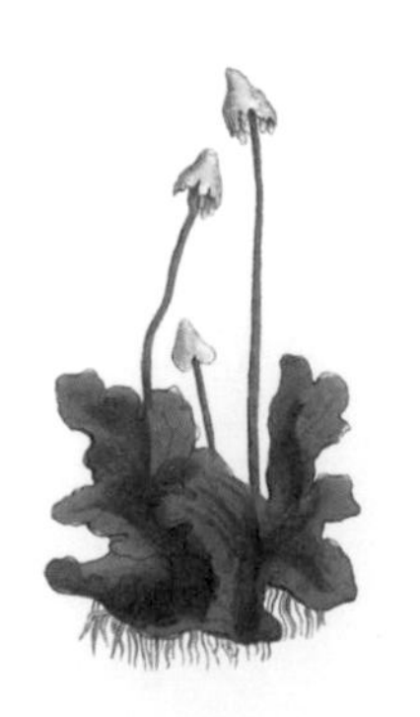

地錢

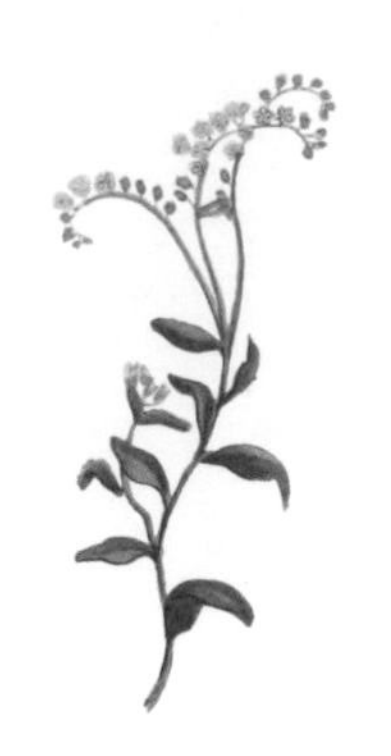

田野鼠耳草

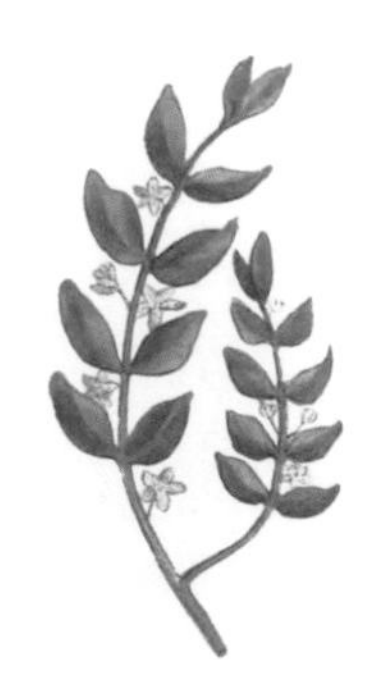

金錢草

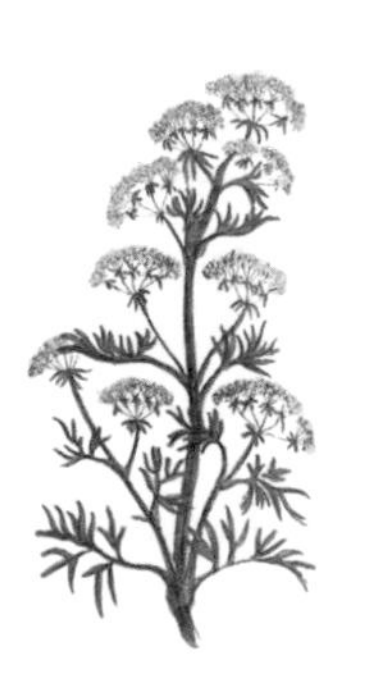

岩歐芹

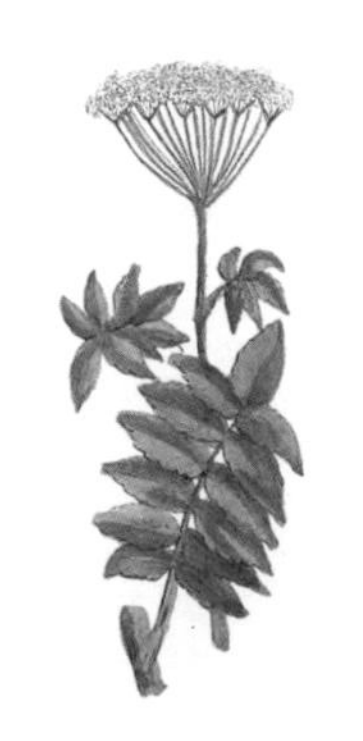

野生防風草

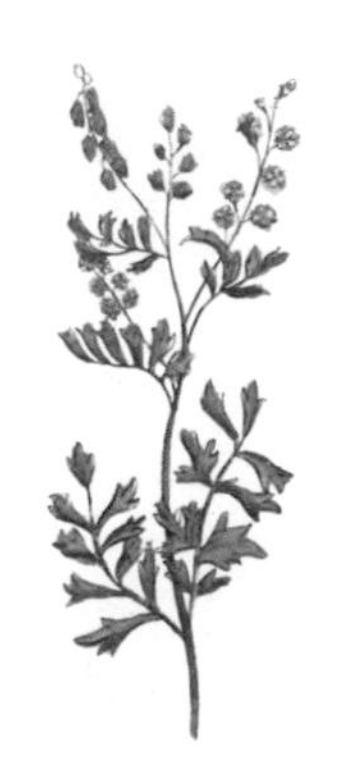

火箭水芹

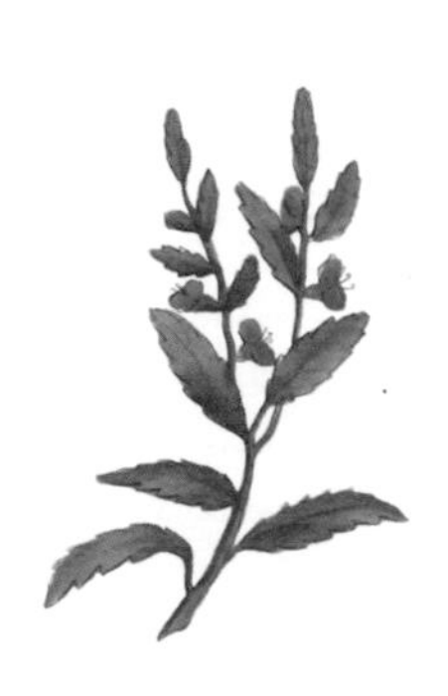

鼻花草

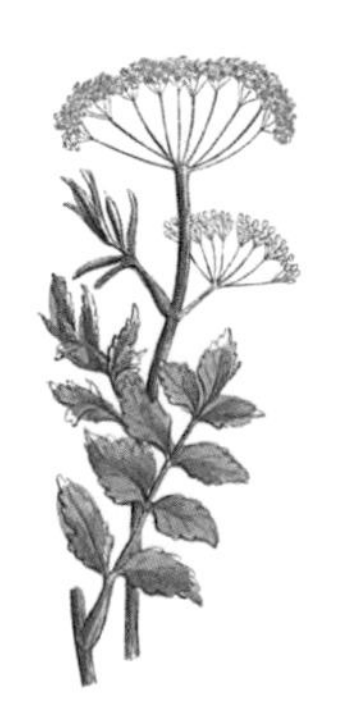

虎耳草茴芹

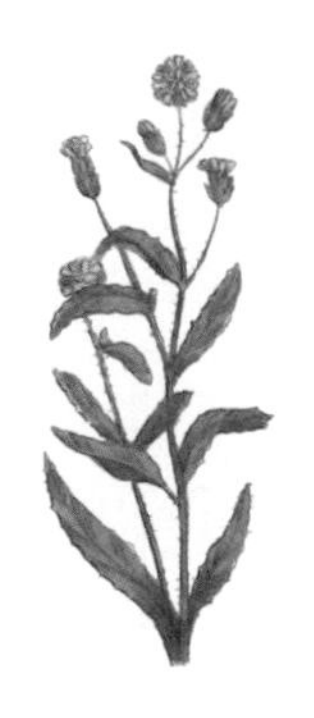

黃花菊苣

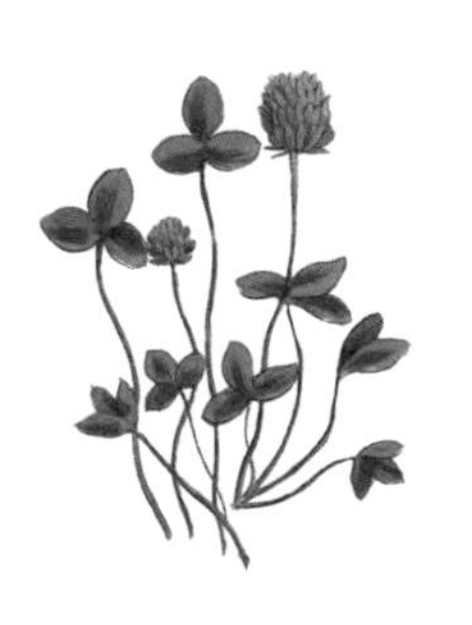

三葉草

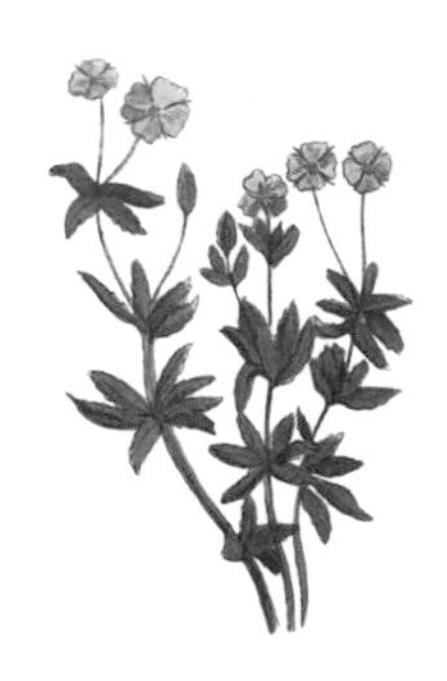

委陵菜